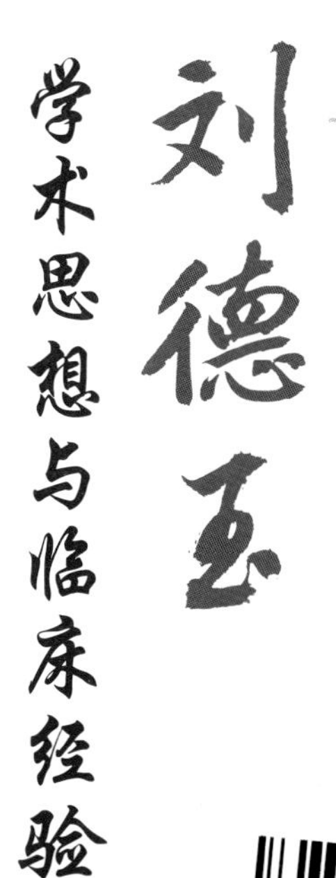

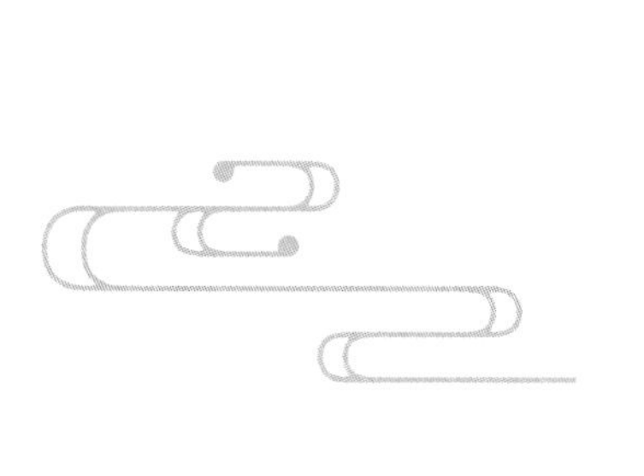

主　编　刘德玉

副主编　袁普卫　董　博

编　委（按姓氏笔画排序）

王国柱（陕西中医药大学第二附属医院）
王宝辉（西安市红会医院）
冯　玮（陕西中医药大学附属医院）
吕水英（西安市第五医院）
刘德玉（陕西中医药大学附属医院）
余红超（陕西中医药大学附属医院）
郝阳泉（西安市红会医院）
胡兴律（西安市中医医院）
侯　鹍（陕西中医药大学附属医院）
袁普卫（陕西中医药大学）
贾惠军（榆林市府谷县中医院）
殷继超（西安市卫生学校）
郭　浩（西安市红会医院）
康武林（陕西中医药大学附属医院）
董　博（陕西中医药大学附属医院）
程　飞（徐州市中医院）

人民卫生出版社
·北　京·

图书在版编目（CIP）数据

刘德玉学术思想与临床经验集/刘德玉主编. —北京：人民卫生出版社，2022. 10

ISBN 978-7-117-33768-7

Ⅰ. ①刘… Ⅱ. ①刘… Ⅲ. ①骨损伤-中医临床-经验-中国-现代 Ⅳ. ①R274

中国版本图书馆 CIP 数据核字（2022）第 189004 号

刘德玉学术思想与临床经验集

Liu Deyu Xueshu Sixiang yu Linchuang Jingyanji

主　　编：刘德玉
出版发行：人民卫生出版社（中继线 010-59780011）
地　　址：北京市朝阳区潘家园南里 19 号
邮　　编：100021
E - mail：pmph @ pmph.com
购书热线：010-59787592　010-59787584　010-65264830
印　　刷：河北新华第一印刷有限责任公司
经　　销：新华书店
开　　本：710 × 1000　1/16　　印张：12　　插页：4
字　　数：196 千字
版　　次：2022 年 10 月第 1 版
印　　次：2022 年 11 月第 1 次印刷
标准书号：ISBN 978-7-117-33768-7
定　　价：55.00 元
打击盗版举报电话：010-59787491　E-mail：WQ @ pmph.com
质量问题联系电话：010-59787234　E-mail：zhiliang @ pmph.com
数字融合服务电话：4001118166　E-mail：zengzhi @ pmph.com

序　言

刘德玉主任医师为陕西省中西医结合骨伤科名家，师从第二批全国老中医药专家学术经验继承工作指导老师李堪印教授，从事骨伤科临床、教学及科研工作四十余载。他学贯中西，治学严谨，医德高尚，在股骨头坏死、骨性关节炎、周围神经病及骨关节结核等疾病中西医结合诊治方面积累了丰富的经验，开创性地提出了辨病、辨证、辨位结合诊治骨伤科疾病的学术思想。同时，不断完善中医正骨手法，牵头整理提出的"'四动、五步法'治疗四肢闭合性骨折的临床研究及技术推广"获陕西省科学技术三等奖。主持的"补肾活血方骨复生治疗股骨头坏死的基础与临床研究"获得陕西省科学技术二等奖。从医、从教四十余载，他培养了一大批骨伤科业务骨干、硕士研究生及传承弟子，先后被遴选为陕西中医学院硕士研究生导师、第四批全国老中医药专家学术经验继承工作指导老师、中国中医科学院师承博士生导师、陕西省名中医及陕西省第五批老中医药专家学术经验继承工作指导老师，并于2010年获全国医药卫生系统先进个人。

本书在刘德玉主任医师多年临证体会及经验总结的基础上，由先生亲自执笔并率门生精心梳理而成。全书共分五章，详尽介绍了先生的成才之路、学术思想及临床经验，并收录了部分临床验案及师徒问答。这些内容具有重要的推广价值和传承意义。先生携书稿于余，请为之序。余观通全书，感触颇多，欣然为之序。该书定会成为中西医结合骨伤科医师的良师益友，也定会对丰富中西医结合骨伤学术思想发挥重要作用。

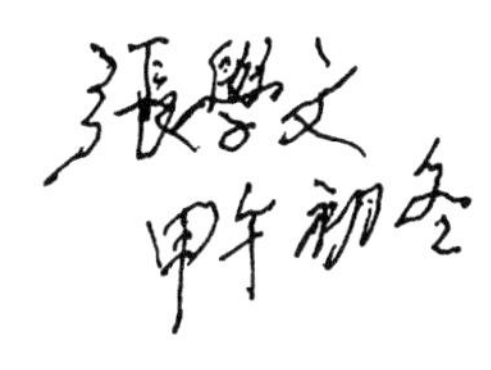

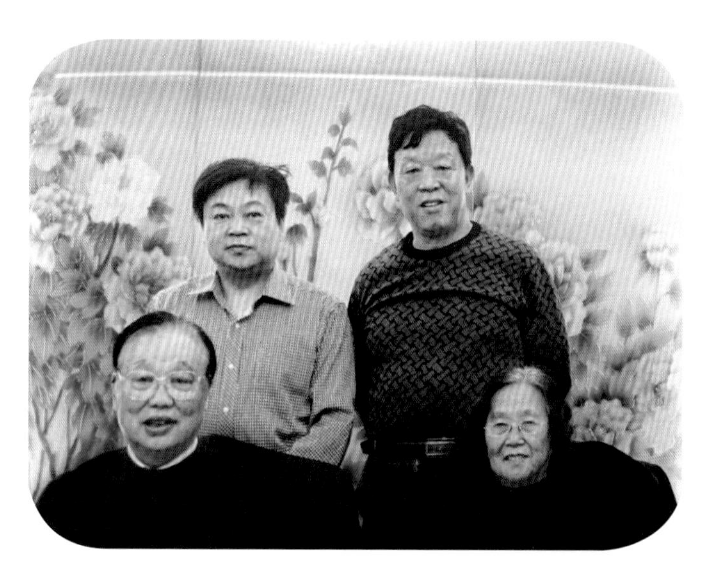

国医大师张学文与刘德玉教授合影

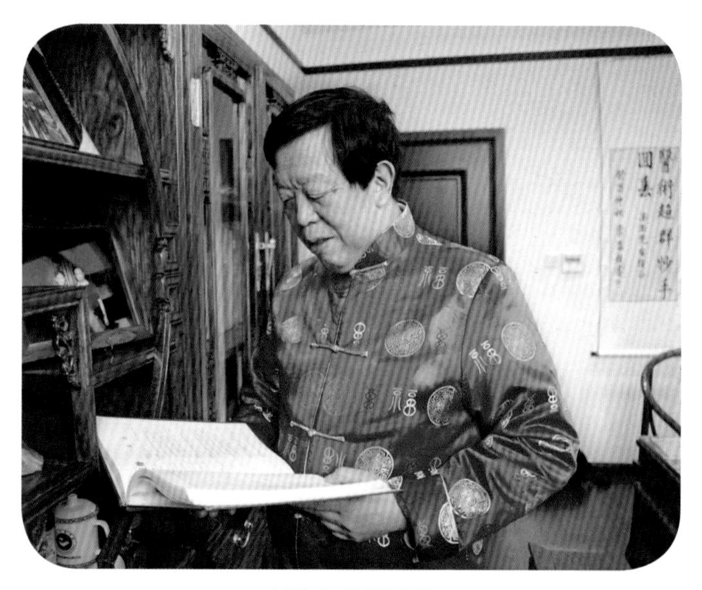

刘德玉教授近照

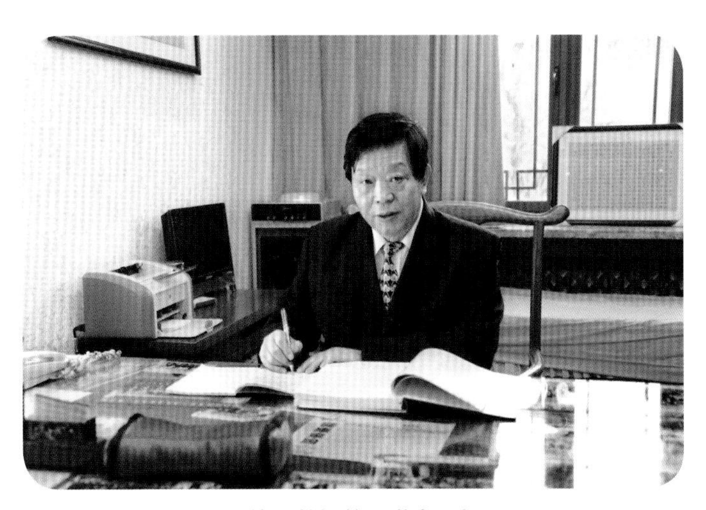

刘德玉教授整理学术思想

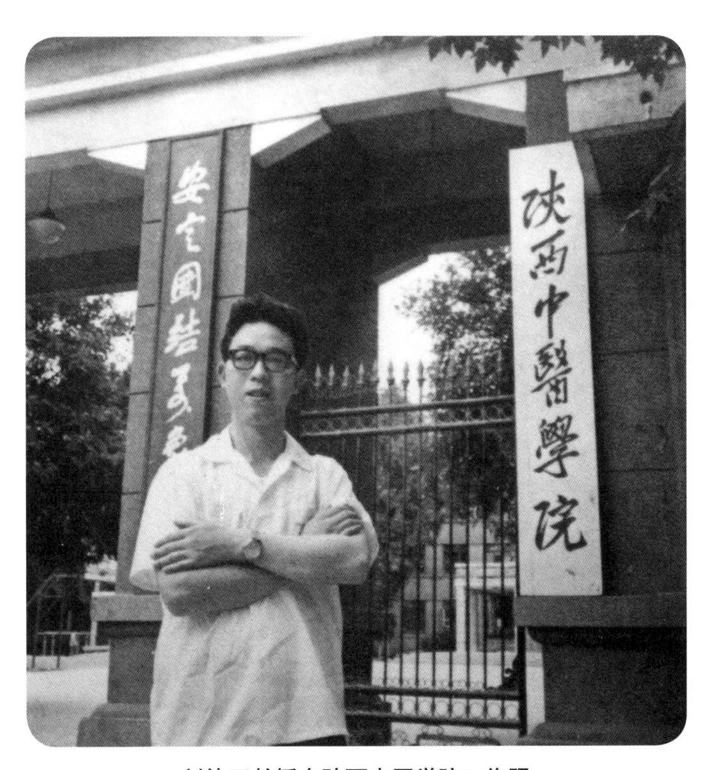

刘德玉教授在陕西中医学院工作照

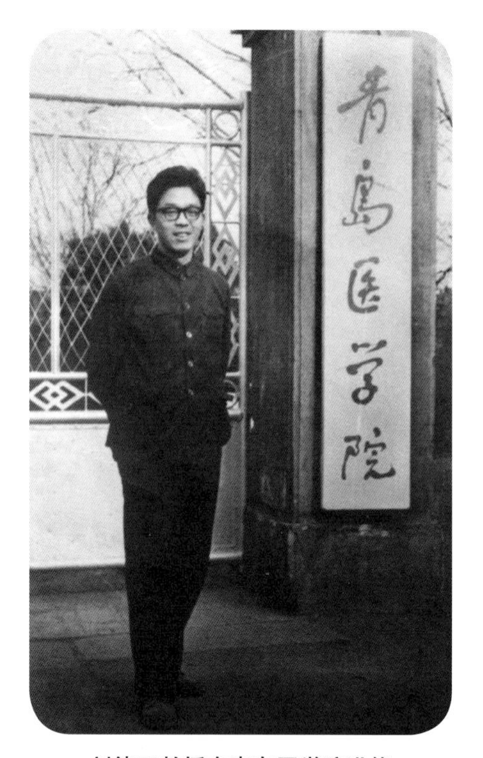

刘德玉教授在青岛医学院进修

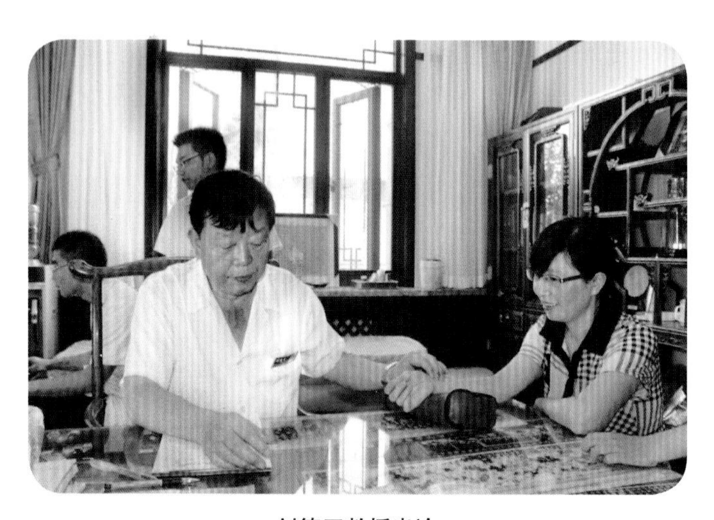

刘德玉教授出诊

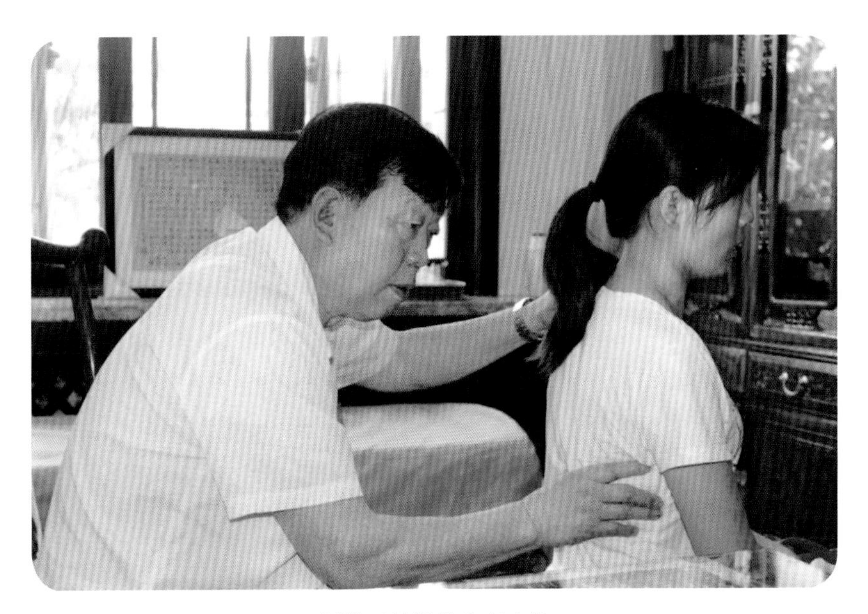

刘德玉教授为患者查体

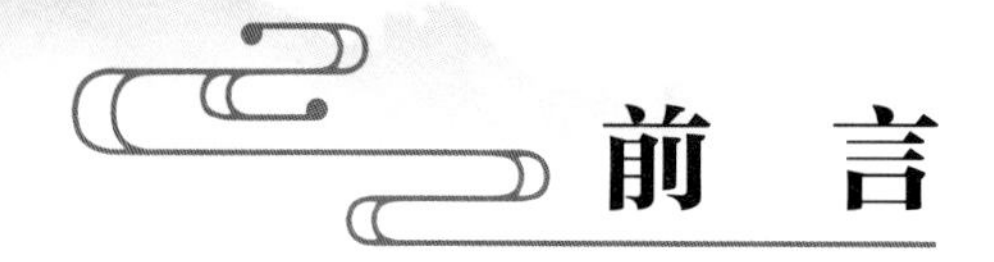

前　言

恩师李堪印教授，生于寒门，艰苦求学，毕业后曾跟随国内知名骨伤科专家孙绍良、尚天裕、陶甫、郭巨灵教授学习。先生中医基础理论扎实，骨伤科理论丰富，师古而不泥古，锐意探索求新并创立了关中李氏骨伤学术流派。作为先生的师承弟子，我在继承先生骨伤科学术思想和特色技术的同时，结合自己的学习工作经历和早期在基层的工作经验，临床中积极倡导中西医结合，融会新知，并将其运用于骨科临床实践，从辨证、辨病至治法、治则，以及疾病的预后、康复方法，探索性地提出了一些自己的学术观点。

本书共分五章，内容包括本人的成才之路、学术思想、临床经验、临床验案及师徒问答。编委均为本人传承工作室传承人员，由于能力和水平有限，书中难免存在疏漏和欠妥之处，欢迎各位同仁及广大读者提出宝贵意见。

本书适合中医及中西医结合临床医师、中医药院校学生、西学中学员及中医药科研人员等参考学习。

本书的编写及出版获得国家中医药管理局老中医药专家传承工作室专项（国中医药人教函〔2018〕134号）、陕西省中医药管理局长安医学关中李氏骨伤学术流派传承工作室建设项目（陕中医药发〔2018〕40号）及国家重点研发计划项目（编号：2018YFC1704100）分课题（编号：2018YFC1704105）资助，在此表示感谢！同时衷心感谢恩师李堪印先生在我成长道路上给予的关心与指导。

刘德玉

2022年7月

目　录

第一章

成才之路

刘德玉，男，1953 年生，1979 年毕业于西安医学院（现西安交通大学医学部）。现为陕西中医药大学附属医院骨伤科主任医师，硕士研究生导师，陕西中医药大学省级重点学科中医骨伤科学术带头人，第四批全国老中医药专家学术经验继承工作指导老师，兼任中国科学院博士研究生导师。2006 年被评为陕西中医学院“十大名医”，2010 年被评为全国医药卫生系统先进个人，2013 年被评为第二批陕西省名中医，曾任陕西中医学院附属医院大骨科主任，中华中医药学会针刀医学分会常务理事，中华中医药学会骨伤科分会常委，陕西省中医药学会骨伤专业委员会副主任委员，陕西省医学会脊柱外科分会委员，陕西省卫生高级专业技术资格评审中医综合专业委员会委员，陕西省医学会医疗事故技术鉴定专家库成员，陕西省卫生厅“卫生系统优秀医生”，政协咸阳市第四届、第五届、第六届、第七届委员。主持及参与国家级、省部级及厅局级科研课题 15 项，作为第一完成人获陕西省科学技术奖 2 项、咸阳市科学技术奖 2 项，作为主要完成人获咸阳市科学技术奖 2 项，获国家发明专利 2 件。先后撰写学术论文 60 余篇，主编及参编专著及教材 5 部。其担任副主编由中国中医药出版社出版的《中西医结合骨伤科学》获陕西省中医药科技成果二等奖。2014 年其主编的《李堪印骨伤科临证经验集》在人民卫生出版社出版。

第一节　从师学习　孜孜不倦

刘德玉出生于陕西省周至县秦岭深处一个偏僻的小山村，在他青少年时期，当地生活艰苦，交通闭塞，医疗卫生条件极其落后，广大人民的生命健康长期得不到保障。每当看到乡亲们在病痛折磨下无奈与绝望的表情时，刘德玉就由衷地产生一种责任感与使命感,“救死扶伤、服务大众”的志向从此在他心中深深扎根。

1969 年 12 月 26 日,刘德玉在周至县厚畛公社卫生院工作。在此期间,他有幸跟随周至县名中医谭崇洲和叶洪镛老师学习。两位老师不仅是刘德玉从事医学的启蒙老师,更是他人生历程的良师益友。

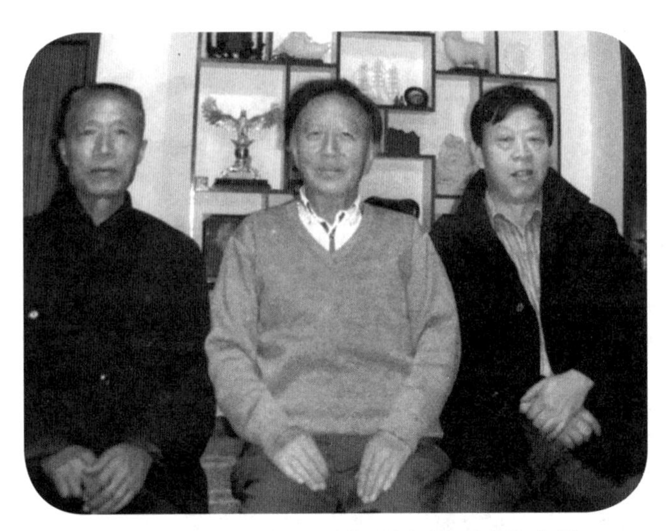

刘德玉与叶洪镛(中)、谭崇洲(左)两位老师合影

谭崇洲老师博古通今,有着深厚的中医学理论功底与无比的执着。他认为,医者必须具有仁爱之心,医者的品德至为重要。他反复强调的“医乃仁慈之术,立志做仁慈之人,施仁慈之术,普惠于大众”思想对年轻的刘德玉影响至深。

在和谭老师学习的日子里,刘德玉渐渐得知,中医学有着数千年的历史,博大精深,是中华民族在长期的生产与生活实践中认识生命、维护健康、战胜疾病的宝贵经验总结,对中华民族的延续起着非常重要的作用,是中国传统文化的结晶;它属于自然科学范畴,具有社会科学特性,并受到古代哲学的深刻影响,是发祥于中国古代的研究人体生命、健康、疾病的科学;它具有独特的理论体系、丰富的临床经验和科学的思维方法,是以自然科学知识为主体、与人文社会科学知识相交融的科学知识体系;中医学理论体系是包括理、法、方、药在内的整体,是关于中医学的基本概念、基本原理和基本方法的科学知识体系,是以整体观念为主导思想,以精气、阴阳、五行学说为哲学基础和思维方法，以脏腑、经络及精气血津液为生理病理学基础，以辨证论治为诊治特点的独特医学理论体系。所有这些，使刘德玉领略到了中医学的高深与奥妙，也为他跨入中医学大门奠定了基础。

谭崇洲老师擅长用中医药治疗内科、妇科及骨伤科等多种疾病，特别是对骨伤科的跌打损伤、五劳七伤、疑难杂症等有独特的诊疗技巧。只要谭老师为患者诊病，就一定要求刘德玉在其身旁，学习望、闻、问、切诊断方法，然后让刘德玉誊抄自己开的药方。接下来，再由谭老师口授，刘德玉听写药方。起初，谭老师开药时，总会给刘德玉讲解每一味药的性味归经、功效用途，以及方剂的理法、配伍的君臣佐使，什么样的患者用什么药、选用什么方剂加减。后来，只要遇到先前诊治过的同类病情的患者，谭老师便让刘德玉拟写方药，并让他讲述方中每一味药的功能主治、药性、归经，以及为何用此药、剂量多少、方中的君药是哪味药或哪几味药、臣药又是哪几味药等等。最后，再由谭老师自己修改、增减，确定处方。

谭崇洲老师根据自己多年的临床实践和经验，经常告诫刘德玉，当一名合格的医生，仅有临床经验是远远不够的，还必须精读医书、背诵经典医著，这样才能具有坚实的医学理论基础。在此基础上，通过临床实践，才能快速提高临床技能，做到遇事不乱、沉着冷静地应对，产生从量变到质变的飞跃。

谭老师从启蒙开始，要求刘德玉必须认真读完南京中医学院（现南京中医药大学）主编的《中医理论基础学》《中医诊断学》《中药学》《方剂学》等中医理论教材。就这样，刘德玉白天跟随谭老师学习临床经验，晚上到谭老师宿舍学习中医基础理论知识，回到住所还要继续刻苦攻读卷帙浩繁、晦涩难懂的医学词汇典籍，直至夜阑人静，星落而息。在熟练掌握了中医基础理论后，他还精读并背诵《濒湖脉学》《汤头歌诀》《本草撮要》《黄帝内经》《伤寒论》《金匮要略》等中医经典著作。

谭老师有个形象的比喻："中药就像打仗的士兵，谁把士兵组织使用得好，谁就能打胜仗。因此，医生不仅要掌握中药的功效、性味归经等，还要认识中药，达到用眼睛一看、用鼻子一闻就能立刻辨认出该药。"为此，谭老师还特意安排刘德玉到卫生院的药房工作学习一段时间。到药房任司药后，刘德玉白天在药房抓药，向同事学习认药识药的技能和窍门，晚上回到宿舍研读《神农本草经》《本草纲目》《中药药性学》等药学著作。经过持之以恒、夜以继日的刻苦学习和虚心请教，刘德玉逐渐掌握了认药技能，熟习药物的归类、不同药物的煎服法和药物的加工炮制，以及药物的配伍禁忌、服药的饮食禁忌和儿童、孕妇的用药禁忌，为临床组方用药奠定了扎实的基础。

从中药饮片的辨认到常用药物的炮制，谭老师亲临示教，一一教习切、炒、炙、蒸等加工炮制方法，并强调中药的配伍规律和配伍禁忌。谭老师因材施教，经常利用下乡出诊的机会上山采集当地中草药，指导刘德玉进行加工炮制，并应用于临床实践。

支援西北的医学专家叶洪镛老师是科班出身的西医高材生，他毕业于上海第二医学院（现上海交通大学医学院），拥有系统的西医学知识。刘德玉积极向叶老师学习，在与叶老师相处的日子里，刘德玉初次接触到了西医学。西医学还原论观点强调分析、实验、定量的研究，对于人的健康和疾病的认识注重生物学内容，注重形态结构和局部定位，注重特异性的病理改变，这种全新的理念把刘德玉带进了一个新的领域。叶老师从对西医解剖学及细胞组织学基本知识、病理学基本理论知识、病理诊断治疗等理论知识的耐心讲解，到对西医诊断中详询病史、望、触、叩、听的一一教习，再到对外科急救、简单包扎、清创缝合的培训，循序渐进，教会刘德玉配液、输液、肌内注射、深静脉和动脉穿刺等技术。

叶老师言传身教，认真践行无私奉献、忘我牺牲、无畏拼搏的白求恩精神，对刘德玉人生观和价值观的形成产生了深远的影响。叶老师常说，作为医务工作者，一定要学习白求恩毫不利己专门利人的精神和全心全意为人民服务的思想；作为一名普通医生，要自觉抵制享乐主义、拜金主义和个人主义，摒弃要荣誉、要地位、要待遇的不良思想；要形成比贡献、比能力、比水平，争先创优、拼搏进取的良好风气，全心全意为患者着想。白求恩对工作极端负责，对同志、对人民极端热忱，对患者尽心尽力，从患者的角度考虑，这些都是我们医务工作者的本分。我们要学习白求恩对技术精益求精的精神，达到乐业、敬业、勤业、精业。这些教诲被刘德玉奉为圭臬，一直激励他不断前行。

1970 年深冬，天空下着鹅毛大雪，老县城一位张姓儿童高热抽搐，家属跋涉 6 小时余赶到卫生所请求出诊。听家属简单叙述病情后，刘德玉准备好医疗用品，背着急诊药箱跟随谭老师即刻出发。此时，路上已经积成厚厚白雪。顶着刺骨的寒风，沿着没膝的深雪，他们行走在陡峭的山路上。路两旁是悬崖峭壁，途中常有巨石挡路，师徒和家属三人在翻越秦岭时，雪厚路滑，不知摔了多少跤，路途中耗竭了手电的电量，最后只能靠着雪映的白光行走。历时 9 小时才赶到患者家中，同行三人的衣服全部湿透，裤子也已经冻硬。师徒二人根本顾不上这些，一到家便开始诊治患儿。当时山区没电，靠家属点着火把照明。师徒二人经过紧张的救治，终使患儿转危为安。这个孩子后来成为国家的栋梁之材，几十年来一直不忘救命恩人，经常与谭老师和刘德玉联系。

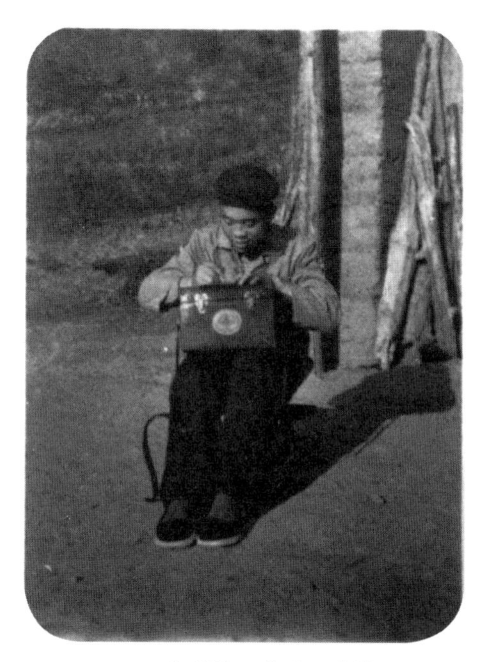

1971 年刘德玉在乡下出诊

在不出诊的日子里，刘德玉经常跟随谭、叶二位老师下乡巡回，陪同老师和当地有影响的草医上山采药，采集标本，绘制图样。得益于此，刘德玉对治疗跌打损伤、五劳七伤、腰腿疼痛、风湿性关节炎等骨伤科疾病的中草药有了全面系统的掌握。刘德玉自己配制的膏、散、丸、酒剂，用于解决患者病痛，效果良好，受到当地患者的好评和赞誉；他还协同谭、叶二位老师历经两年多时间编写了《太白山中草药》一书，绘制样本彩图 100 余幅，送到当时的周至县卫生局留存。因种种原因，虽未能正式出版，但该书稿曾作为秦岭地区乡村医生培训教材使用多年，具有一定的资料价值。

在跟随谭、叶二位老师学习期间，通过老师们的循循善诱、谆谆教导，以及自身勤奋好学，孜孜不倦，刻苦努力，刘德玉熟练掌握了中医和西医的诊疗思路，以及山区多发病的诊断与治疗，尤其在医治跌打损伤、腰腿痛、儿科疾病等方面效果显著，影响较大，逐渐成为一名在周至、佛坪、太白三县交界地区颇有影响的乡医。在行医过程中，刘德玉牢记老师的教诲，时时履行着治病救人的神圣职责。在临床中，每遇到用谭老师的中医解决不了的难题时，就请教叶老师用西医方法来解决，反之亦然。在实践中他逐步发现，采取中西医并用的措施后，总有“柳暗花明又一村”的结果。中西医各有所长，又各有所短，相互取长补短，殊途同归，何乐而不为？从那时开始，刘德玉便早早地开始了在中西医结合道路上的探索。

刘德玉对医学的挚爱，以及为当地人民所做的贡献，曾多次受到周至县及咸阳地区有关部门和单位表彰，先后被评为“优秀回乡青年”“回乡知青积极分子”“咸阳地区先进乡村医生代表”等。

第二节　服务群众　不辞辛劳

20世纪70年代，由于贫穷，村民无力筹集资金建立卫生医疗站。1972年8月，经当时公社领导研究考察，认为刘德玉可以独当一面，于是安排他回殷家坪村大自然村筹办大队合作医疗站。当时殷家坪村大自然村地域广、人口多，但医疗设施和相关卫生资源却极其缺乏。回村以后，面对无医无药、无资金、无场地、无基础的困难局面，刘德玉知难而进，积极主动地投入到筹备大队合作医疗站的工作之中。

刘德玉知道当地的中草药十分丰富，素有“秦岭无闲草”之说。在经济困难的情况下，只有就地取材，才能成为当时筹办合作医疗站唯一有效的可行办法。于是，他虚心向当地的草医（当地称为花药）学习，并根据自己在卫生所跟随谭、叶二位老师学习的经验，结合当地草医的指导，自制了针对风湿性关节炎的“盘龙七药酒”；针对跌打损伤、骨伤，研制了以虫类药为主的“接骨丹”；针对五劳七伤引起的腰腿痛，研制了“桃儿七”“铁牛七”药酒。当时，刘德玉自制的“独角莲药膏”对疮疡、疖肿疗效明显；“太白米散”内治急性胃病有着良好的疗效；以及“乌贝散”等二三十种内服药、外贴药，在应用过程中反应良好，治愈了很多村民的疾病。

就这样，刘德玉边行医边上山采药，用自己的行动博得了大队领导及村民的认可与支持。他每年都会带着懂药的村民到太白山地区采集药材。采药过程艰辛凶险，时常会遭到毒蛇猛兽的攻击，甚至曾遇到六月的特大冰雪，差点被冻死在太白山顶上。采集的中草药除自制药品给村民看病外，剩余部分卖给药材收购点，以积累资金购买简单的医用材料及药品。

在那段日子里，刘德玉全身心地扑在了他所钟爱的医疗事业上。他掌握着为人民群众解除疾苦的技术，服务群众，不辞辛劳，想群众之所想，急群众之所急，只要有请求，就会出诊，尤其夜间出诊，无论远近都及时到达，曾多次夜间穿山越岭 30 余公里。刘德玉用自己的行动感动了所服务区域村上的各位领导和广大村民，于是，大家积极出力出钱，在时任村党支部书记、大队长田紫荣的全力支持下，刘德玉带领村民一砖一瓦地盖起殷家坪村大队较为像样的合作医疗站，并购置了简单的医疗用材，能够进行简单的切开引流、清创缝合等外科治疗。

经过刘德玉的不懈努力，1973 年村上建成了新医疗站，进一步扩大了规模。随着患者的逐渐增多，加上他认真负责，任劳任怨，恪尽职守，竭尽全力为患者解除病痛的实践，刘德玉的医疗技术也有了显著的长进，一时间在当地有了较大的名气，出诊量日益增多。他不仅到附近的几个村庄出诊，还经常走到林区、田间地头进行医疗服务，最远曾到秦岭以南的太白县边远山区进行医疗活动。

有一个夏天的深夜，医疗站突然来了一位求诊者，说家中母亲病重，由于年事已高，夜晚山路难行，请求出诊救治。刘德玉二话没说，背起急救药箱随同患者家属立即出诊。为了缩短时间，抢救生命，他决定抄近道翻越大山，快速到达患者家中。天黑路险，不料在上山途中踏翻了马蜂窝，被激怒的马蜂对刘德玉和家属展开疯狂的攻击，两人的头面部及手被马蜂蜇了数次，逃离过程中又几次摔倒，急诊药箱被摔破，药物撒落一地。刘德玉找来干树枝、干茅草扎起来当作火把，边驱赶马蜂群边寻找药物，费尽周折直到半夜才赶到患者家中。家属见状惊讶地问："你们咋都肿成这样了？"刘德玉幽默诙谐地答道："你们孝敬老人的行为感动老天爷，因此老天爷让我们发福了。"

刘德玉勤奋敬业、任劳任怨、认真负责的精神，获得了村镇及县城人民群众的肯定。在周至县卫生局 1975 年召开的山区片区乡村医生现场经验交流会上，刘德玉荣获多项表彰和荣誉称号。

在医疗站工作期间，刘德玉一边治病一边学习，积累了大量的临床经验。

但随着病源的增多、医疗实践活动的增加，各种疑难杂症也不期而至，他未免感到有些茫然，内心渴望着能够系统地学习医学知识，进一步提高自己的医疗水平。于是，他多次向上级部门领导提出申请，希望能够进一步学习深造。1976年，刘德玉被周至县教育局招生办公室推荐进入西安医科大学医学系（现西安交通大学医学部）学习，终于圆了他青年时期的一个梦想。

第三节　求学西安　积极进取

1976年9月，刘德玉跨入了西安医科大学（现西安交通大学医学部）的大门。报到时，他就暗下决心，一定要珍惜这次学习机会，努力完善医学知识体系，将来更好地造福社会。但由于他文化基础薄弱，便要付出数倍的努力。他精确安排时间，制定出一套学习计划，认认真真地完成每天、每月、每年的学习计划。入学前两年，学校安排学习理论课期间，刘德玉晚自习无一缺席，直到教室关灯才最后一个离开。为了提高动手能力，他经常去解剖实验室、细胞实验室做实验，严格按照实验室规定和实验要求的操作流程进行实验，遇到不懂的问题，及时向基础课老师请教。基础课老师被刘德玉的刻苦精神所打动，细心示教辅导，为他“开小灶”。功夫不负有心人，刘德玉很快便掌握了基础课程的理论内容，并能灵活地应用于实验当中，为以后的临床实践奠定了坚实的基础。为了感激师恩，他至今还与基础课老师保持联系，重大节日还去看望老师。为了赢得更多的时间，寒暑假期间他也坚持在学校学习。夏天酷暑难熬，长时间久坐，导致痤疮丛生；冬天北风呼啸，寒风刺骨，手脚冻僵长满冻疮……

就这样，刘德玉利用两年时间修完解剖学、组织胚胎学、细胞生物学、生物化学、分子生物学、病理学、生理学、病理诊断学、免疫学、西医诊断学等理论知识，在各门基础课考试中亦取得了优异成绩。

进入临床课程学习阶段，尽管刘德玉有六年的从医实践经历，学临床课程相对轻松，但他毫不懈怠，总是带着问题与疑惑认真听讲，不懂的下课后就请教老师，边学边问，边问边学，进步较快，深得带教老师们的垂青。刘德玉还利用课余时间到西安医科大学第一附属医院和陕西省人民医院见习，力求把课堂上老师讲的问题与临床实践紧密结合在一起。

临床实习阶段，刘德玉被分配到陕西省人民医院，实习科室有内科、外科、骨科、儿科、五官科和烧伤科。在每一个科室实习刘德玉都十分认真刻苦，尤其在普外科实习期间，由于刘德玉的动手能力很强，能独立管理患者，几位带教老师都说他将来是从事外科的人才，毕业后要回到当地真有些可惜。刘德玉笑着对老师们说："我相信，只要我学到真本事，走到哪里都会发挥作用。"老师们纷纷表示认同与赞许。

1979年学习期满，刘德玉以咸阳籍学生毕业考试第一名的优异成绩被统分到陕西中医学院工作。

自此，他的人生掀开了新的一页。

第四节 教书育人 兢兢业业

1979年12月26日，刘德玉到陕西中医学院报到。当时学校基础部西医基础科师资薄弱，紧缺教育型人才，他被人事处安排到基础部工作，到了基础部，领导又提出，由于解剖工作脏、累、恐惧等原因，很难派老师，导致解剖教研室缺少师资的情况最为突出。刘德玉当即表示理解，并主动提出愿意去解剖教研室工作，担任解剖教师。在解剖教研室工作期间，刘德玉爱岗敬业，努力工作，探索完善教学方案与计划，为中医学事业培养新人做出了积极的贡献。

1980年，国家教育部委托青岛医学院举办全国解剖高级师资班。通过教研室推荐，基础部领导组织统一考试，刘德玉取得优异成绩，有幸被录取。在此期间，他重点学习了神经解剖和应用解剖，以及各类人体器官标本制作及摄影课程的培训。1982年7月，刘德玉以优异成绩结业，学成归来后，继续回到陕西中医学院解剖教研室工作。他主持制作了关节、脊柱、脑神经等解剖标本，精制了各类教学标本60余件，有些至今还留存在解剖教研室和骨科教研室使用。

在担任解剖教师期间，他讲授了系统解剖学、神经解剖学、层次解剖学等多门中医学院解剖学课程，首次开设了陕西中医学院局部解剖学、应用解剖学两门课程。刘德玉授课既严谨认真，又不失幽默和蔼，课堂气氛活跃，深受学生欢迎和爱戴。

刘德玉在大学学习的是西医，但由于以前从事过中医药的实际工作，加之对中医学有一定的基础和浓厚的兴趣，到陕西中医学院工作之后，他利用得天独厚的条件，在课余时间系统地听完了中医基础的所有课程，有些重点课程他反复听，并详细认真地做了笔记。学校有些老师很不理解地问他："你一个学西医的人，怎么对中医药有这么执着的追求？"刘德玉说明缘由和自己今后的打算，老师们听完之后无不称赞，并且给予关照和帮助。就是这段经历，为刘德玉在中医药教学、临床、科研等方面取得的成就，奠定了扎实的基础。

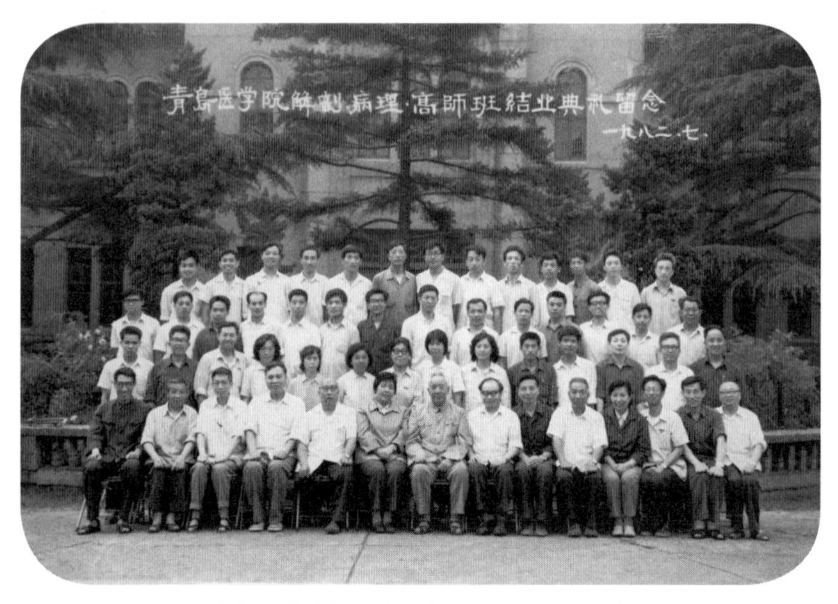

青岛医学院解剖病理高师班结业典礼留念

解剖教研室与外科教研室相邻，刘德玉几乎每天晚上都要到解剖教研室学习至深夜。外科教研室的骨科老师也很勤奋，久而久之，骨科老师对刘德玉产生了很好的印象，对他说："小刘，你学习非常认真刻苦，授课效果很好，目前你承担的教学工作量也不是很饱和。你在当好解剖老师之余，能否到附属医院骨科来工作?"刘德玉很爽快地答应了。在骨科老师的关照与帮助下，办完了各方面协调手续后，1982 年 4 月 1 日，刘德玉又到了陕西中医学院附属医院骨科，一边从事骨科临床，一边从事解剖学教学工作。刘德玉在教学中总是带着临床的实际问题，所以他讲授的解剖课深受学生的欢迎与好评。1988 年，刘德玉调到陕西中医学院附属医院工作。

由于有着扎实的解剖学基础，刘德玉在从事骨科临床工作中，很快掌握了骨科疾病的诊断、辨病、辨证、辨位，以及整复、按摩、手术等治疗方法，并能根据具体病情制定有针对性的个体化治疗方案，临床疗效显著，受到医院领导的高度关注。

当时骨科是附属医院大外科的一个学科组，虽然在骨科工作，但在值班时常会遇到普外科的急腹症、疝气及肝胆、胃肠、泌尿外科疾病。工作期间，刘德玉虚心刻苦地向各科专家学习，得到刘建民、李晓林、陶钊、马景贤、徐廷素、翟静明、牛敬仁等专家的悉心指导，使刘德玉很快成为一名能独当一面的大外科住院医师。

当时骨科患者以创伤和急慢性骨髓炎、骨与关节结核等病种为主，各种骨折、慢性骨髓炎及颈腰椎病较为常见。在担任骨科住院医师期间，刘德玉工作兢兢业业，勤奋刻苦，谦虚谨慎，认真踏实，虚心向著名骨科教授孙绍良、王忍生、李堪印、朱长庚、杨毓华、杨笃权等各有专长的多位名家学习，潜心钻研，苦读名家介绍的经典医书，博采众长。久跟名家学习，使他增长了见识，开阔了视野，进一步感受到了中医药学的博大精深，更加坚定了为继承和发扬中医药学而贡献毕生精力的决心。在工作中他更加勤奋努力，对患者认真负责、关怀照顾，对技术精益求精，多次受到医院、科室及患者的表彰和好评。工作之余，他还系统地学习了中医基础临床课程，重点阅读了唐代蔺道人《仙授理伤续断秘方》、元代危亦林《世医得效方》、明代薛己《正体类要》、清代吴谦《医宗金鉴・正骨心法要旨》等著作，并背诵重点章节，为以后的临床工作奠定了扎实的理论根基。

有一年冬天，异常寒冷，一位来自汉中略阳的患者在外科住院期间，因为疾病疼痛难忍，产生绝望情绪，跳楼自杀未遂，造成股骨粉碎性骨折。家属闻及骨科医生刘德玉医疗技术高超，就找到骨科，手持一百元红包，下跪请求刘德玉为患者治疗，要求刘德玉一定收下，不接不起。为了安抚家属，刘德玉只好暂时接下红包，扶起患者家属，一同到外科把患者接到骨科，亲为患者的主管医师。他一边查阅大量书籍资料、请教骨科专家，一边积极准备手术。术后，他每天多次探问病情变化，给予关怀安慰。经过刘德玉和护理人员的精心照顾和共同努力，患者重新振作精神与病魔斗争，最终完全康复。患者出院后，特送来“妙手回春，医术精湛”的锦旗表示感谢。他们不知道的是：后来刘德玉把那一百元红包交到了院办。此次事件在当时轰动全院，受到院领导和科主任的称赞。

因为工作努力、技术过硬，刘德玉被第一批晋升为骨科主治医师。在担任住院医师期间，他参与了“消疽散”外用对慢性骨髓炎的疗效研究，取得良好的治疗效果；独立完成了四肢、腰椎骨折的复位、内固定，股骨头置换等骨科手术，疗效令人满意。

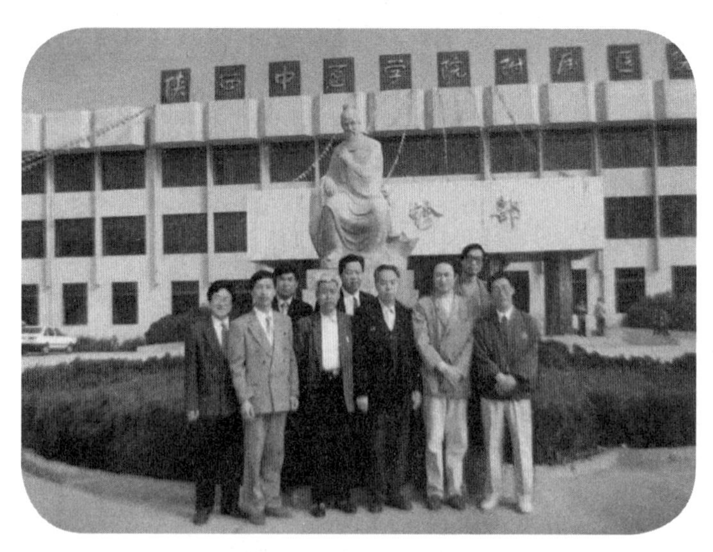

1991 年刘德玉教授与科室医务人员合影

从在陕西中医学院从事基础教育，至在陕西中医学院附属医院从事临床工作，刘德玉始终坚持工作在教学、医疗第一线，勤勤恳恳，兢兢业业，为人师表，和蔼可亲，为学生解决一个又一个难题，在学习上给予帮助，在生活上给予关爱；用精湛的医术和博爱的胸怀，为患者解除痛苦，为苍生谋福。1991 年担任骨科主任后，刘德玉仍一直工作在临床和教学一线，承担本科及研究生中医伤科学、骨科手术学、临床骨科学、创伤急救学等课程教学，并长期从事临床带教，指导研究生、本科生和进修医生。为避免人才队伍断层，他还特别注重对骨伤科团队中青年学术骨干的培养，鼓励大胆创新。通过刘德玉多年来的不懈努力和悉心指导，陕西中医学院中医骨科涌现出一大批青年骨干力量，他们在医、教、研各个方面担当起了重任。刘德玉为陕西中医学院培养高质量中医骨伤人才做出了巨大贡献，切实解决了人才队伍建设和学科的可持续发展问题。

第五节　勇于探索　敢为人先

在继承传统中医骨伤理论、总结几代骨伤科专家学术思想的基础上，刘德玉结合自身的临床经验，在一些疾病的治疗中，勇于探索，敢于创新，倡导骨折的治疗观念应当与时俱进，提出了有别于传统辨证治疗的新理论和新观念。

自唐代《仙授理伤续断秘方》对骨折处理提出复位、夹板固定和适当关节活动的初步经验，到清代《医宗金鉴·正骨心法要旨》“机触于外，巧生于内，手随心转，法从手出”，经历了漫长的过程，积累了丰富的经验。中华人民共和国成立后，中西医结合治疗骨伤使中医治疗有了进一步的发展。刘德玉结合自己长期的临床实践，深深体会到中西医结合治疗骨科疾病这一优势。现代骨科治疗骨折从AO(坚强内固定术)向BO(生物学接骨术)及CO(中国接骨术)发展，CO由于缺乏系统化定量的研究和部分治疗不能满足现代发展需要，所以采用有限手术将复杂骨折变为简单骨折，并采用经皮撬拨复位治疗跟骨骨折、肱骨髁上骨折、尺桡骨干双骨折等，避免了骨膜剥离，不破坏骨折断端血液循环，可促使骨折早日愈合，且对肢体关节的运动功能影响小；清创后有限固定(钢丝)加牵引治疗下肢复杂骨折，变复杂骨折为简单骨折，使CO弹性固定在保持骨折断端微动的条件下加速骨折愈合；同时制定了手法整复治疗肱骨髁上骨折规范化模式及并发症的有效防治。

在前几代骨伤科专家潜心研究的基础上，刘德玉根据中医骨伤科专科理论及中医辨证施治的原则，结合骨伤科的特点，提出骨伤科疾病的治疗要辨位施法与辨证施治。例如，骨折只讲辨证，难以做出确切的诊断，必须深入到位。因为凡是骨折，就临床症状而言基本相同，从骨折后的移位情况看却是各种各样。因此，不提辨位，就抓不住骨折后移位的实质，只有抓住骨折移位做出的诊断，才是实质性诊断。在临床实践过程中，刘德玉一贯主张诊断重于治疗，只有诊断确切，才能根据骨折的移位，施行有效的正骨手法治疗，概括为“辨位施法”。

辨位施法与辨证施治相辅相成、相互补充，符合骨伤科的专业特点，既提出了骨折后移位在诊断上要分型分类，又指导了治疗上应施行不同的整复手法，从而把骨伤科的诊断与治疗原则确定为辨病与辨证结合、辨位与辨证结合，更好地突出“辨证”“辨病”“辨位”三辨法。在明确诊断后，运用中医正骨手法与药物治疗并重和西医外科手术治疗兼顾，使传统医学理论与现代医学技术紧密结合，融会贯通，更好地发挥中西医结合治疗骨折的优点和特色。辨位施法不仅在骨折方面，对一些筋伤痛症的治疗，亦有非常重要的指导作用，如对伤筋的理筋手法和痛症的局部治疗(按摩、局部注射、针刀剥离等)。同样，相同治疗方法的疗效可能差异较大，究其原因就是病位定得不精确。

刘德玉在长期的临床实践中，总是不断地悉心总结经验教训。辨证求精，求深求细；筛选方药，用药精当；勤求秘方，出奇制胜是他的临证格言。同时也深深地体会到，中医学理论体系的整体观应该始终贯穿于骨病诊断与治疗的全过程。《正体类要》提出“肢体损于外，则气血伤于内，荣卫有所不贯，脏腑由之不和”，科学阐明了骨科疾病局部与整体的辩证关系，整体性就是统一性和完整性。中医学非常重视人体本身的统一性、完整性及其与自然界的相互关系，认为人体是一个有机的整体，构成人体的各个组成部分之间在结构上不可分割，在功能上相互协调、互为补充，在病理上则相互影响。而且人体与自然界也是密不可分的，自然界的变化随时影响着人体，人类在能动地适应自然和改造自然的过程中维持着正常的生命活动，即是“天人一体”的整体观。

刘德玉继承并发展了前辈的学术思想和观念，探索性地提出了一些自己的学术观点。刘德玉阅读大量古书医籍，总结出自己的心得体会，并结合临床实践，运用现代先进医疗检查技术，在骨折的治疗中，特别在四肢、锁骨、长管状骨等闭合性骨折的治疗方面，总结性地提出了“四动、五步法”理论。

“四动、五步法”，即在“动中整复、动中固定、动中愈合、动中康复”四个原则指导下，运用“手法整复”“夹缚固定”“中药内服”“中药外用”和“功能锻炼”的系统治疗，使骨折达到功能复位、良好愈合及功能满意的效果。他认为骨折治疗强调辨位施法、辨证施治，两者相辅相成、互相补充，整体观念贯穿于骨折治疗的始终。把骨伤科疾病的辨证原则确定为局部与整体兼顾，辨病、辨证与辨位结合；治疗原则确定为内外同治，手法与药物并重，传统医学理论与现代医学技术紧密结合，融会贯通。“四动、五步法”理论及其应用技术具有疗效确切、费用低、疗程短的特点，能明显减轻患者的经济负担，获得了陕西省科学技术三等奖。

刘德玉敢为人先，积极探索应用新技术。他首次在咸阳及周边地区开展了伽马钉治疗股骨上端骨折，Dick 氏钉治疗腰椎椎体爆裂骨折合并不全瘫，局麻下小切口治疗椎间盘突出症，人工全髋、全膝置换术，颈椎前路手术，颈椎后路手术，颈椎前后路联合手术，脊柱（胸椎及腰椎）侧方减压及侧块钢板内固定、带锁髓内钉、脊柱滑脱手术等新技术。十几年来共治愈此类患者 4 000 余例，均收到良好的临床疗效。

1994 年夏，兴平市一位女性患者从楼上摔下来，造成严重的腰椎骨折伴下肢不全瘫痪。以前对于此类患者，或转院治疗，或对症处理，肢体瘫痪将伴随终生。刘德玉带领骨科医生在学院解剖教研室做了模拟椎弓根进路固定椎体复位实验，开展了大量艰苦的前期准备工作，在没有 C 臂等设备的情况下，为患者成功地实施了椎弓根钉(Dick 氏钉)手术治疗，术后 X 线示压缩腰椎基本复位，患者肢体功能也逐渐恢复正常。该例为咸阳地区首例 Dick 氏钉手术，手术的成功当时在本地区引起较大的反响。

第六节 挖掘传统 继承创新

刘德玉自 1982 年进入陕西中医学院附属医院骨科工作，就一直跟随骨伤名家李堪印教授学习。李堪印教授为陕西中医学院附属医院骨伤科教授，主任医师，第二批全国老中医药专家学术经验继承工作指导老师，2013 年被评为第二批陕西省名中医。1997 年 1 月，经过陕西省中医药管理局审批，刘德玉作为第二批全国老中医药专家学术经验继承人师承李堪印教授。以前由于忙于临床工作和科室日常事务，刘德玉很难系统地学习李堪印教授的临床经验，现在有了这个机会，他下定决心抓住机遇，妥善安排时间，争取三年后有长足的进步。

在李教授的指导下，刘德玉重点阅读了创伤、关节、脊柱、结核、肿瘤及中医骨伤方面的教材，系统学习了《实用骨科学》《骨科手术学》《仙授理伤续断秘方》《世医得效方》《正体类要》《医宗金鉴·正骨心法要旨》等著作，广泛浏览阅读了各类期刊杂志，重点阅读《中华骨科杂志》。在跟师学习期间，他还认真详细地记录了跟师笔记。

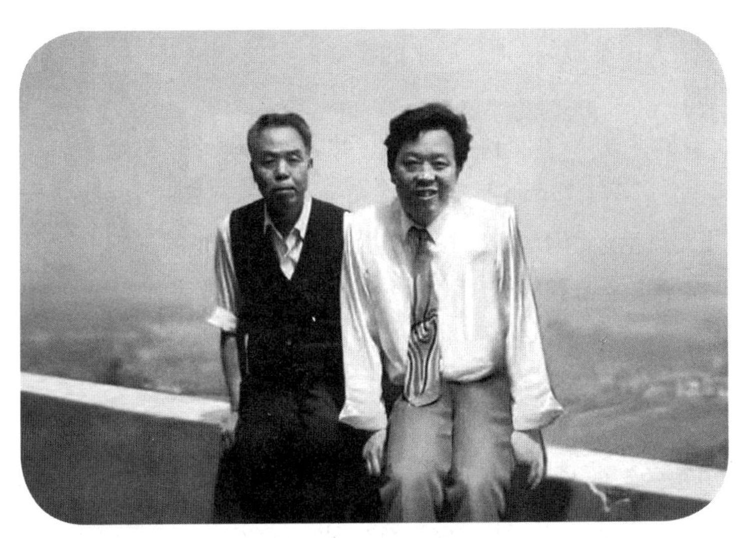

刘德玉与李堪印教授合影

刘德玉的跟师笔记里记录着这样一段内容："跟师门诊，一患者，无明显原因双膝下肿胀、微痛1个月余。患者曾多次在外院就诊，做过多项检查，排除了心、肝、肾病变，双下肢多普勒彩超检查无异常，给予对症治疗均无疗效。李老师详询病情后认真查体，诊断为风寒湿痹型"痹证"，应当祛风散寒、除湿通络，并施"蠲痹汤"加味，疗效甚佳。看完该患者，李老师给我讲了痹证的概念、分类、分型、临床特点及相应的治疗措施，并引用古籍经典及《健康报》《中华骨科杂志》等多方面资料中的相关知识。李老师一面为人之师，一面多方探索求知，广为收集资料，博览群书，遵从古方古训，又不拘泥于古方。李老师的治学精神，让我深为叹服！老者尚如此勤奋，后来人哪能不努力。"

还有一段内容，是这样记的："随师门诊，一礼泉北山复诊患者，患强直性脊柱炎多年，久病卧床，且家境贫寒。服用李老师开的中药后大为见效，但无力支付每日1剂的药费（水煎剂）。李老师闻此，仔细诊病，想方设法将水煎剂改为水飞丸剂，并亲为配药，求人加工，将一日的药变成十几日的药，患者及家属深为感动，感激之情无以言表。于此我也看到了一个大医家的大医精诚，不论权贵百姓、贫富贵贱，不以人的地位贫富为论，只以治病为重，对患者施以一片仁爱之心的高尚医德，我将会遵循终生。"

在跟随李堪印教授学习期间，刘德玉对中医骨科理论和治疗方法有了更深刻的领会，使他在临床治疗上思路更广、在疾病处理上更加得心应手。更为难得的是，他从李教授身上不仅仅学到精湛的技术，还学到一种悲悯世人、普度众生的"大医精诚"精神。后来的事实证明，这种精神一直伴随着刘德玉的从医生涯。

2000年6月，刘德玉顺利完成学业，并获"优秀学员"称号。

刘德玉通过不懈努力，通晓古典，精通中医基础理论和骨伤科临床知识及技能，并能灵活运用于临床，在掌握西医学理论知识的基础上，始终坚持继承中医传统疗法之精髓，并加以创新，尊古而不泥古。他积极探索，创新理念，凭借扎实的解剖理论知识，将微创技术应用于骨科临床，采用中医"针"与西医"刀"并举，形成针刀疗法。

针刀疗法是一种介于手术方法和非手术疗法之间的闭合性松解术，是在切开性手术方法的基础上结合针刺方法所形成的，其操作要点是在病变部位通过有效切割、剥离等方法，达到止痛祛病的目的。应用针刀剥离术松解粘连的软组织，缓解肌肉痉挛，是治疗软组织粘连、瘢痕引起的疼痛性疾病的有效方法。

特别对肱骨外上髁炎、指屈肌腱狭窄性腱鞘炎、背肌筋膜炎、第三腰椎横突综合征具有较好的临床疗效。同时，对股骨头无菌性坏死、距骨坏死等骨蚀性疾病，采用针刀对关节囊切割松解，利用针的钻孔减压，短期解除患者的疼痛症状，长期则利于新的血运建立，改善局部坏死骨的血液循环，使坏死骨得以修复，新骨形成。刘德玉在针刀方面积累了丰富的经验，治愈了2 000余名患者。

曾经有一位患者，肘关节外侧极度疼痛，疼痛同时向上或向下放射，不能伸肘，右肘关节活动受限，伸指、伸腕或执筷时便引起疼痛，在阴雨天尤为严重。手不能用力握物，握锹、提壶、拧毛巾、打毛衣等均导致剧烈疼痛。这位患者得知刘德玉正在采用微创手术治疗此类疾病，便慕名而来。刘德玉了解患者的病情后，告知患者患的是肱骨外上髁炎，又叫网球肘，并向患者介绍了一种最新的微创手术（针刀疗法），患者了解后，欣然接受针刀治疗。这时，只见刘德玉拿着一根似针柄尖似刀刃的器械在患者右肘关节外上方划了几下，拔出针刀，让患者活动右肘关节，患者惊叹："好神奇！居然没那么疼了，胳膊也能伸直了。"随后的两周，刘德玉又给患者做了五次治疗，彻底治愈了病患。

因在针刀方面的造诣和突出贡献，刘德玉于1998年5月当选为陕西省中医药学会第一届针刀医学专业委员会副主任委员，并带领科室显微外科组开展了针刀治疗各种慢性筋骨伤疾病研究。

四肢关节及腰痛是骨科常见病，刘德玉在诊断上突破了腰痛是肾虚的观念，他结合腰痛的病因、发病部位、病变组织和现代医学检查技术，提出新的认识，认为腰痛以软组织病变为主（如肌肉、韧带、肌筋膜），急性发病者多为损伤，慢性发病者多为劳损；病变在骨关节的老年患者，多为关节退行性病变。他结合临床，自拟"蠲痹丸"治疗四肢关节疼痛患者5 820例，为广大患者解除了痛苦。后来，为了使"蠲痹丸"使用更方便、疗效更确切，他经过认真仔细探索，将"蠲痹丸"改成了"蠲痹胶囊"，并成为院内制剂。相关处方及制备方法2014年10月获国家发明专利授权（专利号：ZL 201010190202.9）。

颈椎病是脊柱多发病，神经根型颈椎病是颈椎病中最常见的类型，长期困扰患者，严重影响患者的工作与生活。随着生活和工作方式的改变，电脑的广泛普及，伏案工作的增加，颈椎病有迅速增加和年轻化趋势，给人们带来了躯体、心理和经济等方面的多重负担。神经根型颈椎病多为外邪侵袭和慢性劳损所致，正气虚是其发病的基础，外感六淫是其发病之始因。刘德玉根据自己从医多年的临床经验，认为本病是本虚标实之病，正气不足是发病的基础，即本虚，颈部疼痛、活动受限、患肢麻木则是风、寒、湿邪在本虚的基础上侵袭机体的临床表现，即标实之症。

第七节　锐意改革　学术带头

陕西中医学院骨伤学科成立于20世纪60年代，1991年刘德玉任科主任后，一步步将其发展壮大。2004年，刘德玉担任大骨科主任、骨科学术带头人。为了充分利用骨科现有资源，避免人力物力浪费，有利于专业发展，他锐意改革，对原有骨科进行了重新整合，继而划分成创伤病区、脊柱病区、关节病区、骨病病区、筋伤病区五个病区，形成专业相互平行、人有所专的新局面。使专家有所专，专业资源的优化更加完善，形成院有专科、科有专病、人人有专业特长的发展新模式。

以创伤为主、其他骨科疾病并举的创伤病区，紧跟创伤理论、技术和器械的发展，在复杂性四肢、关节创伤的手术治疗方面积累了大量经验。以开展各类复杂骨折为主，采用肌骨瓣转移加内固定治疗青壮年股骨颈骨折，降低了股骨头坏死的发病率；对跟骨骨折采用经皮撬拨复位加张力带夹板（已获实用新型专利）治疗，疗效满意，居国内领先水平；运用手法复位、微创锁定技术闭合穿针内固定，治疗四肢长骨骨干骨折；应用伊里扎洛夫（Ilizarov）技术结合中医特色治疗多处开放性骨折、骨不连、骨缺损等疑难病症；中药抗感染洗剂外洗治疗软组织缺损及创面感染疗效满意（获咸阳市科学技术奖）。在治疗骨折的同时，注重术后康复功能训练，充分发挥了中医、中西医结合的特色治疗优势，使创伤后组织修复与功能恢复同期进行，避免了许多并发症。

脊柱病区以脊柱脊髓伤病为主要专业研究方向的临床、教学及科研基地，近年来在刘德玉的带领下，积极开展新技术新业务的项目攻关工作，认真学习，勇于实践，率先在咸阳地区开展了上颈椎后路侧块钛板固定术、上胸椎椎弓根螺钉固定术、胸椎结核前路经胸病灶清除并植骨融合内固定术及拔伸牵引加后路椎弓根螺钉系统治疗胸腰椎骨折内固定术，同时，在陕西省内最先引进了颈、腰椎椎间盘突出症微创治疗新技术——射频热凝术，并在国内最早将CT引导引入微创治疗，治疗患者200余名，临床疗效确切，操作安全，进一步提升了陕西中医学院附属医院骨科的技术水平和优势，取得了良好的经济效益和社会效益。

关节病区主要针对股骨头坏死、骨性关节炎、类风湿关节炎、骨关节结核、骨肿瘤的诊断与治疗，在骨关节运动损伤疾病的修复与重建方面具备丰富的经验，形成了一支精诚合作、奉献进取，在骨关节疾病、骨结核及骨肿瘤等专科领域具有较高造诣的医疗梯队。他们以中西贯通、取长补短、集百家之长为科训，重视对传统技术的继承与发扬和先进中西医结合治疗技术的学习引进，在广泛开展各种现代先进治疗技术的基础上，充分发挥中医药特色疗法的优势，制定了系列的个体化中西医结合诊疗方案，有效解除了广大患者的疾苦。科室的特色中医疗法包括“蠲痹胶囊”治疗膝骨关节炎；“骨复生胶囊”治疗股骨头坏死；“热敷散”治疗颈肩腰腿痛；“强骨汤”治疗老年性骨质疏松症；骨性关节炎的中西医结合个体化综合治疗；股骨头坏死的中西医结合个体化保髋治疗；恶性骨肿瘤瘤段切除保肢功能重建术；四肢、脊柱结核的中西医结合治疗；急慢性骨髓炎的非手术治疗和手术治疗；四肢、脊柱畸形的选择性个体化非手术治疗和手术治疗；全髋置换术、全膝置换术、肩关节置换术和踝关节置换术；关节运动损伤疾病的微创修复与重建术（关节镜）等。

为了更好地营造中医骨伤科发展的氛围和环境，刘德玉主持成立了骨科非手术治疗中心，即筋伤病区（简称筋伤科）。筋伤病区以传统中医疗法为基础，继承与发扬传统中医特色，结合现代医学，对颈椎病、腰椎间盘突出症、滑膜炎、风湿性关节炎、退行性骨关节病等疾病具有显著疗效；开展四肢、脊柱骨折、脱位的手法整复、夹板或石膏固定及骨折后期的康复治疗。坚持继承中医传统疗法之精髓，以继承与发扬传统中医药为宗旨，综合运用中药内服外用、针灸等中医传统疗法结合现代神经阻滞技术，开拓出具有中医特色的骨内科道路。

陕西中医学院附属医院骨科在刘德玉的带领下，先后被列为陕西省教育厅重点学科、陕西省中医药管理局重点专科、国家中医药管理局“十一五”“十二五”重点建设专科、卫生部国家临床重点专科、国家中医药管理局重点学科、中华中医骨伤名科。

为弘扬祖国医学，培养中医药人才，刘德玉经常组织大骨科医护人员开展学术讲座，启发年轻人拓宽思路，开阔视野，勇攀医学高峰；选派年轻有为的骨科医生外出学习进修，参加各类学术会议，进行学术交流，以快速提高年轻队伍的临床实践能力；鼓励骨科所有医生进一步深造，攻读硕士研究生、博士研究生。他四处讲学，将自己多年来积累的临床经验和从医心得体会与大家分享，从不保留。近年来，刘德玉积极开展对外交流，向马来西亚、韩国、欧洲等地派遣访问学者，并接收来自韩国、马来西亚等国家的留学生。

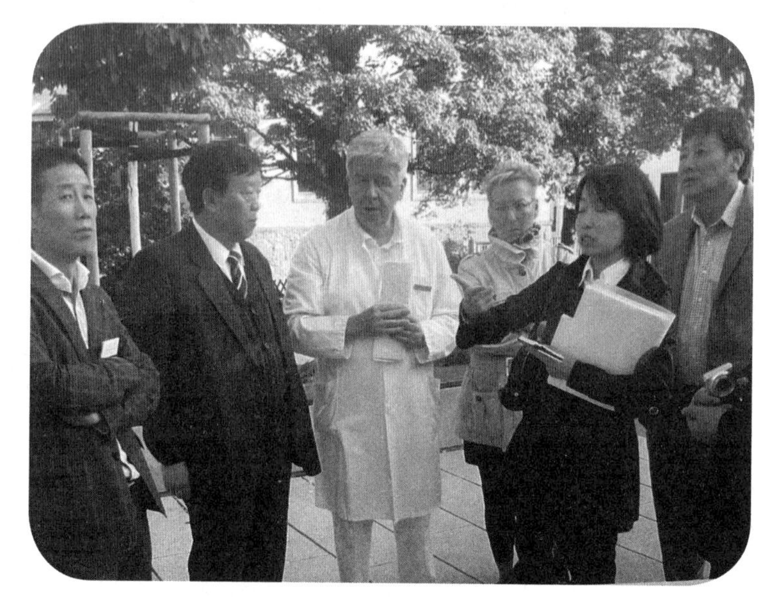

刘德玉在德国参加骨科学术交流会

尽管事务众多，但刘德玉仍潜心科研，对科研工作从不松懈。他自拟的“生骨方”“复方蠲痹汤”等被《中国中医药报》在名医名方专栏报道。主持整理的“四动、五步法”理论在2008年作为专题在中华中医药学会骨伤科分会学术年会暨国家中医药管理局骨伤重点专科专病建设经验交流会上交流，在中医骨伤界获得一致认可。主持完成的“‘四动、五步法’治疗四肢闭合性骨折的临床研究及技术推广研究”获2011年陕西省科学技术三等奖，“补肾活血方骨复生治疗股骨头坏死的基础与临床研究”获得2015年陕西省科学技术二等奖。

第八节　医者仁心　桃李天下

古今欲行医于天下者，先治其身；欲治其身者，先正其心；欲正其心者，先诚其意，精其术。所谓“万事德为先”“百业术为重”，可见德、术在一个人一生中的重要性。而对于以济世活人为要务的医务人员来说，医德高尚、医术精湛尤为重要。

刘德玉无论在为人方面还是在学问方面，均以药王孙思邈《大医精诚》中所倡导的“博极医源，精勤不倦”“无欲无求，先发大慈恻隐之心，誓愿普救含灵之苦”的标准来要求自己，德术并重，把济世活人之术作为他积德行善之业，处处以患者为重。

在临床诊疗方面，他总是认真周详，一丝不苟，遣方用药，环环相扣。能用便宜的药绝不用贵药，不该做的检查坚决不做，能非手术治疗的绝不手术治疗。刘德玉常说：“我希望自己成为一个好医生，不卑不亢，沉着冷静。我看到的不仅仅是患者患的病，更要看到这个人，会考虑患者的感受和心情。对待患者要有耐心、细心、爱心，眼里不能光有病，还要有人。”成千上万的骨伤科疾病患者在接受了刘德玉的诊治之后，都有一种如遇亲人、绝处逢生的感觉，真正体会到了中医大家的接诊风范、处方艺术和神奇疗效。

刘德玉认为：“任何一位医务工作者，如果离开了患者，即使水平再高，也只能是无源之水、无本之木。”“对于每一位医生来说，患者也是老师，从他们的身上，医生学到了太多的东西。给他们治疗的同时，医生的技能也得到相应提升。医生和患者其实是一个战壕的战友，共同的敌人是疾病。”正因如此，不管怎么繁忙，只要患者来诊，刘德玉从来没有推辞过，并耐心一一为患者解除病痛。

刘德玉时常教导大家，医者对待患者要像药王孙思邈《大医精诚》中所讲的那样，怀有一颗“普同一等，皆如至亲之想”的博爱之心。他不只是在口头上主张，而且身体力行，率先垂范：兴平市丰仪乡有一位脊柱良性肿瘤并截瘫的患者，手术后生活不能自理，其妻子弃家而去。患者上有 70 岁的双亲，下有 3 个尚未成年的孩子，生活极端贫困。他抱着试一试的心理给刘德玉写了一封信，想买一辆旧轮椅。接到患者的来信，刘德玉立即自己掏钱购买了一辆崭新的轮椅，并带上一大包衣物亲自送到患者家中。患者坐在崭新的轮椅上，感动得热泪盈眶……

刘德玉凭着过硬的医疗技术，经常使一些危重患者转危为安。有的患者痊愈后就和家属送来高档礼品，或想通过宴请表示感谢，都被刘德玉一一谢绝了，并对他们说：“我们医务人员目前收入是不太高，但绝不能为此而收受患者和家属的钱财，不能失去医生悬壶济世、救死扶伤的品德。”正是这些言行，使刘德玉赢得了无数患者的信赖与尊敬，称他为“德高望重、医术精湛的名医大家”。

刘德玉对中医事业有着特殊的感情。为培养高级中医药人才，继承和发扬中医药文化，刘德玉一贯治学严谨，精益求精，传授医术孜孜不倦。在中医教学方面，他特别注重向学生传授经得起临床考验的宝贵知识。无论讲哪一个专题，他都特别重视四个结合，即古代与现代结合、理论与经验结合、临床与实践结合、自己与他人结合。刘德玉授课条理清晰、详略得当、深入浅出、妙语连珠，再复杂的问题，再大的选题，只要由刘德玉来讲解，同学们都感到非常轻松，而且很容易牢记在心，难以忘怀。他从医执教 40 余年，聆听过其教诲的学子不计其数，如今都在各自的岗位上发挥着作用。

作为研究生导师，刘德玉每年都会亲自为研究生上入学教育的第一节课，指导同学们做人、学习、行医。告诫同学们作为医学生不仅要有精湛的技术，更要有高尚的医德，“先做人、后行医”，以解除天下苍生的病痛为己任；告诫同学们学医要沉得下心来，耐得住寂寞，克己苦修，不为名利所左右，不为诱惑所干扰。将“清清白白做人，认认真真做事”的师训语重心长地传授给每一位学生，并在以后相处的过程中言传身教，使同学们在潜移默化中进一步领略其真谛。

在培养学生成才方面，刘德玉严格按照“因材施教”的教学理念，根据每位学生的优势特点及兴趣取向，制定个性化的培养方案，指导学生规划自己的人生和职业道路。对于实践能力强、倾向于临床的学生，刘德玉总是积极为其创造机会，多实践、多临床；对于科研能力强的学生，刘德玉就要求其刻苦学习理论知识，广泛阅读资料，紧跟前沿动态，打下坚实基础，指导学生形成自己的学术观念；在临床教学上，刘德玉重视学生动手和实践能力的培养，严格要求、认真指导、大胆放手，积极为学生创造机会，遇到典型病例他都会亲自指导学生进行临床诊疗，以加深学生对病例的认识和领悟。

多年的执教实践证明，中医学非常深奥，探索的道路异常艰辛，但是要学好中医也并非不可能。首先，学习者必须酷爱中医，必须要有强烈热爱中医的思想；其次，要树立科学的人生观，不拘一格选拔人才，要让热爱者、勇于动手者有舞台和平台，让能干者有位置；再次，要建立一个终身学习的平台和环境，提高学习者的动手能力，使理论与实践相接轨，同时还要加强学习者自身业务素质与科研素质的提高；最后，必须具备“大医精诚”“以人为本”“以患者为中心”的道德理念，具备良好的医德医风。

1998 年，刘德玉担任陕西中医学院硕士研究生导师，先后指导培养硕士研究生 60 名，部分研究生已成为单位的医疗骨干和学术带头人。作为第四批全国老中医药专家学术经验继承工作指导老师，培养了博士研究生2名、国家中医临床研修人才1名、师承弟子20名，其学生遍及陕西、河南、湖北、湖南、安徽、河北、新疆、甘肃、北京等地。

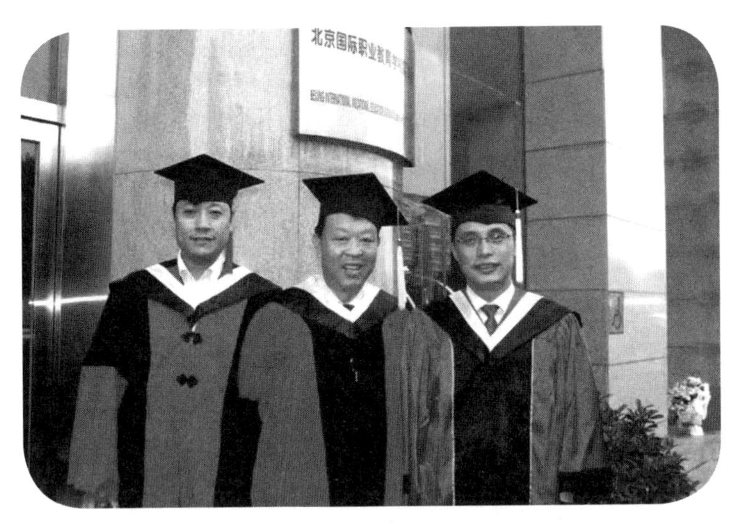

刘德玉教授（中）和黄璐琦院士（右）、郝阳泉博士（左）

刘德玉从医执教，风雨兼程40余载，一路探索着、追求着，执着于“大医精诚”的人生理念。少年时代的人生经历在他心中种下了萌动的种子，这颗种子在漫漫人生路途中、在一次次磨砺中出土发芽，茁壮成长，如今已枝繁叶茂，结出甜美的硕果。“新竹高于旧竹枝，全凭老干为扶持。”每每想到自己现在的成绩，萦绕在刘德玉心头久久不能忘怀的，总是那些在成长道路上给予他扶持的良师益友。工作虽然很繁忙，刘德玉还是尽量抽出时间前去拜访当年的授业恩师，以表达感激之情。2012年恰逢西安举办世界园艺博览会，刘德玉专程将谭崇洲、叶洪镛二位恩师接到西安参观，并陪同他们重游当年授业行医的地方，二老感慨万千，临行之际，谭崇洲老师特赋诗一首回赠刘德玉。

秦岭行

——书赠刘德玉教授

谭崇洲

秦岭四月景色秀，友人邀我旧地游。

临行先看世园会，五洲风情一眼收。

山回峰转车轮滚，往事历历记忆新。
昔日走过这条路，足登铁码汗湿襟。
飞车路过月亮寨，黑沟老庄变通途。
不觉已到后畛街，照壁山下把影留。
今非昔比大变样，天翻地覆在后沟。
山清水秀厚畛地，赤脚为民写春秋。
花耳坪谷山萸林，丛山峻岭隐小楼。
钓鱼台前觅晚照，铁甲山庄好应酬。
千山无路鸟飞绝，巍巍秦岭隔秦川。
太白仰天叹蜀道，如今一洞排万难。
朝辞八斗旧居地，午游勉县定军山。
诸葛大名垂千古，先知先觉是圣贤。
晚来夜宿临江楼，汉江默默伴我流。
两汉高速大国道，双轨凌空到西安。
雄伟壮观大隧道，造福后世万万年。
盛世伟业后人评，科技兴国不妄言。
秦岭梁前太湖雕，文化瑰宝含义深。
历史长廊人类开，创业维艰昭子孙。
藏龙卧虎大秦岭，深山老林出名人。
此行应谢东道主，今生有幸遇刘君。
世间师徒多裂变，唯我师徒情意深。
风风雨雨四十年，嘘寒问暖到今天。
功成名就犹律己，心地良善为人贤。

2012年5月20日

秀木成林，可观可敬之处，不仅仅是枝繁叶茂，更重要的是能够遮挡风雨，庇护生灵，涵养水土，润泽一方。

刘德玉以其精湛的医术、高尚的医德，为一位又一位患者驱除病痛。在治病救人的同时，刘德玉还不忘提携后人，将先贤医哲之术薪火相传，为中华中医药事业培养人才，为我国中医药事业奉献力量！

第二章 学术思想

刘德玉师古而不泥古，锐意探索求新，继承并发展了前辈的学术思想和观念，结合自己的学习工作经历，倡导中西医结合，融会新知，并将其运用于骨科临床实践，从辨证、辨病至治法、治则，以及疾病的预后、康复方法，探索性地提出了自己的一些学术观点。其学术思想已在国内多家核心刊物及《中国中医药报》发表，得到了医界同行的认同，并言传身教，毫无保留地将自己的宝贵经验教授给青年医务工作者及基层医师。

第一节 三辨结合 贯穿始终

三辨结合是刘德玉在长期的临床工作中，根据骨伤科疾病特点提出来的，即辨证、辨位、辨病三结合，辨证是中医诊疗的基础，是认识疾病病因病机的方法，辨位、辨病是正确施治的前提。

一、辨证施治

辨证施治是中医认识和治疗疾病的基本原则和根本法则，是医者将四诊收集的症状和体征，加以分析、综合，最终判断为该疾病发展过程中某一阶段的病理特点，再根据辨证的结果确定相应的治疗方法。辨证施治是认识疾病和解决疾病的过程，是理论与实践相结合的体现，是理法方药在临床上的具体运用，是指导中医临床工作的基本原则，中医骨伤科亦不例外。但是中医骨伤科疾病与内科疾病有所不同，骨伤科疾病多分为伤与病两大类，其中又以伤多见。骨伤究其原因，多为外伤所致，伤筋动骨，筋骨离断，病邪由外及内，进一步导致气、血、津、液失调；而骨病则多由于各种原因导致正气虚于内，邪气或从内生，或从外而入，内外皆病，邪正相争，多为本虚标实之证。因此，与内科疾病相比，骨伤科疾病不仅病邪所侵犯的方式较特殊，而且病变部位、病变性质、病变程度亦大不相同，即使部分病例临床症状类似，但病邪的性质、病损的部位、累及的脏腑、病变深浅却各不相同。在临证过程中，将四诊（望诊、闻诊、问诊、切诊）所收集的病史资料、症状、体征及辅助检查检验结果，按病因、部位、伤势等进行分类，并以脏腑、经络、气血、津液、皮肉筋骨等理论为基础，根据它们的内在联系，加以综合分析，做出诊断，并进行相应的治疗。

骨伤科的辨证方法很多，有根据病程不同阶段的分期辨证，亦有根据不同证型的分型辨证。刘德玉临证多从“伤”与“病”两部分辨证施治。

（一）伤的辨证施治

由于受伤的部位包括皮肤、筋肉、骨骼等，因此伤又包括骨折和筋伤两部分。人体遭受外力作用而发生损伤后，由于气血、营卫、皮肉、筋骨、经络、脏腑及津液的病理变化，会出现一系列症状，这些症状对诊断和治疗的作用至关重要。

1. 全身情况　轻微损伤一般无全身症状，通常损伤之后由于气滞血瘀，往往有神疲纳呆、夜寐不安、便秘或便结、舌质紫暗或有瘀斑、脉弦等。若瘀血停聚，积瘀化热，则有口苦、口渴、心烦、便秘、烦躁等表现。严重损伤者可见面色苍白、肢体厥冷、意识淡漠、脉微等气血大亏的表现。

2. 一般症状与体征

（1）疼痛：伤后筋脉受损，气机凝滞，经络阻塞，不通则痛，伤处可有直接压痛或间接压痛。

（2）肿胀青紫：伤后患处络脉损伤，营血离经，阻塞络道，瘀滞于皮肤腠理，“血有形，病故肿”，因而出现肿胀。

（3）功能障碍：由于损伤后气血阻滞引起剧烈疼痛，肌肉挛缩引起肢体或躯干发生不同程度的功能障碍。

3. 特殊症状与体征　包括畸形、骨擦音、异常活动、关节盂空虚、弹性固定等。

《正体类要》序中说：“肢体损于外，则气血伤于内，荣卫有所不贯，脏腑由之不和。”这说明机体的外伤，可导致内在气血、营卫、脏腑功能失调。因此，损伤必须从机体的整体观念出发，根据病史及症状、体征，或辨为伤气，或辨为伤血，或辨为气血两伤，或辨为脏腑营卫失调，继而确定治疗方法，才能取得良好的效果。由于跌仆损伤是以气血瘀滞为主，故以活血化瘀为主要治疗方法，辅以其他治法。

刘德玉对损伤的辨证以八纲辨证为基础，辅以气血、经络、脏腑辨证等，根据损伤的虚实、时间长短、轻重、缓急及伤者的具体情况，选用不同的治疗方法。损伤早期由于气滞血瘀需要消肿止痛，以活血化瘀为主，理气止痛为辅，调和阴阳并重，多用当归、白芍、川芎、元胡、陈皮、枳实、酒大黄、桃仁、香附、红花、三七、柴胡等，常用承气汤、复元活血汤、逐瘀活血汤加减等。中期肿胀消退，疼痛减轻，但瘀肿虽消而未尽，断骨虽连而未坚，故宜和营生新，接骨续损，在活血化瘀的基础上加用补益气血、舒筋活络、接骨续筋之药，多用续断、骨碎补、牛膝、桑寄生等，常用和营止痛汤、接骨七厘散、接骨丹、独活寄生汤加减。后期正气必虚，因此应调治脏腑经络功能，补益气血，强筋健骨，重用黄芪、当归、西洋参等，选用当归补血汤、金匮肾气丸、补中益气汤、温经汤加减。由于伤后患肢需要一段时间的制动，因此在治疗结束后，制动的患肢会由于长时间固定而出现肌肉萎缩、关节僵硬、甚至失用性骨质疏松，针对这一问题，除做到动静结合外，在传统三期治疗的基础上提出损伤“功能恢复期”的概念，在治疗后期或疼痛消失后，即开始功能锻炼，并配合药物治疗，以补益肝肾、强筋健骨、舒筋活络、温经祛寒、强筋止痛，常用自拟健骨除痹汤，选用黄芪、山药、补骨脂、淫羊藿、肉苁蓉、鹿角胶、土鳖虫、续断、芍药、鸡血藤、益母草等。以上治法，在临床应用时有一定规律。如治疗骨折，在施行手法复位固定的同时，内服药物初期以活血消瘀、理气止痛为主，中期以接骨续筋为主，后期以补养气血、强筋健骨为主。扭挫伤筋的治疗，初期宜活血消瘀、利水消肿，中期用舒筋活络之法，后期配合温通之法。同时，根据患病部位适当加用引经药，如伤在上肢常加用桑枝、桂枝、川芎，伤在下肢常加用牛膝、千年健、独活、牛蒡子，伤在颈肩部常加葛根、姜黄，伤在胸腹部常加元胡、枳壳、青皮，伤在腰背部常加杜仲、狗脊。对于以上治疗原则，必须灵活变通，仔细分析症状、体征，辨证准确，做到辨证施治，不可拘泥。

刘德玉在骨折的治疗过程中以临床症状与体征为基础，结合影像学检查，明确诊断，辨证施治，贯彻固定与活动结合（动静结合）、骨与软组织并重（筋骨并重）、局部与整体兼顾（内外兼治）、医生的治疗措施与患者的主观能动性密切结合（医患合作）的骨折治疗原则，在此基础上，针对闭合性骨折提出并采用“四动、五步法”进行治疗。而在筋伤的治疗过程中，将筋伤归纳为急性与慢性两大类，在临床实践中，根据病因、病机、症状、体征不同，采用八纲辨证、脏腑辨证、气血辨证、筋骨辨证、经络辨证等，根据证型采用相应的治法。

急性损伤，包括颈肩背部扭伤、腰部扭伤、踝部扭伤、腕部扭伤、骶髂部损伤、髋膝及踝关节损伤等，此类损伤一般是在无外力直接打击的情况下，损伤部位周围的肌肉突然、急骤的收缩运动导致肌肉起、止点或肌肉纤维部分或肌筋膜撕裂，甚至断裂，是动力系统突然作用于静力系统引起的损伤。例如“闪腰”，腰部在伸直位，髋部及双下肢固定，由于腰部骤然前屈旋转，肌肉韧带配合不协调而致闪腰。其病变部位固定，以腰部肌肉及小关节为主，病机为外力致伤，症状以局部剧痛为主。腰骶关节伸屈活动可使疼痛加重，临床多见两种情况：一种是损伤后疼痛立即出现，疼痛部位局限，屈伸活动受限，但不伴随神经症状，病程短且易于恢复；另一种情况是受伤时患者可听到“咔嚓”的响声，而后出现疼痛，受伤部位关节运动受限，如腰部僵硬、伸直困难、失力、不能带动下肢，常在某一个椎旁或横突间有明确的、固定的压痛点，但无下肢放射痛。

刘德玉认为第一种情况辨证为气滞血瘀，内服复元活血汤加行气之味，外敷行气活血止痛药膏，休息静养，很快可康复。第二种情况损伤局部有弹响，伤后活动严重受限，则为局部小关节错位，倡导首先采用手法调整、夹脊、整脊，使受伤局部肌肉松弛，再用牵引自体旋转复位法，通常采用坐位或卧位旋转斜扳牵引等法，使错乱或紊乱的小关节复位，离开筋槽的肌腱复位，恢复正常解剖位置，再以活血化瘀、行气止痛立法，内服汤药，局部热敷；如果骶髂关节半脱位，一定要判断局部伤情，明确诊断，主要以手法调整。

慢性损伤多为积劳成疾，《素问・宣明五气》说：“久视伤血，久卧伤气，久坐伤肉，久立伤骨，久行伤筋，是谓五劳所伤。”久行久立，长期姿势不正确，肢体某部位之筋骨受到持久或反复多次的牵拉、摩擦等，造成组织劳损；或因风、寒、湿等外邪侵袭，导致颈肩部无菌性炎症（枕大神经炎、肩周炎、肩周滑囊炎）、胸背部肌筋膜炎、棘上韧带或棘间韧带炎、肩胛区滑囊炎、腰肌劳损、第三腰椎横突综合征、腰椎棘上韧带或棘间韧带慢性劳损、腰骶关节劳损、骶髂关节慢性炎症、臀肌筋膜炎、臀上皮神经炎、大腿部肌筋膜炎、膝关节滑膜炎、髌腱炎、半月板退变损伤、踝关节周围慢性肌筋膜或滑膜炎等。需详询病史，问清致病原因、发病时间、以往治疗过程，认真查体，精准定位病变位置，根据四诊收集的资料，辨寒热虚实、脏腑关系、病位的浅深、受累的筋骨、准确的病变位置、侵犯的脉络。慢性劳损总的病机是气血运行不畅，复受风寒湿邪外侵，内治以温补气血兼除外邪立法，常选用黄芪桂枝五物汤、自拟健腰除痹汤、蠲痹汤等辨证治疗。

(二)骨病的辨证施治

引起骨关节及筋肉疾病的原因是多种多样的,然而其发生、发展、变化,与致病因素的性质和患病机体的体质强弱相关。

1. 外感六淫及邪毒感染　外感六淫诸邪或邪毒感染均可导致骨病的发生。如损伤后,若感受风寒湿邪可引起腰部和四肢关节疼痛或活动不利。《诸病源候论·卒腰痛候》指出:“夫劳伤之人,肾气虚损,而肾主腰脚,其经贯肾络脊,风邪乘虚卒入肾经,故卒然而患腰痛。”《仙授理伤续断秘方》说:“损后中风,手足痿痹,不能举动,筋骨乖张,挛缩不伸。”说明各种损伤可因风寒湿邪乘虚侵袭,阻滞经络,气机不得宣展,引起肌肉挛缩或松弛无力,而致关节活动不利、肢体功能障碍。感受六淫邪毒还可引起局部或全身感染及异常,出现各种骨及软组织疾病,如脊髓炎、骨结核、骨关节结核、滑膜结核、骨肿瘤等。

2. 年龄　不同年龄人群骨病的好发部位及发病率也不一样,如很多骨组织原发性恶性肿瘤好发于青少年,继发性、转移性骨肿瘤多发生于中老年,强直性脊柱炎好发于青壮年,腰椎间盘突出症好发于中年,而骨质疏松症好发于老年人及绝经后的妇女。

3. 体质强弱　体质的强弱与骨病的发生有密切的关系。年轻力壮,气血旺盛,肾精充实,筋骨强健者不易发病,而年老体衰,或平素气血亏虚,肝肾亏虚者则容易患病,且患病后预后不佳。体质虚弱难以抵抗外邪的侵袭,更容易发生骨及软组织疾病,如体质虚弱者更容易发生骨髓炎及骨关节结核。

4. 病理因素　骨病的发生与组织、器官的病变关系密切。内分泌异常、代谢异常、免疫功能异常均可导致骨病的发生或加重病情,如类风湿关节炎、强直性脊柱炎的发生与免疫系统密切相关,而诸如骨肿瘤、骨结核等均可破坏骨组织,易形成病理性骨折;同理,损伤的发生也容易导致一些骨及软组织疾病,如骨折后出现的股骨头缺血性坏死、距骨缺血性坏死,又如创伤引起的局部畸形,创伤感染导致的急、慢性骨髓炎等。

刘德玉根据患者的临床表现,运用八纲、气血、脏腑辨证的方法,综合分析四诊资料、影像学及实验室检查结果,首辨虚实,再辨寒热,进一步辨别气、血、津、液、脏腑之不足或有余,最后辨邪气性质,以及是否兼有风、寒、湿、药毒、酒毒、痰、瘀等因素。在准确辨证的基础上,制定相应的治法,使气血调和,机体康复。

二、辨位施法

骨伤科疾病外伤程度及病因不同，可能导致不同的组织受损，患者临床症状可能来源于不同部位，不精准辨位，就抓不住骨伤科疾病的实质，只有精准定位的诊断，才是实质性的诊断，才能根据病损的具体情况，施行有效的治疗方法。

骨伤科医生不仅要精通辨证施治的规律，更重要的是根据损伤的部位及程度，辨位施法。辨位施法是辨证施治理论的补充和发展，是中西医结合的具体体现，符合骨伤科专科特点和发展要求。辨位施法在诊断与治疗上既符合现代解剖学观点，又是中医传统理疗的延伸，并提出骨伤科疾病在诊断上要分型、分类，在治疗上应施行不同的方法，从而把骨伤科治疗原则确定为：局部与整体兼顾，辨证与辨位、辨病相结合，手法与药物治疗并重，传统医学理论与现代医学技术紧密结合、融会贯通。

所谓辨位，就是辨别损伤的部位、病位的深浅，辨别筋骨、筋脉错乱的位置。如骨折，需辨清骨折的具体部位、骨折线的形态、骨折的类型、骨折断端移位的方向、粉碎程度、骨折分离程度、游离骨块的方向及远近、骨折部位肌肉走向及肌肉收缩对骨折移位的影响、骨折相邻两个关节的解剖形态及生理功能等。对于慢性损伤，辨位同样重要，如腰部疼痛患者椎旁及横突旁压痛明显，则多为小关节紊乱或错缝；强直性脊柱炎早期痛点在骶髂关节部位；膝骨关节炎痛点多在膝关节内侧关节间隙；手指屈指腱鞘炎，痛点多在掌指关节掌侧。

辨位施法与辨证施治、辨病施治的关系：辨位施法旨在辨别损伤部位的伤情，为施治提供临床依据，辨位施法与辨证施治、辨病施治相辅相成，相得益彰。辨证着眼于疾病的综合证候，辨病着眼于疾病准确诊断，辨位则着眼于精准的损伤部位及损伤程度，辨别清楚患病组织及器官的精确位置与状态，居于辨病施治的范畴，却又为伤科所独有。因此它是伤科外治法所特有的精华所在。

辨位施法的手法观点主要体现在骨折的诊断与手法治疗两方面。诊断时详询病史、受伤机制，详查局部肿胀、畸形、活动、皮肤颜色、受伤远端的运动及感觉情况，同时应规范地进行影像学检查，高质量的 X 线片是基础检查，除常规拍摄损伤部位正侧位片外，有些特殊部位应加拍张口位、斜位、轴位或切线位等。对于关节部位的损伤，应拍摄 CT 三维重建；对于可能合并严重关节周围软组织损伤的患者，应增加磁共振检查。

刘德玉在对闭合性骨折的整复中有着丰富的经验与独特的辨证施治理念。例如肱骨髁上骨折，是肘部最常见的骨折，多见于儿童，若处置不当并发症与后遗症的发生率较高。肱骨髁上是松质骨与密质骨的交界处，是肱骨由圆柱状变为三棱状的形态改变部位，为应力薄弱点。肱骨髁上相邻的主要结构有肱动脉、肱静脉，正中神经紧贴肱骨下端从肘窝前方经过，桡神经在肘窝前方分深浅两支进入前臂，尺神经紧贴肱骨内上髁后方的尺神经沟进入前臂。从骨折的形态划分，肱骨髁上骨折分为两大类：①伸直型：较多见，骨折远端向后上移位，根据骨折远端侧方移位的方向又分为尺偏型与桡偏型；②屈曲型：较少见，骨折远端向前上移位。肱骨髁上骨折的辨位手法治疗强调判断骨折的移位程度、是否合并神经血管损伤、肢体远端感觉与血液循环情况。肱骨髁上骨折的复位要求较高，必须获得正确的复位，侧方移位及旋转移位必须矫正。尺偏型易引起肘内翻畸形，因此复位时应特别矫正尺偏畸形，尺侧倾斜嵌插及内旋移位，纠正尺偏移位宁可有轻度桡偏也不可有尺偏，尤其必须纠正倾斜，保持一定程度的桡偏，使骨折远端略呈外旋位，防止发生肘内翻；桡偏型骨折远端的轻度桡侧移位可不整复。若暴力较大、伤后未能及时就诊、骨折移位严重者，特别是伸直型，骨折近端极易压迫或刺伤肱动脉，出现严重的血管症状，造成前臂缺血性挛缩，导致不可逆的肢体残疾，这对医者是严峻的考验，应当机立断。肱动脉压迫常见，刺伤极少，因此有时机采用手法复位，解除血管受压，如果复位理想、严密观察肢端血运情况，大部分患者可转危为安。若经整复、药物扩管等治疗后，患肢仍肿胀严重、指端颜色发紫，或有皮肤苍白、发凉、麻木等缺血症状及体征，应立即手术探查。复位后固定前应仔细检查局部有无皮肤擦伤、张力性水疱，如有，则局部外敷消肿止痛膏，以纱布覆盖。伸直型骨折固定肘关节于屈曲 90°～110°位置 3 周。夹板上达三角肌中部水平，内外侧夹板下达（或超过）肘关节，前侧夹板至肘横纹，后侧夹板至鹰嘴下。采用柳木夹板固定时，前后侧夹板远端呈向前弧形弯曲，并嵌有铝钉，使最下条布带斜跨肘关节缚扎而不致滑脱；采用杉树皮夹板固定时，最下条布带不能斜跨肘关节，而在肘下仅扎内外侧夹板。为防止骨折远端后移，可在鹰嘴后方加一塔形垫。为防止并发肘内翻畸形，尺偏型骨折可在骨折近端外侧及骨折远端内侧分别加一塔形垫。桡偏型骨折的内、外侧一般不放置固定垫，移位严重者，可在骨折近端及骨折远端外侧分别加一薄形垫。屈曲型骨折应固定肘关节于屈曲 40°～60°位置 2 周，前后垫放置与伸直型相反，以后逐渐将肘关节屈曲至 90°位置固定 1～2 周。如外固定后患肢出现血液循环障碍，应立即松解全部外固定，置肘关节于屈曲 45°位观察。

骨病的首发症状多为疼痛，且多数疼痛在远离病变或组织损伤的部位，而病变或组织损伤的部位却无明显症状，因此要从点到面地探究疼痛的产生机制，准确定位病变或组织损伤的部位，此时辨位诊断及辨位施法尤为关键。如膝骨关节炎，往往以膝关节疼痛、活动受限为主要症状，通过详询病史、局部查体，特别是仔细触诊后，就会发现疼痛的部位往往集中在膝关节的某一个点或几个点，触痛非常明显，而不是全关节疼痛，确定痛点后做标记。确定病变部位后，再根据患者的年龄、病程、疼痛程度、对关节功能的影响程度等，确定具体的治疗方案及方法。骨病的局部治疗与整体治疗同等重要，辨位准确是局部治疗的前提，辨位精准与否是影响治疗效果的重要因素。

三、辨病施治

辨病施治是中医诊疗疾病的一种基本方法，即根据不同疾病的特征，做出疾病诊断，并针对不同疾病，进行相应的或特异性治疗。一种具体疾病往往具有特定的病因、病机和症状，因而显示出特异性，出现一定发展规律的邪正交争、阴阳失调的演变过程。因此，辨病可以把握疾病的基本矛盾，有利于从疾病的全局考虑治疗方法，并能采用某些特异性治法和方药，进行特异性治疗。各种疾病发展过程的不同阶段可以形成不同的证候，或由于患者的年龄、体质、饮食习惯等个体差异，以及地理、气候、环境等因素的影响，而使某种疾病即使在同一阶段，也可表现为不同的证候。因此，“病”和“证”既有区别，又密切相关，辨病与辨证相结合，既识病，又辨证，则既可把握疾病的发展规律，注意不同疾病的不同特点，又能考虑到患者的个体差异，并注意到不同疾病在某些阶段所表现的共同证候。因此，辨病施治和辨证施治既不可相互割裂，也不可相互代替，两者相结合是目前中医临床最常用的诊治疾病的方法。

辨病施治可以避免误诊或漏诊。在临床实践中，曾经多次遇到脊柱、关节疾病的误诊及漏诊。如在被诊断为颈椎病的患者中，部分患者疗效欠佳，甚至症状加重，后经过仔细追问病史及查体，辅以西医学检验、检查后，有的被确诊为肿瘤，有的被确诊为颈椎椎体结核。再如老年人无明显原因的胸背剧痛伴肋间放射性痛，应认真查体，辅以西医学检验、检查方法予以确诊，避免漏诊因骨质疏松症、骨肿瘤引起的病理性骨折；腰部疼痛伴下肢放射性疼痛的患者要防止腰椎原发性或转移性骨肿瘤、椎体结核的误诊与漏诊；大关节较长时间肿痛、功能受限经治无效者，一定要仔细追问病史，详细询问疼痛的性质、特点、程度，认真查体，排除关节邻近部位生理解剖通道内神经及血管的病理性卡压，如胸廓出口综合征、肘管综合征、腕管综合征、踝管综合征，以及关节骨质破坏性疾病（如肿瘤、骨关节结核）、关节滑膜特殊病变（如色素沉着绒毛结节性滑膜炎、特殊性滑膜炎）和关节内软骨病变（如腕部三角软骨缺血性坏死、膝关节半月板先天异常或损伤）。

骨伤科辨病除掌握疾病的证候（如虚实、寒热、阴阳、表里、气血、筋骨、脏腑、经络等）、病位外，更重要的是辨清疾病的性质、病因、病理、发病特点，并充分利用现代医学技术。如膝骨关节炎，辨病的基本意义在于确定骨性关节炎的程度，目前X线检查是动态观察病变程度的常规技术。膝骨关节炎的X线正侧位基本表现为关节间隙狭窄、骨赘、软骨下骨硬化、软骨下囊变、关节内游离骨、关节对线不良及关节半脱位等。根据影像学表现分为5级，即0级（正常）、Ⅰ级（轻度骨赘）、Ⅱ级（明显骨赘，关节间隙可疑变窄）、Ⅲ级（大量骨赘，关节间隙明显变窄，软骨下骨硬化）、Ⅳ级（大量骨赘，关节间隙明显变窄，严重软骨下骨硬化及明显畸形）。关节间隙变窄被认为是骨关节炎软骨缺失在X线片上最主要的间接指征，它可以部分反映软骨损伤的程度。通过X线、CT、MRI、超声等检查可排除膝骨关节肿瘤、结核、骨质疏松、半月板损伤等疾病，尤其MRI可判断膝关节是否存在缺血性改变。特殊性骨关节病，如色素沉着绒毛结节性滑膜炎、滑膜皱襞综合征等，因临床检查不充分，误诊时有发生。

辨证与辨病、辨位结合是诊治骨科疾病的基本思路与方法。熟练运用中医八纲辨证、脏腑辨证、六经辨证、气血津液辨证等，辨证准确论治才有方向；具备西医相关知识，熟悉中医证候的西医病理学基础，确定疾病的性质和程度，减少误诊或漏诊，使治疗方案更切合实际；精准辨位并施以局部治疗，力求最佳疗效。

第二节 筋骨并重 动静结合

骨伤科疾病中很大一部分是伤筋动骨。中医骨伤科“筋”是筋络、筋膜、肌腱、韧带、肌肉、关节囊、关节软骨等的总称，是人体活动的动力装置。筋附着于骨上，大筋联络关节，小筋附于骨外，筋的主要功能为连属关节，联络形体，司关节运动。人体的运动全赖于筋骨，筋束骨，骨张筋，筋与骨的关系非常密切。凡跌打损伤，筋每首当其冲，受伤机会最多。即使在“伤骨”的病症中，筋由于多附着于骨表面，亦往往受伤，而伤筋亦能损骨。一般而言，伤筋常常会伤及骨，而伤骨必定伤筋，因此在治疗上要遵循筋骨并重的原则，治筋与治骨并行。

在手法治疗的过程中，“动静结合”是必须遵循的原则，刘德玉在继承前辈正骨手法的基础上，总结多年临床经验，提出手法治疗闭合性骨折的“四动”“五步法”理论。

一、四动的概念

（一）骨折在动中整复

骨折复位越早越好，伤后半小时内为最佳时期，被称为骨折复位的黄金时期。早期局部血肿未起，复位容易；复位后肿胀渐起，内压增高，使复位后的骨折断端更加稳定，且有利于骨折愈合。

动中整复要求整复骨折移位过程中灵活运用生物力学原理。整复过程中的力是变化的力，必须顺应内力的变化规律而变化。采用折顶回旋分骨法治疗尺桡骨干双骨折就是较典型的动中整复实例。整复要点：①拔伸牵引：患者平卧，肩关节外展 90°，中、下 1/3 骨折取前臂中立位，上 1/3 骨折取前臂旋后位，两助手做拔伸牵引，先矫正重叠。②折顶回旋：对于旋转及成角畸形，应用折顶回旋纠正。尺桡骨干双骨折为不稳定骨折，骨折在上 1/3 时，应先整复尺骨；骨折在下 1/3 时，则先整复桡骨；骨折在中段时，应根据两骨干骨折的相对稳定性来决定。若前臂肌肉比较发达，加之骨折后出血肿胀，虽经牵引而重叠未完全纠正者，可用折顶手法加以复位。斜形骨折或锯齿形骨折有背侧移位者，应用回旋手法进行复位。③夹挤分骨：尺桡骨骨折端互相靠拢时，可用挤捏分骨法，术者两手拇指和示、中、环三指分置骨折部的掌、背侧，用力将尺、桡骨间隙分到最大限度，恢复骨间膜紧张度，使向中间靠拢的桡、尺骨断端分离，同时放置分骨垫。

（二）骨折在动中固定

骨折复位后，必须有效、持续地固定在良好的位置，以防止骨折再移位，直至临床愈合为止。对骨的生物力学研究发现，坚强内固定存在应力遮挡，而动静结合的固定方式使骨折端在有效的稳定下存在一定的微动，断端受到一定的应力刺激。

夹板固定是一种微动的弹性固定方式，通过布带对夹板的约束力、夹板对伤肢的杠杆力、纸垫对骨折端的效应力来维持骨折整复效果，并能充分利用肢体活动时所产生的内在动力，使肢体从因骨折导致的不平衡状态重新恢复平衡。如此动静结合的固定不仅有利于骨折断端的稳定和固定，还有利于整复后残余移位的矫正。

（三）骨折在动中愈合

中医学把骨折的愈合过程概括为瘀去、新生、骨合三个阶段，认为“血不活则瘀不能去，瘀不去则新不能生，新不生则骨不得合”。骨折后的绝对固定存在骨折愈合速度慢、质量差的弊端，因而强调“动”的重要性，即骨折应在动中愈合。通过在科学方法指导下的功能锻炼，使骨折断端获得一定的应力刺激，提高骨的生理载荷，从而改善骨折断端的血运，加速骨折的愈合速度、提高愈合质量。

（四）骨折在动中康复

人体是一个有机的整体，气血周流于全身，凡创伤必伤及气血。因此，骨折后期的康复锻炼对促进局部气血运行及骨折愈合有非常重要的意义。骨折的愈合和肢体功能的康复，是一个较长的治疗过程。在这个过程中，科学合理地贯彻“动”的原则，是缩短骨折治疗时间和促进肢体功能康复的关键。

二、五步法的主要内容

（一）手法整复

手法具有行气活血、消肿止痛、整复移位、舒筋活络、剥离粘连、理脾健胃、促进代谢等功效，临床上灵活运用整复手法可使骨折对位理想。

在全国老中医药专家学术经验继承工作指导老师李堪印教授的指导下，刘德玉学习、继承前辈的正骨理论与经验，并通过多年实践，结合人体解剖学结构特点，将正骨手法概括为以下几种：

1. 顺势拔伸，克服重叠　针对骨折后的成角畸形或重叠畸形，整复时术者与助手握住骨折肢体两端，向相反方向拔伸，即拔伸牵引，此为骨折、脱位整复的基本手法。操作时不能突然加力，不可一松一紧，要持续用力，做到力量相等、方向相反、持续稳准。

2. 顺轴旋转，纠正偏歪　骨折后，受暴力或肢体重力影响，骨折远端发生外旋或内旋移位。整复时助手握住骨折近端，术者握住骨折远端，在拔伸状态下围绕肢体纵轴外旋或内旋，恢复肢体的生理轴线，即旋转法。

3. 曲径通幽，巧使回旋　对于背向移位的斜形骨折，虽大力牵引亦不能使断端分离，必须依据受伤机制，判断造成纵向移位的路径，以骨折移位的相反方向施以回旋之法，即回旋法。使用该法时，若在一个方向有困难，可改变方向，再行回旋。

4. 相位借势，巧施屈伸　靠近关节部位的骨折，如伸直型肱骨髁上骨折，单纯牵引可导致成角畸形加重，只有将骨折远端连同与之形成整体的关节远端肢体，共同牵向骨折近端所指方向，成角畸形才能矫正，并能省力地矫正重叠移位，此即屈伸法。

5. 借力使力，巧用折顶　横形骨折，断端齿状交错，重叠难以矫正，整复时先加大成角，使直线变成曲线，利用骨折断端接触点作为支点，然后反折，常能较省力地纠正重叠移位，即折顶法。

6. 提按端挤，各司其位　整复时，骨折的前后移位可视为上下移位，施行手法使远端向下为按，使远端向上为提，即提按法；骨折的左右移位可视为内外侧移位，施行手法使远端向外，称外端，使远端向内，称内挤，即端挤法。

7. 以子求母，远近相接　一切骨折的复位方法，都要遵循远端靠拢近端的处理原则。近端肢体是相对固定的一端，传统称近端为母骨，将远端称为子骨，手法复位时，以远端去靠近近端，称为以子求母，此为施行手法的基本原则。

8. 手随心转，法从手出　骨折的移位是多种多样的，整复的关键在于术者通过影像学检查及手摸心会，在头脑中形成一个立体形象，然后根据其移位特点确定手法类型，即法从手出。

（二）夹板固定

夹板固定是一种微动的弹性固定形式，取材方便，简便易行，一般不需固定上下关节，便于早期的功能锻炼。同时，由于功能锻炼时肌肉的收缩，使肢体直径增大，夹板和固定垫与肢体间的压力增大，产生固定力和一定程度的侧方挤压力，不仅对骨折进行有效的固定，而且在一定程度上逐渐矫正骨折的侧方移位。

不同部位及不同类型的骨折，其固定方法亦不一样。如采用分次动态手法复位加动中固定治疗闭合性肱骨干骨折时，不强调一次性达到解剖复位，整复后1～2天，因肢体肿胀消退或扎带松动，往往出现断端分离和再移位，这时需调整捆扎带，使骨折断端紧密接触，允许轻度的短缩和成角存在。2周后，骨折断端初步连接，反复调整压垫及夹板，逐渐纠正成角，固定时间平均为4～8周。

（三）中药内服

骨折整复固定后，遵循骨折三期（早期、中期、后期）辨证用药原则进行治疗。

1. 骨折早期 患肢局部肿胀，疼痛明显，骨折端容易发生再移位，筋骨脉络因复位挫伤等因素可反复损伤，离经之血壅塞，血瘀气滞。针对这一时期瘀血的病机，方用桃红四物汤加减。此外，要特别重视局部骨折对全身的影响，《正体类要》说："肢体损于外，则气血伤于内，荣卫有所不贯，脏腑由之不和。"如躯干及下肢骨折后，患者处于卧床状态，两三日后，多数患者出现腹胀、腹痛、便秘、纳呆，甚至不进饮食、舌红苔黄、脉数等明显腑实里热证的表现，有些患者腹部胀痛明显，若采用灌肠及肛门放药，虽可暂时收效，但腹胀腹痛常会反复发作，不仅增加患者的痛苦，而且对骨折治疗影响较大，常在活血化瘀方的基础上加用治疗阳明腑实证的承气汤内服，大多一两剂见效，便通、腹胀痛消、食纳可，极大地减轻了患者的痛苦，保持患者在卧床期间肠道通畅。此法中病即止，不宜久服，年老体弱、失血过多及妊娠妇女慎用或禁用。

2. 骨折中期 指骨折后3～6周，骨折处疼痛减轻，肿胀消退，骨折断端相对稳定，原始骨痂逐渐形成。中药治疗以接骨续筋立法，常用接骨丹。骨折愈合的速度与局部血运和年龄密切相关。年轻患者愈合快，老年患者愈合较慢；某些特殊部位（如手舟状骨、足距骨、股骨头等）血供较差，骨折难以愈合。因此，骨折中期改善局部血运、保持局部供血对于促进骨折愈合至关重要，在活血化瘀的基础上加用补益气血、舒筋活络、接骨续筋之药，常选用和营止痛汤、接骨七厘散、接骨丹、独活寄生汤，食纳差者酌加陈皮、半夏、砂仁，制成丸药内服，每次10g，每日2次。

3. 骨折后期 骨折6～8周以后，骨折断端较稳定，骨痂已生成，脏腑气血趋于平和，为促进骨痂生长、肢体功能恢复，治疗以调理补益为主，重视补益气血、强筋健骨，重用黄芪、当归、西洋参等药，选用当归补血汤、金匮肾气丸、补中益气汤、温经汤加减。

骨折三期分治以调和气血、生新续损、强筋健骨为主要目的。临证时，必须结合患者体质及损伤情况辨证施治。

（四）中药外用

损伤的传统常用外治法有贴敷法、涂擦法、熏洗法、热熨法等。伤后早期采用活血消肿止痛贴敷治疗肿痛，代表方剂如消肿止痛膏，主要药物为红花、当归、牛膝、木瓜、自然铜、无名异、透骨草、生川乌、生草乌等。对骨折后期的肌肉挛缩、关节屈伸无力，采用温经散寒、舒筋活络的热敷法治疗，代表方剂如自拟热敷散、舒筋活络洗剂等，主要药物为红花、桑枝、桂枝、伸筋草、透骨草、刘寄奴、黄丹、樟脑等。

（五）功能锻炼

功能锻炼具有活血化瘀、促进骨折愈合、疏利关节、促进关节功能恢复、防止肌肉萎缩、预防和延缓骨质疏松的作用，临床上常根据疾病的不同阶段和需要进行有针对性的功能锻炼。

骨折早期功能锻炼的目的是促进肿胀消退、防止肌肉萎缩、预防关节粘连，主要方法是患肢肌肉收缩；骨折中期功能锻炼的目的是加强去瘀生新、合营续骨的能力，预防局部肌肉萎缩、关节僵硬及全身并发症；骨折后期功能锻炼的目的是促进患肢肌力和关节功能的恢复，强筋健骨，滑利关节。功能锻炼应以主动活动为主，被动活动为辅。

第三节　气血为先　重视后天

一、气血为先　以气为主

气血周流全身，疾病的发生必然与气血发生作用，伤科疾病的治疗特别强调气血为先。气与血密不可分，既相互对立，又相互依存，共同维持人体的生理活动，损伤致病亦关乎气血阴阳之变。当人体受到外力损伤后，常因气血运行紊乱而产生一系列病理变化。伤科对气血理论的认识，是以气血并重而立论的，虽然以气为主，但不是偏重气，亦重视血，强调气的功能而不是物质本身。

（一）伤气

由于负重用力过度，或举重呼吸失调，或跌仆闪挫、撞击胸部等，致人体气机运行失常，一般可分为气滞与气虚，损伤严重者可出现气闭、气脱等。

1. 气滞　气运行于全身，应流通疏畅，如机体某一部位受到外伤，伤及皮肉、经脉、脏腑，随之血溢脉外，阻滞气机，脉络不畅出现“气滞”的病理现象。

《素问·阴阳应象大论》说："气伤痛，形伤肿。"气本无形，故郁滞则气聚，聚则似有形而实无质，气机不通之处，即伤病所在之处，必出现胀闷疼痛。因此，痛是气滞的主要症状，其特点为外无肿形，自觉疼痛范围较广，痛无定处，体表无明显压痛点。治疗气滞常用柴胡疏肝散、逍遥散加减。

2. 气闭 损伤严重而骤然导致气血逆乱，气为血壅，闭而不宣。其主要特点为出现一时性晕厥、昏迷不省、窒息、烦躁妄动、昏睡困顿等。《医宗金鉴·正骨心法要旨》有"或昏迷目闭，身软而不能起，声气短少，语言不出，心中忙乱，睡卧喘促，饮食少进"等描述，常发生于严重损伤病程长或危重者及截瘫患者。治疗气闭常用中成药至宝丹、紫雪丹、安宫牛黄丸。

3. 气虚 气虚是全身或某一脏腑、器官、组织功能减弱和衰退的病理现象，常见于某些慢性损伤、严重损伤恢复期、体质虚弱和老年患者等。其主要表现是疲倦乏力、语声低微、呼吸气短、胃纳欠佳、自汗、脉细软无力等。五脏皆会气虚，以肺、脾为主，久则影响心、肾。自汗多者用黄芪、麦冬、五味子、生牡蛎、麻黄根益气固摄；气短甚者用补肾纳气之品，如补骨脂、山茱萸、熟地、五味子、蛤蚧。取"血为气之母"之意，适当加用补血药，如当归、赤芍、大枣；气虚则血液运行不畅，气虚则血虚，取"气能行血""气能生血"之意，适当加用补血活血药，如当归、川芎。

4. 气脱 损伤可造成气随血脱，常发生于开放性损伤失血过多、头部外伤等严重创伤者。本元不固而出现气脱，是气虚最严重的表现。气脱者多有突然昏迷，或醒后再昏迷，表现为目闭口开、面色苍白、呼吸浅促、四肢厥冷、二便失禁、脉微弱等。常用方剂有四逆加人参汤、参附汤、回阳救逆汤等。

治疗"气病"时常用对药红参、麦冬。人参、麦冬合用，则益气养阴之功益彰。

（二）伤血

伤血一般分为出血和瘀血两种。由于跌打坠堕、碾轧挤压、击打挫撞等伤及经络血脉，致损伤出血或瘀血停积，而引起全身症状。正如《证治准绳·疡医》中引用刘宗厚所说："损伤一证，专从血论。但须分其有瘀血停积，或亡血过多之证。盖打扑坠堕，皮不破而内损者，必有瘀血。若金刃伤皮出血，或致亡血过多，二者不可同法而治。"损伤后血的生理功能失常可出现各种病理现象，主要有血瘀、血虚和血热，这三种情况与伤气有互为因果的关系。

1. 血瘀 血液循行于脉管之中，流布全身，环周不休，运行不息。若全身血流不畅，或因血溢脉外局部有离经之血停滞，便会出现血瘀的病理现象。血瘀可由局部损伤出血及内脏和组织病变形成。在伤科疾病中，血瘀多因局部损伤出血所致。血有形，形伤肿，瘀血阻滞，不通则痛，故血瘀会出现局部肿胀疼痛。疼痛如针刺刀割，痛点固定不移，是血瘀最突出的症状之一。血瘀时还可在伤处出现肿胀青紫，同时由于瘀血不去，可使血不循经，出血反复不止。全身表现多为面色晦暗、皮肤青紫、舌暗或有瘀斑、脉细或涩等。伤气者，每多兼有血瘀，而血伤瘀滞，必阻碍气机运行。由于气血之间有着不可分割的关系，所以在伤科疾病中，每多气血两伤，肿痛并见，但有所偏胜，或偏重伤气，或偏重伤血，表现为先痛后肿或先肿后痛等不同情况，故在治疗上常需理气活血同时并进。

刘德玉在临床上非常推崇《医林改错》五逐瘀汤——血府逐瘀汤、膈下逐瘀汤、身痛逐淤汤、通窍活血汤、少腹逐瘀汤，严格遵循《医林改错·方序》“余不论三焦者，无其事也。在外分头面四肢，周身血管；在内分膈膜上、下两段，膈膜以上，心肺咽喉、左右气门，其余之物，皆在膈膜以下。立通窍活血汤，治头面四肢周身血管血瘀之症；立血府逐瘀汤，治胸中血府血瘀之症；立膈下逐瘀汤，治肚腹血瘀之症”。其立法重气血，辨证重瘀血，治疗擅活血，在气血学说的病理机制、治疗原则和组方用药方面，突破了传统理论，丰富了血瘀证的治疗方法，形成了活血化瘀法临床应用的完整体系。在此基础上辨证论治，随症加减，效若桴鼓。在瘀血的治疗上，刘德玉擅用地龙、三七粉。《神农本草经》载地龙具有清热定惊、通络、平喘、利尿的功效，现临床多用于高热、神昏、惊痫抽搐、关节痹痛、肺热喘咳、尿少水肿、高血压等，伤科创面难愈合时，常以鲜地龙加白砂糖少许取出地龙液外用，促进创面愈合效果显著。由于生品腥味太重，故入内服药一般需经炒制。

2. 血虚　血虚是血液亏虚，血的营养和滋润功能减退，以致脏腑百脉、形体器官失养的病理变化。在伤科疾病中，由于失血过多，或瘀血不去而新血不生，或筋骨严重损伤，累及肝肾，肝血肾精不充，都能导致血虚。血虚表现为面色不华或萎黄、头晕、目眩、心悸、手足发麻、心烦失眠、爪甲色淡、唇舌淡白、脉细无力，还可表现为损伤局部迁延不愈，甚至血虚筋挛、皮肤干燥、头发枯焦，或关节失于濡养而僵硬、活动不利。血虚患者往往由于全身功能衰退，同时出现气虚证候。气血俱虚则损伤局部愈合缓慢，功能长期不能恢复。血能载气，创伤严重失血时，气浮越于外而耗散、脱亡，出现气随血脱、血脱气散的虚脱证候，表现为四肢厥冷、大汗淋漓、烦躁不安甚至晕厥等。临床遣方用药时，需注重“有形之血不能速生，当求之于无行之气”。

3. 血热 损伤后积瘀化热，或肝火炽盛、血分有热，均可引起血热。临床可见发热、口渴、心烦、舌红绛、脉数等，严重者可出现高热昏迷。积瘀化热，邪毒感染，尚可致局部血肉腐败，酿液化脓。若血热妄行，则可见出血不止等。

不论内伤七情还是外感六淫，郁久均可化火，火热之气最易耗血伤阴。内陷邪毒或七情郁火又可阻络成瘀，致新血不生，因此需要清热解毒。中医治疗血热常用方剂有牛角地黄汤、三黄石膏汤、茵陈蒿汤、五味消毒饮、清营汤、清瘟败毒饮等。常用清热解毒药有蒲公英、金银花、连翘、白花蛇舌草、板蓝根、大青叶、黄连、黄芩、黄柏、紫花地丁、大黄、紫草、茵陈、半枝莲等。

二、不废筋骨 气血入手

伤骨能及筋，筋伤亦能动骨，伤科疾病往往不是单纯和孤立的损伤，易发生复杂的损伤，严重者影响肢体功能。骨伤与肝肾及气血的关系也是非常密切的。筋附着在骨与节上，可约束、联络骨骼，经筋相联以配合肌肉与骨骼完成各种运动。《素问·痿论》曰：“肝主身之筋膜。”《素问·经脉别论》言：“食气入胃，散精于肝，淫气于筋。”指出胃的受纳、脾的吸收、肝的输布使筋得以濡养，因此，肝的功能正常，筋也强劲有力。否则，肝气虚弱，不能淫筋，则筋痿弱无力。肾藏精，精生髓，髓养骨，合骨者肾也，故肾气对骨的生长、发育、愈合有重要意义。若肾气不足，则骨痿不用，骨伤难愈；若骨受损伤，亦可累及肾，致骨气受伐。肝主筋，肾主骨，筋骨是肝肾的外合，肝肾同源，肝阴与肾阴互相滋养，肝血充盈，肾精充足，筋脉合顺，则筋劲骨强。

（一）骨骼折裂，错缝筋伤

常为暴力或长期劳损作用于骨骼，而使骨质断裂或筋骨损伤。由于暴力的大小及性质不同，骨伤的程度及性质也不相同，或合并关节脱位等。长期劳损亦可导致骨伤，临床所见之疲劳骨折，即由慢性劳损引起。根据病情施以手法复位或手术治疗。内治常用《医林改错》五逐瘀汤，即血府逐瘀汤、膈下逐瘀汤、身痛逐淤汤、通窍活血汤、少腹逐瘀汤。在此基础上，早期加黄芪、红参、太子参、党参、麦冬等，或服用补虚荣筋汤；中期加鹿角胶、阿胶、龟甲胶、巴戟天、锁阳、淫羊藿、补骨脂、菟丝子、附子、肉桂、首乌等以滋补肝肾；后期加土鳖虫、自然铜、补骨脂等，或服用补肾复骨汤。

（二）筋挛拘急

正常时筋刚柔相济，则活动灵活协调，若筋失柔韧，可出现筋挛拘急。《杂病源流犀烛·筋骨皮毛发病源流》曰："筋急之原，由血脉不荣于筋之故也。"说明营卫不和，气血不畅，经脉阻滞，筋失其荣为筋挛拘急之原因。临床上可见因外固定过紧或过久，造成缺血性肌挛缩、失用性肌萎缩、关节僵直等。应施以手法松解，以痛痹汤（组成：刘寄奴、独活、防风、红花、艾叶、桑枝、花椒、草乌、川乌、伸筋草、透骨草、牛膝、瓜蒌）外敷患处，配合内服补虚通络汤、补虚荣筋汤等，药用黄芪、威灵仙、秦艽、杜仲、生白芍、地龙、防风、川牛膝、当归、黄柏、苍术、生薏苡仁、青风藤、海风藤等。

（三）筋离其位

在外力作用下，筋离其位，则难司其职，导致关节活动不利。《医宗金鉴·正骨心法要旨》中"筋翻""筋转""筋离"的记载均属筋离其位，只是病损程度不同。治疗时以痛痹汤外敷患处，然后施以手法松解、复位，并内服补虚通络汤、补虚荣筋汤等，康复期配合肢体功能锻炼。

三、重视后天　顾护脾胃

损伤的各个阶段，均应注重营卫气血的治理，而脾胃为后天之本、气血化生之源，故伤科施治必注重顾护脾胃。

（一）脾胃与瘀血

脾主运化，胃主受纳、腐熟，两者互为表里，共同运化、吸收水谷精微，输布全身发挥滋润濡养的作用。脾的运化功能正常，则脏腑经络、四肢百骸、皮肉筋骨才能得到充足的营养，机体正气才能充盛以驱邪外出。脾主运化除包含运化水谷的功能外，还包括运化水液的功能。骨折后局部瘀血肿胀，"血不利则为水"，水与瘀血形异而源同，皆是阴邪，缘由阳气不畅所致。骨折患者，由于创伤及手术等原因，往往导致脾胃虚弱，脾虚不摄血则血液妄行，影响淤血和肿胀的消退，不利于骨折愈合。所以在骨折的整个治疗中应健运脾胃，以生化气血，促进机体功能的恢复。

临床治疗结合损伤部位，选用《医林改错》五逐瘀汤辨证加减。局部青紫瘀斑、肿胀、疼痛剧烈，伴精神抑郁、食欲减退者，可加广木香、砂仁、麦芽、陈皮等醒脾快胃；骨折及关节脱位经手法复位、小夹板外固定后关节酸胀作痛，伴有麻木者，可加黄芪、红参、党参、太子参、苍术、白术等扶助脾气；局部肿胀基本消退，但骨折远端及关节处仍有轻度肿胀者，可加桂枝、水蛭、茯苓、薏苡仁、白术、苍术健脾祛湿消肿；体质较弱而食欲不振、舌质淡红、苔薄白者，可加黄芪、红参、党参、太子参、苍术、白术、生地黄、沙参、山药、山楂、木瓜等补脾养胃阴、助消化；舌苔厚腻、纳呆属脾虚者，当行气健脾、和胃导滞，可加木香、枳壳、黄连、干姜、厚朴等；亦有部分陈旧性损伤者，症见局部酸胀作痛，活动受限，伴有腹胀、腹泻，应适当佐以温阳健脾之品，可加肉桂、干姜、山药、黑附片等。适当配伍顾护脾胃的药物，以调理脾胃之气，增进食欲，不仅能增强体质，还能增加脾胃对药物的吸收，促进损伤修复。

（二）脾胃与痰浊

损伤后气血失和，脾胃气机升降失常，内生痰湿留注经络；或积劳、过劳，反复损伤，致脾胃呆滞，痰浊因之留恋，痰瘀交凝，筋损失用，而成缠绵难治之痛疾。若独以损伤为治，则难得功效，必须辨析而施治。伤科的“兼邪”施治，从痰入手祛除兼邪，尤注重顾护脾胃。常用方剂有半夏白术天麻汤、二陈汤、温胆汤等，随症加减常能出奇制胜。头晕头胀、多寐、苔腻者，加藿香、佩兰、石菖蒲等醒脾化湿开窍；呕吐频繁者，加代赭石、竹茹和胃降逆止呕；脘闷、纳呆、腹胀者，加厚朴、白豆蔻、砂仁等理气化湿健脾；耳鸣、重听者，加葱白、白僵蚕、郁金、石菖蒲等通阳开窍。痰浊郁而化热，痰火上犯清窍，表现为眩晕、头目胀痛、心烦口苦、渴不欲饮、苔黄腻、脉弦滑，用黄连温胆汤清化痰热。若素体阳虚，痰从寒化，痰饮内停，上犯清窍，用苓桂术甘汤合泽泻汤温化痰饮。

在伤科疾病的治疗中，常用《医林改错》五逐瘀汤加减达消结散肿之效。痰瘀流注经隧者，宜益气活血、化痰通络，以血府逐瘀汤为主，加桂枝、南星之类，以温经化痰；痰湿入络者，宜祛风豁痰通络，方选补阳还五汤，酌加白僵蚕、远志、白芥子、桑白皮，以豁痰消肿、通行经络、化痰散结；腰腿痛、下肢沉重肿胀者，兼有气血瘀滞，需佐通经活血之品，方选膈下逐瘀汤加绵黄芪、土鳖虫、熟地、皂角，以化痰利水消肿，缓解神经根水肿。

正如朱丹溪所言：“治痰法，实脾土，燥脾湿，是治其本。”痰之为患，变化多端，需辨证施治、随症加减。新伤多为痰瘀互结，劳损杂病多为痰浊入络。

（三）脾胃与肝肾

肾为先天之本，藏精，主骨生髓。肾精充足，则骨得滋养而坚强有力。肝主疏泄，喜条达，调畅全身气机，通而不滞、散而不郁。肝郁则乘脾犯胃，运化失常。脾胃为后天之本，气血生化之源，肾中精气需赖脾胃化生之精微滋养才能充盛。若脾土健运，化源充沛，则先天之精不竭，骨髓得养，创伤愈合较快；若脾失健运，气血生化不足，致肾中精气匮乏，则见腰酸膝软、骨痿无力、骨折延迟愈合或不愈合。因此，伤科疾病的治疗应注重脾胃与肝肾的关系，常用六味地黄汤合香砂六君丸加减。六味地黄汤既有熟地黄、山药、山茱萸补三阴以助阖，又有茯苓、丹皮、泽泻泻三阳以助开，再加入不寒不燥亦不滋腻的杜仲、狗脊，加强补益肝肾之功；六味地黄汤补益肝阴血功力略显不足，配以鸡血藤，增强补血之力；合用香砂六君丸，防滋腻碍胃。

第四节　内外兼顾　方法多元

骨伤科疾病的治疗主张内外兼顾，不拘泥于某种治疗方法，做到方法多元。一切治疗手段均应围绕患者，遵循辨证论治的基本原则，还应做到与辨位施法、辨病施治相结合。

骨伤科疾病的治疗必须从整体出发，以“以气为主、气血并治”理论指导临床实践，根据具体病情及患病部位，或以内治为主、外治为辅，或以外治为主、内治为辅，或内外并治。充分发挥各种治疗手段的优势，合理选择，做到内外兼顾。

一、内治法

（一）黄芪桂枝五物汤(《金匮要略》)

组成：黄芪 12g、桂枝 9g、芍药 12g、生姜 15g、大枣 5 枚。

功效：调养荣卫，和血通痹。主治肩周炎、肢体麻木或疼痛。

按语：本方是张仲景为治疗邪气凝于血分之血痹而设，即桂枝汤去甘草、倍生姜、加黄芪而成。方中黄芪补中益气，温分肉，实营卫，鼓舞气机，气行则血行，脉中气血流畅，则病邪无以留着；桂枝、生姜温经活血，疏散肌腠之风寒；黄芪合桂枝益气通阳，芍药、大枣养血和营，与黄芪、桂枝、生姜相合共达温经通痹、固卫合营之效。又本方旨在温阳通气、调畅气血，故去甘草之缓，倍生姜之散，使入侵之微邪散去，而血痹自通。血痹者素体“骨弱肌肤盛”，劳而汗出腠理开，受微风，邪凝于血脉，致肌肤麻木不仁，状如风痹，脉微涩兼紧。论治血痹要分清在内为气血运行不畅，在表为风寒湿邪侵袭；还要分清病位，病位主要在关节，表现为四肢、脊背、腰骶部位的不同。黄芪桂枝五物汤常用于无明显原因、无特殊体征之手足麻木者，可重用黄芪至 30～50g，芍药 30g。麻甚者加地龙15～20g以祛瘀通络，白芥子10g、僵蚕12g以祛顽痰通络；木甚者加附子12g、肉桂10g以增强温阳除痹之力。病在上肢加桑枝、片姜黄；病在下肢加路路通。风邪盛者加防风、羌活；血痹者加当归、土鳖虫、鸡血藤。

（二）加味四妙散（刘德玉验方）

组成：苍术10g、黄柏10g、川牛膝9g、赤芍10g、茯苓15g、益母草30g、黄芪30g、生薏苡仁20g、炒白术15g、生甘草6g。

功效：清热利湿，活血通络。主治筋骨关节肿痛湿热下注证（急性滑膜炎并积液）。

按语：湿热下注关节，则筋骨关节疼痛；着于下肢，则见足膝灼热，红肿疼痛。此方以黄柏清热燥湿，重在清热；苍术燥湿健脾，重在燥湿。要分清湿重于热或热重于湿或湿热并重，调整苍术、黄柏的比例，互为君臣。茯苓渗湿利水，利湿热从小便而出，滑囊积液者宜重用；赤芍活血通络；川牛膝补肝肾，壮筋骨，引药下行；生薏苡仁、苍术配伍，加强健脾利湿之功，以绝湿热之源。炒白术、黄芪健脾化湿；益母草利尿消肿；生甘草调和诸药并缓急止痛。全方共奏清热利湿、健脾消肿之功，多用于创伤性滑膜炎，或膝骨关节炎继发滑膜炎伴滑囊积液。滑膜炎是由于关节损伤，滑膜受到刺激致关节滑液分泌失调形成积液的一种病变，以膝关节最为常见。滑膜炎的主要症状为关节肿胀、疼痛、积液，下蹲困难，活动受限。滑膜炎可发生于任何年龄，青年人罹患本病多因关节损伤所致，老年人则多因骨性关节炎所致。

（三）伤科承气汤（刘德玉验方）

组成：大黄12g（后下）、枳实12g、厚朴12g、桃仁12g、赤芍15g、炒莱菔子12g、元胡12g。

功效：通腹消胀。主治腹胀、大便不通。

按语：腹胀、大便不通是骨科卧床患者常见症状之一。损伤之后，气血伤于内，早期为血瘀气滞，蓄积腹中，加之卧床肠道失于蠕动而致便秘；或因失血过多，气血耗损，血虚肠燥而致便秘。方中大黄通腑泄热，枳实下气，厚朴消满，配伍桃仁、赤芍、炒莱菔子、延胡索，共奏行气散结、攻下逐瘀、通腹导滞之功效。损伤中后期，气血津液俱伤，血虚肠燥而致便秘，当加滋阴养血润燥之生地、当归、党参、黄芪、麻仁。

（四）加味芍药甘草汤（刘德玉验方）

组成：芍药20g、甘草10g、鸡血藤20g、当归15g、木瓜15g、元胡15g、桂枝10g、伸筋草18g。

功效：行气活血，舒筋通络止痛。主治筋骨痛症血不养筋证。

按语：芍药甘草汤出自《伤寒论》，有调和肝脾、缓急止痛之功。芍药、甘草甘酸敛阴，甘以缓急，酸以止痛，临床以二味为君；鸡血藤、当归养血荣筋；木瓜、伸筋草柔筋止痛；元胡、桂枝活血温通经络。全方共奏行气活血、舒筋通络止痛之功。

（五）蠲痹汤Ⅰ号（刘德玉自拟方）

组成：白芍15g、熟地12g、黄芪30g、牛膝10g、当归12g、元胡10g、川续断10g、独活15g、三七10g、土鳖虫12g、僵蚕12g、生甘草6g。

功效：补益气血，养筋柔肝，活络止痛。主治髌骨软化症、骨性关节炎早期气血不足证。

按语：骨性关节炎是骨关节退行性病变，早期临床表现主要为关节疼痛、肿胀、活动不利，影像学检查无明显异常。病在筋骨，以筋为主，内合肝肾，治疗要柔肝益肾、益气养血。白芍、甘草、当归、黄芪相配养肝柔筋；熟地、川续断、牛膝补肾生髓；三七、元胡、土鳖虫、僵蚕活血化瘀，通络止痛；独活除痹止痛；甘草调和诸药并缓急止痛。诸药合用共奏补益气血、养筋柔肝、活络止痛之功。

（六）蠲痹汤Ⅱ号方（刘德玉自拟方）

组成：淫羊藿10g、鹿角胶10g、黄芪30g、白芍30g、熟地15g、全蝎6g、土鳖虫10g、陈皮12g、三七10g、制没药10g、砂仁10g、怀牛膝10g、生甘草10g。

功效：滋补肝肾，强健筋骨，祛瘀通络止痛。主治骨性关节炎中晚期肝肾两虚证。

按语：本方以熟地为主药，补肾中之阴；淫羊藿兴肾中之阳；合肉苁蓉入肾充髓，骨碎补、鹿角胶补骨镇痛，再加入鸡血藤等药，在补肝肾填精髓的基础上，进一步通畅经络、行气活血；佐以砂仁健胃温中理气，以防补而滋腻之弊。通过健脾补肾填精法，延缓肾气的亏耗，进而延缓关节衰老和退化。

（七）眩晕宁Ⅰ号方（刘德玉自拟方）

组成：黄芪30g、葛根20g、丹参20g、川芎10g、天麻10g、半夏12g、茯苓12g、泽泻10g、白芍12g、白术10g、山楂10g、生甘草6g。

功效：益气养血，化痰通络。主治颈椎病气血两虚、痰瘀阻络证眩晕严重者。

按语：颈椎病由于骨质增生压迫神经而产生颈部酸痛麻木不适及头晕等症状。方中黄芪益气通络；葛根升阳；天麻息风止痉，平抑肝阳；丹参、川芎、山楂活血祛瘀通络，使瘀祛则经络通，通则不痛；茯苓、泽泻利湿化痰；白芍、生甘草缓急止痛。现代药理研究表明，活血化瘀药能改善病变局部血液循环，促进新陈代谢，有利于致病物质排出和病损组织修复；葛根能改善脑组织血液供应，缓解脑血管痉挛。凡遇颈椎病颈部强直者，重用葛根至30～60g，可升举清气，荣润筋肉，解除颈项强直。

（八）眩晕宁Ⅱ号方（刘德玉自拟方）

组成：天麻15g、钩藤20g、石决明25g、半夏15g、茯苓20g、葛根20g、陈皮15g、旋覆花15g（包煎）、竹茹15g、黄芩15g、丹参15g、白僵蚕15g、泽泻15g、全蝎5g、白芍20g、甘草10g。

功效：燥湿化痰，平肝息风，兼活血化瘀。主治颈椎病肝阳上亢、痰凝上扰证。

按语：椎动脉型颈椎病临床症状较复杂，易与内科、神经科、五官科等多种疾病相混淆，误诊率居各型颈椎病首位。椎动脉型颈椎病多合并神经根型或交感神经型，临床诊断需分清主次轻重。本病以“眩晕”为主要症状，又常合并颈肩疼痛，且具有痹证特点，为本虚标实之证。本虚乃脏腑功能虚弱，标实为痰浊、瘀血等病理产物阻滞于经脉，影响精血上荣于脑，在脏腑功能减退、精血亏虚的基础上，进一步加重了脑部的失养状态，从而产生眩晕等症状。方中天麻、钩藤、石决明平肝息风；配丹参通经活血；葛根、半夏、茯苓、白僵蚕、全蝎化痰解痉；合陈皮、旋覆花、竹茹和胃降逆止呕；黄芩清热；白芍、甘草滋阴制亢、镇痛。诸药配伍，肝风息、阴阳和、痰浊化而晕止。若头胀、胸闷，可加菊花清头消胀、紫苏梗宽胸利膈。

（九）骨复生（刘德玉自拟方）

组成：党参15g、当归15g、丹参20g、三七10g、没药10g、海马6g、鹿角胶10g、肉苁蓉12g、陈皮12g、骨碎补15g、续断12g、山楂10g。

功效：补肾生髓，活血祛瘀，透络生骨。主治各类骨坏死。

按语：股骨头坏死为骨科临床常见之难症，中医认为本病多因素体虚弱，肾精亏耗，骨失所养所致，骨骼痿弱为其本，外伤或长途跋涉，关节反复损伤，外邪乘虚侵入骨内，寒凝血滞，经脉受阻，气血凝滞致骨失温煦濡养为其标。也有因使用糖皮质激素引起者。本病初期髋关节疼痛较轻，逐渐加重，疼痛可放射到膝部，跛行，行久或活动后疼痛明显加重，患肢外展、内旋受限，卧床休息疼痛减轻。因病程长，邪入筋骨，故治宜益肾填精、强健筋骨、祛寒除湿、活血通络，选取补肾生髓、活血祛瘀、透络生骨的药物。方中鹿角胶、肉苁蓉、海马鼓舞元气，补肾生髓生骨；丹参、当归、三七、没药活血祛瘀，透达骨络养骨；骨碎补、续断接骨疗伤；佐以党参、当归、山楂健脾益气，补血生骨。该方用于治疗股骨头缺血性坏死1～2期患者疗效较佳，且要配合髓芯减压术，还要严格避免下肢负重3～6个月，仅内服药物疗效有限。股骨头大部分坏死或有碎骨，以及股骨头塌陷严重的3～4期患者，宜采用人工关节置换术。

（十）补肾强骨汤（刘德玉自拟方）

组成：熟地12g、白术15g、山药15g、鹿角胶10g、丹参15g、菟丝子10g、肉桂6g、生黄芪30g、肉苁蓉12g、淫羊藿10g、补骨脂12g、砂仁6g、山楂10g。

功效：补肝肾，强筋骨，通筋活络。主治骨质疏松症。

按语：骨质疏松为老年常见病、多发病，主要因肝肾不足，气血阻络，筋骨衰退所致。肾精亏虚是骨质疏松发病的关键，故在治疗时，应以固本补肾为主，活血通络生骨为辅，此外要注重后天之本脾的重要作用。脾虚会加重肾精亏虚，致骨骼失养，脆弱无力，故补益肝肾的同时配伍益气养血药，如党参、白术、当归等。补肾强骨汤可强健筋骨、缓解疼痛、降低骨质疏松继发骨折的风险。

（十一）接骨丹（刘德玉自拟方）

组成：西洋参100g、当归100g、赤芍100g、三七100g、没药50g、川续断100g、骨碎补100g、土鳖虫50g、白术100g、川牛膝50g、桃仁50g、鹿角胶100g、陈皮100g、山楂60g。上药制丸剂，每次口服10g，每日2次。

功效：活血化瘀，续筋接骨。主治骨折中期。

按语：骨折发生后，骨折筋损，局部血脉损伤，瘀阻形成，血瘀气滞，局部肿胀疼痛。瘀血不去则新血不生，新血不生则骨不能合、筋不能续，治疗以活血化瘀、接骨续筋为法。西洋参、当归益气养血为君；三七、赤芍、桃仁、土鳖虫活血化瘀、消肿止痛为臣；鹿角胶、川牛膝、骨碎补、续断补肾生骨续筋为佐；没药通十二经，散瘀行血止痛为使；陈皮、山楂理气健脾消食，防补而滋腻之弊，共奏接骨续筋之效。

（十二）抗痨汤（刘德玉自拟方）

组成：生黄芪30g、山药15g、乳香10g、三七10g、没药10g、骨碎补10g、浙贝母10g、山楂10g、川牛膝10g、生百部15g、麦冬10g、白芍10g、砂仁6g、鳖甲15g、知母10g、甘草6g。

功效：滋阴益气，补气活血，治痨杀虫。主治骨关节结核。

按语：骨关节结核是全身结核分枝杆菌感染继发于骨或关节而引起的化脓性病变。先天禀赋不足，肾气不充，骨骼柔嫩脆弱；后天脾胃失调，如酒色过度，忧思劳倦，或带下多产，以致肾亏髓空；饮食失调，脾失健运，痰浊凝聚，或大病久病之后失于调治，耗伤气血精液，致正气亏虚，抗病力弱，体虚不复，痨虫乘虚而入，循经入髓，气血凝滞，而成本病。正虚是本病的根本原因，痨虫乘虚而入。正气亏虚责之于脾肾两脏，以阴虚为主。久病阴虚火旺，暗耗气血，出现气血阴阳俱不足，寒热虚实夹杂。治疗以整体和局部并重、祛邪和扶正兼顾、中西药结合为原则，治法以滋补脾肾之阴、益气补血为主，活血化瘀、治痨杀虫为辅。方中黄芪补气托毒；骨碎补活血止痛、补益肝肾；三七、乳香、没药行气止痛，活血化瘀入骨攻邪；知母、鳖甲育阴潜阳；百部、浙贝母抗痨杀虫。诸药共奏活血化瘀、补肾之效，以滋阴益气、治痨杀虫。本病病程较长，缠绵难愈，应药疗与食疗并举。对病灶内较大的死骨、寒性脓肿及久不愈合的窦道，在正规抗痨治疗3周后，要及时进行手术清理。手术虽伤正气，但清理病灶可快速减少毒素的吸收，对恢复机体正气、缩短病程有积极作用。

（十三）伤科舒血通脉饮（刘德玉自拟方）

组成：白术15g、桂枝15g、泽泻15g、猪苓15g、当归15g、川芎15g、忍冬藤30g、赤芍30g、丹参20g、桃仁12g、红花9g、枳壳6g、甘草6g、土茯苓30g、川牛膝20g、生地9g。

功效：化瘀通络，利湿消肿。主治下肢静脉血栓形成。

按语：研究表明，饮食西方化、高龄合并心血管疾病、糖尿病患者手术适应证的扩大、手术普及率的提高，是术后深静脉血栓发生率增高的一个不可忽视的原因。病机为气滞血瘀、脉络痹阻、湿瘀化热，结合临床体征，以清热利湿消肿、化瘀通络为治疗原则。方中桃仁、红花、川芎、赤芍活血祛瘀，配合当归、生地活血养血，使瘀血去而不伤血；枳壳疏肝理气，使气行则血行；川牛膝破瘀通经、引瘀下行；白术、桂枝、泽泻、猪苓利水消肿、化气行水；甘草缓急止痛，通百脉，调和诸药。全方具有扩张周围血管、改善微循环、降低全血黏度、抗凝溶栓、促进纤溶和抗炎等多种功效，以达到活血祛瘀通脉的目的。本病目前的西医治疗方法主要有口服华法林、注射低分子肝素、溶栓、手术取出等，但华法林、低分子肝素有出血风险，溶栓和手术取出均为有创操作，需要定期监测血小板计数、凝血酶原活动度。

二、外治法

外治法是利用药物、手法或器具等施用于人体体表某部或患处，以达到治疗目的的一种方法。外治法历史悠久，经过临床实践的反复验证、不断总结和创新，方法种类繁多，应用于各科临床，适应证极为广泛。由于损伤多由外及内，故伤科的外治法尤为重要。其作用原理主要有活血化瘀、行气通经、消肿止痛、舒筋活络、接骨续筋等。外治法施药于局部，具有局部反应性刺激和药效双重作用，直达病所，施药剂量较小，奏效迅捷。多途径给药，弥补内治之不足。此外，外治法往往在患病局部或与患处相邻的部位及关系密切部位施药，在局部形成较高的药物浓度，而血中药物浓度则相对较低，避免了药物对肝脏及其他器官的毒性作用，更为安全可靠。

骨伤科常用外治法包括贴敷法、熏洗法、搽擦法、热敷法等。

（一）贴敷法

将药物碾成粉末，用蜜、油、凡士林等调匀呈厚糊状，使用时将药膏摊于棉垫上，在其上覆盖一层纱布，贴于患处，一般 2～4 日换药一次。损伤处于急性期而见肿胀、疼痛严重者常用此法，一般能够迅速缓解症状，为后续治疗提供条件。

1. 消肿止痛膏

组成：当归、赤芍、大黄、川乌、草乌、生地、红花、桃仁、丹参、马钱子、三七、自然铜。

制法：以上各药等份研细末，以凡士林调匀装瓶备用。

功效：活血化瘀，消肿止痛，舒筋活络，清热解毒。

主治：各种损伤症见患处肿胀、疼痛剧烈，除外皮肤有破溃者。

2. 双柏膏

组成：侧柏叶 2 份、黄柏 1 份、大黄 2 份、薄荷 1 份、泽兰 1 份。

制法：上药研细末装瓶备用，用时取适量用蜂蜜调匀贴于患处。

功效：活血化瘀，消肿止痛。

主治：跌打损伤早期，疮疡引起的局部红肿热痛，或局部包块形成而无溃疡者。

（二）搽擦法

此法始见于《素问・血气形志》：“经络不通，病生于不仁，治之以按摩醪药。”搽擦药可直接搽擦于伤处，或施行理筋手法时配合使用。

1. 舒筋活络油

组成：红花、当归、白芷、紫草、刘寄奴、丹皮、大黄、生地、白芍、钩藤、栀子、露蜂房各等分。

制法：上药用香油或麻油熬制后过滤去渣，装瓶留用。使用时用棉签蘸药搽擦患处。

功效：活血通络。

主治：损伤后期或劳损引起的软组织粘连。配合手法效果更佳。

2. 跌打药酒

组成：三七、红花、当归、续断、骨碎补、元胡、白芍、川芎、桃仁、羌活、独活、无名异、杜仲、牛膝、马钱子、桂枝、自然铜各等份。

制法：上药用 75% 酒精浸泡 1 个月备用。用时用棉签蘸药搽擦于患处，并摩擦患处至发热。

功效：活血止痛，舒筋活络。

主治：损伤早期局部肿胀、疼痛，也可用于风寒湿痹症见关节屈伸不利、筋肉僵硬者。

（三）熏洗法

热敷熏洗法：将药物置于锅或盆内加水煮沸，先用热气熏蒸患处，待水温稍减后用药液浸洗患处的一种方法，冬季可在患肢上加盖棉垫，使热能持久，每日 2 次，每次 15～20 分钟，具有疏筋通络、疏导腠理、畅通气血、活血止痛的作用，适用于关节强直、酸痛麻木，或损伤兼夹风寒湿者。

湿敷洗涤法：将煎好的药液过滤后冲洗患处，并用消毒纱布或棉球蘸药液敷在创面上，具有梳理腠理、解毒消肿、祛腐生肌等作用，常用于开放性损伤或感染性伤口久不愈合者，能够起到清洁伤口、预防感染的作用，并能促进伤口肉芽生长。

1. 舒筋活络洗剂

组成：桑枝 15g、桂枝 15g、伸筋草 15g、透骨草 15g、红花 12g、花椒 15g、艾叶 15g、川乌 10g、草乌 10g、刘寄奴 15g、牛膝 15g、木瓜 15g。

用法：加水适量，加食醋半斤、葱白 3 段，大火煮沸后熏洗患处，每次 30～50 分钟，每日 2 次。

方解：红花活血行气，伸筋草、透骨草散血脉中之瘀滞；桂枝、桑枝、木瓜疏导腠理、畅通气血、和营定痛，配川乌、草乌、艾叶、花椒祛风散寒、温经止痛，解血脉中之瘀阻，消散局部之瘀肿；刘寄奴舒筋活血、通络、散瘀止痛。全方温通活血而不耗血，既散瘀祛风逐寒，又生新续筋，血活则瘀散，散瘀则气行，气行则络通，血活筋舒、关节滑利、经脉畅通。现代药理研究表明，红花、川芎等活血药有明显扩血管、消炎镇痛作用，改善微循环，促进损伤组织修复，缓解疼痛、肿胀、功能受限、肌肉痉挛等症状。运用中药熏洗，一方面取其温热效应，使局部毛细血管扩张，促进血液循环和关节液分泌，另一方面能活血化瘀、温经散寒通络，缓解肌肉痉挛，松解关节囊和韧带挛缩，增加关节活动度。

2. 抗感染洗剂

组成：苦参 15g、黄柏 10g、丹参 30g、生地榆 10g、苍术 10g、蚤休 25g、花椒 12g、大黄 10g。

用法：水煎取药液 400ml，过滤去渣，分早、中、晚 3 次外洗、湿敷患处及创面。

方解：苦参清热、燥湿、杀虫，黄柏外用清热燥湿、泻火解毒、消肿祛腐，两者对常见的细菌有较强的抑杀作用；方中苦参、黄柏、地榆及大黄味偏辛苦、性偏寒，主清热解毒泻火，配伍性温之苍术活血祛瘀、祛腐生新；另加具有杀虫燥湿止痒功效之蚤休、花椒，寒温并举，标本兼治。创面瘀暗者，可倍用丹参，加红花；上肢感染者，加桑枝、苏木；下肢感染者，加牛膝、刘寄奴；痛甚者，倍用花椒，加川乌、草乌；创面分泌物多着，倍用苍术，加五味子；肉芽组织生长过快者，可用 10% 氯化钠注射液湿敷；肉芽组织生长缓慢者，局部可用生肌玉红膏外敷。

（四）热敷法

选用温经祛寒、行气活血止痛的药物，加热后用布袋装好，热敷于患处。中药热敷能有效地发挥热疗和药疗双重作用，热疗可使局部血管扩张，促进血液及淋巴循环，加快药物吸收；药物直接作用于病变部位，使局部药物浓度大大提高，直达病所，热疗与药疗相辅相成，疗效叠加。适用于全身各处，尤其适用于腰背躯干熏洗不便之处，新伤久伤均可使用。

热敷散

组成：苍术 10g、防风 15g、桑枝 20g、大黄 10g、红花 10g、薏苡仁 10g、伸筋草 15g、威灵仙 15g、当归 10g、透骨草 10g、黄丹 10g、牛膝 10g、木瓜 10g、川乌 10g、草乌 10g、刘寄奴 10g、艾叶 10g、花椒 10g、桂枝 10g、干姜 10g。

方解：方中大黄、红花活血化瘀，消肿止痛；威灵仙、苍术、防风、薏苡仁温经通络，活血化瘀，消肿止痛。中药热敷能有效地发挥热疗和药疗双重作用，热疗可使局部血管扩张，促进膝关节血液及淋巴循环，加快药物吸收；药疗使药物直接作用于病变部位，大大提高局部药物浓度，并可形成药物离子堆，使药物直达病所。热疗和药疗相辅相成，疗效叠加，尤其适用于风寒湿痹引起的关节及软组织疼痛、屈伸不利，或用于伤后因制动引起的关节僵硬。针对骨伤科疾病局部病变和全身改变同时并存的情况，临床诊治的总体思路是从辨病位、辨病因、辨病机几个方面进行思辨，综合运用中医的传统辨证体系和西医的病因病理认识，围绕疾病的中医病机，重点探讨局部病变的生理病理改变，以药物、手法、理疗与功能锻炼等多种手段综合防治。

（五）其他疗法

骨伤科疾病治疗方法多样，既有传统疗法，也有在临床实践中发现的新疗法，在治疗过程中，应注意辨证、辨位及辨病，找出疾病的主要矛盾，准确定位病变位置，采取最佳疗法，主次分明，先后有序，或同时进行，或分期进行。

1. 牵引疗法　牵引是骨伤科的常用技术。在脊柱、四肢软组织损伤与疾病的治疗中，如牵引方法得当，能提高整体治疗效果。牵引应用力学原理，使软组织的紧张和回缩得到缓解，使骨折或脱位整复，以预防和矫正畸形。常用方法有颈颌布带牵引法、骨盆牵引法、脚套踝套牵引法、皮牵引、骨牵引。

（1）颈颌布带牵引法：适用于各型颈椎病、寰枢椎半脱位、枕寰关节错位、痉挛性斜颈等。

（2）布托悬吊腰椎牵引法：适用于腰椎椎体骨折、腰椎滑脱。

（3）骨盆牵引法：适用于腰椎间盘突出症、腰椎滑脱、腰椎管狭窄症等。

（4）脚套踝套牵引法：适用于只需维持下肢轻量牵引及不适宜用胶布粘连皮肤牵引的患者。

（5）皮牵引：适用于四肢关节软组织挛缩、骨折或关节脱位整复后的牵引固定、关节疾病等。

（6）骨牵引：牵引的力量较大，持续时间较长，牵引效果较好，主要适用于骨折移位较明显或关节脱位者。根据患病部位分为尺骨鹰嘴牵引、股骨髁上牵引、胫骨结节牵引、跟骨牵引、颅骨牵引等。

2. 针灸疗法　对于软组织损伤引起的颈肩腰背痛症，针灸疗法是一种简便、有效的疗法，有解痉镇痛、舒筋活络、调节气血的作用。针灸疗法可以单独使用，也可以配合其他疗法使用。根据不同疾病、不同症状而采用不同的针刺手法，可以取得良好的疗效。

3. 针刀疗法　针刀疗法是以中医针刺疗法和西医解剖学、病理生理学知识为基础，与现代外科有限手术和软组织松解理论相结合而形成的一种疗法，使用针刀直接刺入病所，治疗肌肉、筋膜、关节滑膜等软组织损伤方面的病症。常用以下方法：

（1）纵行疏通剥离法：刀锋顺着韧带等走行平行刺入肌腱、韧带、筋膜的附着点，当刀锋接触到粘连病灶时，按刀锋进入方向进行剥离。如病灶粘连处较宽，可分几条线纵行剥离，切忌横行施用针刀，以免造成过多的损伤。

（2）横行剥离法：刀锋顺着肌肉或韧带走行平行刺入患处，当刀锋接触到粘连处的骨面时，按肌肉、韧带的走行垂直铲剥患处，当针下有松动感时即可起针。

（3）切开剥离法：当肌肉、筋膜、韧带互相粘连时，将刀锋顺着肌肉、韧带走行平行刺入患处，再将粘连处切开。

（4）铲磨消平法：如骨刺位于关节边缘或骨干上，将刀锋垂直纵轴刺入达到骨刺附近，将骨刺尖顶和锐边削去磨平。

（5）瘢痕刮除法：用针刀在肌肉附着点、肌腹、腱鞘壁先沿软组织走行纵向切开数个小口，再于切开处反复疏剥几次。

（6）通透剥离法：若患处粘连面积较大，可在粘连范围内多点进针，进针点常选在软组织间的相邻间隙处，将软组织从骨面上铲起和将软组织之间的粘连剥离。

（7）切割肌纤维法：对肌纤维长期紧张、痉挛甚至挛缩而致肢体功能受限、疼痛日久不去者，可将刀锋垂直肌纤维走行刺入病灶，切断少量痉挛、挛缩的肌纤维，使肌肉得到松解，进而减轻肌痉挛。如果能准确抵达患点，症状可明显缓解。

施行针刀疗法需严格掌握适应证和禁忌证，严格无菌操作，以防感染；对精神紧张和体弱患者要注意防范晕针发生；严防血管、神经和内脏损伤。

4. 痛点封闭疗法　痛点封闭疗法为软组织损伤性颈肩腰腿痛的常用治法之一，也是痛点推拿疗法中常用的辅助疗法。使用本法必须了解压痛点的立体位置，即病灶的深浅层次，针刺直达病变位置，过浅或过深均无效。

（1）封闭方法

1）压痛点封闭：是临床上最常用的方法，一般在肢体压痛最明显的部位注射，常能收到很好的局部止痛效果。

2）腱鞘内封闭：将药物注入腱鞘内，有松解粘连、缓解疼痛的作用，常用于指屈肌腱狭窄性腱鞘炎、腱鞘囊肿等病症。

3）椎管内硬膜外封闭：将药物注入椎管硬膜外，可消肿，减轻炎症反应，解除由于神经根受压引起的疼痛。

4）神经根封闭：由于神经根受压引起的疼痛，可在神经根部注射药物以缓解疼痛。

（2）常用药物

1）糖皮质激素类药物：包括醋酸氢化可的松（1ml/25mg）、曲安奈德注射液（40ml）、醋酸泼尼松龙（1ml/25ml）。糖皮质激素类药物用量应严格控制在安全范围之内，防止副作用的发生，如注射区局部皮肤激素性白癜风、自发性肌腱断裂等。

2）附加的局部麻醉剂：包括盐酸普鲁卡因（0.5%～1%）、盐酸利多卡因（0.25%）。

应用时一般选用1种糖皮质激素类药物，剂量1～2ml，加2～4ml局部麻醉剂，混合后注射于压痛点。一般每周1次，连续注射3次。

（3）痛点封闭疗法的作用

1）消除软组织损伤的原发病灶，解除局部疼痛，阻止压痛点（原发病灶）引起的一系列病理反应，如肌紧张、肌痉挛等，恢复肢体的运动功能。

2）恢复和保护局部由于损伤而导致的神经病理改变，消除肿胀等一系列炎性反应，防止软组织粘连。

3）改善局部的血液循环和淋巴循环，促进损伤组织恢复。

5. 关节腔注射疗法　关节腔内注射药物是临床常用的治疗骨与关节疾病的方法。某些关节疾病，内服药物或常规外治法均无法快速地将药物送达病所，而将药物注射入关节腔内，可以使药物直接作用于病变部位，迅速缓解症状。人体四肢的骨关节都可以进行关节腔注射。掌握正确的关节腔注射技术，是保证疗效的关键。现将临床应用较多的肩关节、膝关节、踝关节注射入路及方法介绍如下：

（1）髋关节注射：选用髋关节前方入路。患者取仰卧位，取腹股沟韧带与股动脉搏动处外下2cm处进针，若患者肥胖需使用腰穿针，防止针头过短无法到达关节腔。针头斜向内上方刺入，边进针边回抽，以防止伤及血管，针头到达关节腔后保留针头，更换装有药物的注射器进行注射。

（2）肩关节注射：常用于治疗肩周炎、创伤性关节炎等。

1）前侧入路：是最简单、最常用的肩关节注射途径。触摸锁骨及其下方的喙突，在喙突尖端下方的肱骨头中间部位刺入，沿关节间隙向背侧、内侧进针约3cm即进入关节腔。

2）后侧入路：由于操作时远离患者视线，因此可避免患者产生恐惧心理。患者上肢内旋内收，经胸前搭至对侧肩部，使肩关节充分打开，从肩峰后外侧角的下方（1～2cm）向喙突顶端方向刺入，进针2～3cm即进入关节腔。

（3）膝关节注射：膝关节是人体负重和活动最多的关节，也是病变最多的关节，通常采用髌上注射和髌下注射两种入路。

1）髌上内侧入路：患者取仰卧位，膝关节充分伸展。常选择的注射点在髌骨中点的内侧，或髌骨上极的水平切线与内侧缘平行线的交点的下方。进针方向可以向下或向上，沿髌股关节面的下面进入关节。持续挤压髌骨上缘、髌上囊的位置，可以使抽吸关节积液更为方便。如果进针碰到软骨，应略微后撤，以易于抽吸出关节液。

2）髌上外侧入路：外侧入路的优点在于没有明显的疼痛感。当髌上囊有大量积液时，取外侧入路操作更为方便。

3）髌下入路：当膝关节不能充分伸展和关节腔积液很少时，可以采用髌下入路。髌下入路比较简单，患者膝关节屈曲，针头以约30°角于股骨与胫骨之间刺入，进针约2cm即进入关节腔。

（4）踝关节注射：常用的入路有2种。让患者充分活动踝关节，在活动的过程中确认趾屈肌腱的位置，并做标记。

1）踝关节前内侧入路：取趾屈肌腱内侧触之较空虚处，即关节腔离皮肤最近处进针，需注意胫骨下端唇缘阻挡。刺入关节腔后调整针头方向，以免刺入距骨软骨面。

2）踝关节前外侧入路：趾屈肌腱外侧与腓骨外侧支持带间触之有明显空虚的间隙即为进针点。

关节腔注射疗法必须掌握适应证，并严格执行无菌操作，同时应该明确以下注意事项：①对于大多数关节，注射点应选择在伸肌侧的表面，以避免损伤屈肌腱侧的神经和血管；关节摆放的最佳体位以关节囊拉长、关节面分离、关节腔容积达最大为宜，为便于注射，必要时可做关节牵引。②根据患者对注射的心理承受程度，可于注射前做局部麻醉。③在注射药物（如玻璃酸钠）

前，应将关节内的积液尽可能抽吸干净，以减少因药物被稀释而影响治疗效果。④进针要求不能有阻力，患者几乎无痛；穿透关节囊后有明显的突破落空感，回抽有少量滑液，证明已进入关节腔。⑤注射结束后，通常要被动或主动活动关节，有利于药物的分布。⑥由于关节腔注射操作难度较大、用时较长，且患者多为中老年人，因此采用卧位最为安全，根据注射部位采取仰卧位或侧卧位。⑦注射开始前及过程中给予患者必要的安慰，缓解患者的紧张及恐惧情绪，以防发生晕厥、虚脱。

第五节 未病先防 功能锻炼

中医“治未病”思想源远流长，最早见于《黄帝内经》，强调防患于未然。《素问·四气调神大论》云：“是故圣人不治已病治未病，不治已乱治未乱，此之谓也。夫病已成而后药之，乱已成而后治之，譬犹渴而穿井，斗而铸锥，不亦晚乎？”此后历代医家在此基础上不断发挥。如汉代医家张仲景十分重视治未病医学思想的继承和发展，并将其主要体现于《金匮要略》一书中，用中医整体观念和五行学说的生克制化理论，较全面地补充和发展、继承和发扬了《内经》“治未病”的思想，对“治未病”做出了具体细致的阐述，内容十分丰富，形成了完整而严密的体系，涉及未病先防和已病防传两大方面；唐代医家孙思邈也非常重视治未病，将疾病分为未病、欲病、已病三个层次，反复告诫人们要清未起之患，医之于无事之前；清代医家叶天士在《温热论》中提出并强调预防发病，即“务先安未受邪之地”，以预防病情进一步加重。

骨伤科疾病包括骨折、脱位、筋伤、内伤、骨病等多个方面的病症，其发生外因多责之于暴力伤害或感染邪毒，内因则多责之于年龄、体质、精神状态、解剖结构、生活环境、职业工种等，在骨伤科疾病防治方面，应有未病先防、既病防传、病后防复的思想。

一、未病先防

外力伤害往往具有猝不及防的特征，故难以防范，清代沈金鳌在《杂病源流犀烛》中言：“跌仆闪挫，卒然身受，由外及内，气血俱伤病也……曰人忽跌，忽闪挫，皆属无心，故其时本不知有跌与闪挫之将至。”骨伤科疾病的预防主要从以下几个方面着手。

（一）心理预防

《素问》云："恬淡虚无，真气从之，精神内守，病安从来。"《金匮要略·脏腑经络先后病脉证》曰："若人能养慎，不令邪风干忤经络。"保持情志舒畅，能减少疾病的发生。另外，保持情志舒畅、劳作或运动中注意力集中，则不容易发生意外伤害，即使遭遇外力伤害也能迅速应对，动作敏捷、协调，避让及时，而减少、减轻伤病。

（二）饮食预防

1. 饮食有节　《备急千金要方》曰："咸则伤筋，酸则伤骨，故每宜淡食。"另外，过食肥甘厚腻者也容易发生各种疾病。因此，不偏嗜饮食在一定程度上可预防骨伤病的发生。

2. 饮酒适量　饮酒过多、过久可对筋骨造成一定的损伤，如长期大量饮酒者容易发生骨质疏松症及股骨头缺血性坏死，应当避之。

（三）起居预防

1. 睡眠有方　根据年龄保证一定的睡眠时间，枕头不宜过高，以预防颈背肌肉疲惫劳损。

2. 居处相宜　寒冷、潮湿之地不可久卧，注意避风。如《伤科补要》所论："须防着寒，得免酸疼之患""须忌湿地当风坐卧……恐其血凝难化，遗留后患也"，长期居住寒湿之地，则多发风寒湿痹。

（四）婚育预防

注意妊娠期与产褥期妇女的保健，增加营养，适当到户外活动，多晒太阳，勿受风寒。临床多见因孕期及分娩后不注意生活起居调养而患风寒湿痹证或骶髂关节致密性骨炎者，应引起注意。

（五）房事预防

房劳过甚，耗散肾中精气，易发骨痿。清代龚廷贤在《寿世保元》中指出："淫声美色，破骨之斧锯也。"因此，节欲、戒房劳亦为预防骨伤疾病的一大措施。

（六）体育锻炼

经常进行适量的体育运动，包括适当劳动、行走、跑步、跳跃、游泳、登山、骑自行车等，做到循序渐进，全面活动，灵活运用，持之以恒。不但可以改善全身的血液循环，提高关节的弹性和灵活性，防止肌肉萎缩、韧带松弛，还能预防老年人骨骼脱钙和骨质疏松。锻炼项目及强度需量力而行，切忌过劳损伤，如老年人应尽量避免登山、跳跃等运动，以避免造成膝关节磨损，引发膝关节退行性变。

（七）传统保健

经常练习五禽戏、八段锦、易筋经、太极拳等传统保健项目，有利于强健筋骨。其中与项争力、往后观瞧、回头望月等动作可以预防颈椎病，甩手、拱手、摇臂等动作可以预防肩周炎，动髋、摇腰等动作可以预防腰椎间盘突出症。

（八）药物预防

选择一些药食两用的药材，适时服用，对强筋健骨很有帮助。如经常少量服食补益肝肾的核桃、山萸肉、黑芝麻等，以及活血、舒筋、活络的木瓜、当归等，可以疏通气血、强身健骨，预防骨病的发生。

除上述方面外，更重要的是在生活起居、工作劳动中使身体保持在正确的生理功能位置上。如选择软硬适中的床，不宜太软，以防止睡眠时脊柱受力不均，引起脊柱曲度改变，导致椎骨劳损性、退行性病变；长期伏案工作者要注意坐姿，尽量维持脊柱的正常曲度，并间歇性做相关放松动作，防止久劳引起劳损性疾病。

摄生养慎对预防疾病有着积极的意义。内养正气，外慎风寒，与自然界四时气候相适应，是预防疾病的关键之所在。

二、既病防变

既病防变包含有病早治、已病防传、病盛防危三个方面。

有病早治提示人们若一时不慎而感受外邪，必须及早治疗，防微杜渐，以防病邪深入于内，灭病邪于萌芽之时。如在经络开始受邪而尚未深入脏腑之时，即应及时治疗；四肢刚刚感觉重着不适时，即用导引、吐纳、针灸、膏摩等方法，使机体气血畅行，提高抗病能力，杜绝疾病的进一步发展。同时告诫人们在疾病初发、邪位浅表之时，要擅于抓住疾病的典型病证，及早诊断，并早治已成之病，此时不但容易治愈，而且避免变为坏证。

已病防传指出在治疗疾病时，医者应对患者所患疾病了如指掌，通晓其发展的方向，注意顾护未病的部位与脏腑，防止疾病传变。同时还提出对已盛之病要采取积极的救治措施，防止病情逆变。疾病初愈，要补养正气，注意调摄，促进康复，防止原病复发或变生他病。

病盛防危是治未病思想的更深层次体现。指出所有急危重症都有一个从量变到质变的过程，若能防患于未然，在关键的时刻及时救治，就能迅速阻断已盛之邪毒，阻止病势的发展，使危重患者得到救治。

（一）心理防变

保持心情舒畅，忌恼怒，消除不必要的思想顾虑和紧张心理，积极配合医生的治疗和护士的护理。

（二）饮食防变

饮食清淡且富有营养，忌食生冷、油腻、不易消化之品。骨质疏松、关节退行性变者，应减少糖、脂肪及动物内脏的摄入，多食豆类、奶制品；骨折或筋伤者，应避免进食辛辣刺激性食物，防止引起伤口不适。

（三）起居防变

保持病室安静，注意通风、保暖，避免外感风寒湿邪，切忌房劳。

三、病后防复

疾病初愈，人体阴阳平衡和脏腑功能尚未完全恢复，此时若不注意调摄，不但可以使病情重发，甚则可危及生命。古人认为病复有食复、劳复、复感之分，提示病后调摄的重要性，也是“治未病”思想的一个重要组成部分。病后注意巩固疗效，从饮食、起居、锻炼等多个方面加以调摄，防止再次遭受外力伤害及感染邪毒。

功能锻炼既是未病先防的手段，也是治疗疾病、促进恢复的方法。功能锻炼以“动静结合”为原则，对骨与关节损伤和骨病的预防和恢复有促进作用，现代研究表明，伤肢关节活动与全身功能锻炼有推动气血运行和加速祛瘀生新的作用，可改善血液循环和淋巴循环，促进血肿、水肿的吸收和消散，加速骨折愈合，使关节、筋络得到濡养，防止肌肉萎缩、关节僵硬、骨质疏松，有利于功能恢复。

功能锻炼分为局部锻炼和全身锻炼。局部锻炼能促进患肢功能恢复，防止组织粘连、关节僵硬、肌肉萎缩；全身锻炼可促进全身气血运行和脏腑功能恢复，不但可以防病治病，而且能弥补方药之不及。全身锻炼可以提高脏腑功能，改善病理生理过程，恢复和增进运动系统的功能，加速消除创伤所形成的局部病理现象，增强机体的代偿能力，促使患者恢复劳动能力。

（一）颈项部功能锻炼

1. 托颌后仰　端坐与站立均可，双臂平举，双手分别置于头部两侧，五指分开，拇指置于下颌角，其余四指扶住头侧，拇指用力上提下颌，颈部顺势缓慢后仰，至极限处再逐渐恢复，如此反复。

2. 往后观瞧 两脚开立与肩同宽，两手叉腰，头颈逐渐向右后旋转，眼看右后方，然后还原，再逐渐向左后旋转，眼看左后方，再逐步还原。

以上两法重点锻炼颈项部肌群，增强颈项部肌肉力量，可辅助治疗颈部扭伤、颈部劳损和颈椎病引起的颈、项、背肌肉酸痛，防止颈椎屈伸功能障碍。如能配合热敷，效果更好。

（二）肩臂部功能锻炼

1. 弓步摇肩 双腿弓步开立，左脚在前时左手叉腰，右臂伸直绕肩关节顺时针旋转，然后换右脚在前，右手叉腰，左臂伸直绕肩关节逆时针旋转，如此左右交替，反复多次。

2. 画圈梳头 坐位，一手执梳，手臂绕过头顶，从前额经头侧至枕部梳理头发，如此左右交替，反复多次。

3. 弯肱拔刀 右臂屈肘向上提起，掌心向前，提过头顶，然后向右下落，左臂同时屈肘，掌心向后，自背后上提于后腰部，如此左右反复。

以上三法可增强肩关节的活动能力，恢复肩关节功能，对于肩部风寒湿痹证及外伤引起的粘连、疼痛、活动不利疗效确切。

（三）腰背部功能锻炼

1. 飞燕式 俯卧，双手放于身侧，头部后仰，两腿同时做过伸动作，呈飞燕状，控制片刻后还原，反复多次。

2. 五点拱桥式 仰卧，两腿分开，半屈膝成90°，以头部枕骨、双侧肩部、双脚共五点做支撑点，以头后枕部及双肩支撑上半身，两脚支撑下半身，呈半拱桥形，躯干逐渐向上挺，到达最高处保持片刻后逐步还原。

以上两式是锻炼腰背肌肉的基本动作，能够加强腰、背、腹部肌肉的力量，有效缓解损伤、劳损、风湿所致的腰背痛，对于胸腰椎损伤、腰椎间盘损伤、腰肌劳损引起的腰背痛有明显作用。需要注意的是，飞燕式难度较大，老年患者并不适用，五点拱桥式则适用于大多数腰背部伤病患者。

3. 腰部自体旋转 两脚开立与肩同宽，两手叉腰，上身挺直，腰部做顺时针旋转1分钟，然后再逆时针旋转1分钟，如此交替，持续6～10分钟。本式主要锻炼腰肌，可有效缓解腰肌劳损、椎间盘突出症、椎体退行性病变引起的腰痛。

（四）膝部功能锻炼

1. 股四头肌等长收缩 仰卧或坐位，患肢伸直放松平放于床上，大腿用力绷紧，持续数秒后放松，如此反复。

2. 前后踢腿　两脚并立，两手叉腰，左脚站立，右小腿向后提起，大腿保持原位，右脚先向前踢出再向后踢，然后换右脚站立，左小腿向后提起，左脚先向前踢出再向后踢，如此左右交替，反复多次。

3. 蹬车活动　选用坐位轮转健身器械，坐立后做蹬车活动，模拟踏自行车。

4. 髌骨推移研磨　取坐位，患肢伸直至180°，膝关节完全放松，同侧手虎口置于髌骨上缘，拇指及示指分别扶于髌骨两侧，做左右推移或研磨运动。

以上方法可全面增强大腿、小腿的肌力，缓解由于膝关节退行性变引起的疼痛、屈伸不利、僵硬等症状。

功能锻炼是骨伤科疾病不可缺少的治疗手段，其主要作用有：①活血化瘀、消肿止痛：损伤后瘀血凝滞，络道不通而导致疼痛肿胀。局部锻炼与全身锻炼有促进血液循环、活血化瘀的作用，可达到消肿定痛的目的。②濡养关节筋络：损伤后期及肌筋劳损，局部气血不充，筋失所养，酸痛麻木。经过有目的的功能锻炼，血行通畅，筋络得到濡养，关节滑利，伸屈自如。③促进骨折愈合：功能锻炼能活血化瘀生新，改善气血之道不得宣通的状态，有利于续骨。在夹板固定下进行功能锻炼，不仅能保持良好的复位状态，还可使骨折的轻度残余移位在相关肌肉的牵引下逐渐得到矫正，使骨折愈合与功能恢复同时进行，缩短疗程。④防止肌肉萎缩：损伤或骨与软组织病变可导致肢体废用，故对骨折、扭伤、劳损、筋伤及不完全断裂，都应积极进行功能锻炼，减轻或防止肌肉萎缩。⑤避免关节粘连和骨质疏松：关节粘连、僵硬强直及骨质疏松的原因是多方面的，但主要原因是患肢的长期固定和缺乏活动，积极、合理的功能锻炼可以促进气血流畅，避免关节粘连、僵硬强直和骨质疏松，是保护关节功能的有效措施。⑥扶正祛邪：局部损伤能影响全身气血，气血、营卫和脏腑不和，容易导致风寒湿邪乘虚而入。功能锻炼能调节机体整体功能，促使气血充盈、肝血肾精旺盛，则筋骨强健、关节滑利。

功能锻炼固然重要，但首先应辨明病情、评价预后，因人而异、因病而异，根据伤病的病理特点，在医护人员的专业指导下选择适宜的锻炼方法，并且严格遵循循序渐进的原则，动作逐渐增加，次数由少到多，幅度由小及大，时间由短到长。功能锻炼时应思想集中，全神贯注，动作缓而慢，一般每日2～3次为宜。在功能锻炼的同时配合热敷、熏洗或理疗效果更佳。

第三章 临床经验

第一节 颈椎病治疗经验

颈椎病是因颈椎间盘退行性改变及其继发改变，刺激或压迫邻近组织引起相关症状和体征的疾病，常表现为颈、肩、臂、肩胛区、上背部及胸前区疼痛，手臂麻木，肌肉萎缩，甚至四肢瘫痪。多发生在40岁以后，50岁以上人群发病率可达25%，60岁以上人群发病率达50%，而70岁以上人群发病率接近100%。

一、病因病机

本病病因较为复杂，致病的主要原因是“内虚”，即肝肾亏虚，筋骨失养，而又复感风寒湿邪，日久凝滞成瘀成痰。正虚与痰瘀互为因果，构成了本虚标实、虚中夹实的病理特征；痰与瘀既是两种不同的病理产物，又是两种主要致病因素，痰瘀之间存在着不可分割的内在联系，它们互存互依，互相转化，共同消长。瘀血阻络可致津液难行，聚为痰浊；痰浊滞经，亦可致血运不畅而成瘀血。

二、临床分型

颈椎病常分为颈型、神经根型、脊髓型、椎动脉型、交感神经型、混合型等，不同类型的辨证有所不同。

（一）颈型颈椎病

颈型颈椎病临床较为常见，多在夜间或晨起时发病，有自然缓解和反复发作的倾向；以30～40岁女性多见，多与长期低头或颈部不良姿势有关。颈型颈椎病的病因是损伤；基本病理是椎间盘退变、颈椎位置改变引起生理曲度改变、小关节错缝。最常损伤的肌肉是胸锁乳突肌、斜方肌、前斜角肌、竖脊肌等。

1. 临床表现

（1）症状：颈项强直，酸胀疼痛，较重者颈项肩背疼痛僵硬，颈部前屈、后伸、旋转、侧偏等均感困难。部分患者疼痛且伴有一过性上肢麻木，但不超过肩部，无肌力下降及行走障碍。如合并斜角肌损伤，可有上肢放射性疼痛和麻木。头痛常见部位为顶枕部和偏侧。

（2）体征

1）颈部活动受限：急性期损伤广泛者颈部各个方向的主动活动和被动活动均可受限。

2）颈项部肌肉压痛：常见颈椎旁肌肉、斜方肌、胸锁乳突肌、冈上肌、冈下肌等压痛，如继发斜角肌痉挛则斜角肌有压痛。

2. 辅助检查　早期影像学检查可无明显异常。部分患者颈椎 X 线片可见生理曲度变直、消失甚至反曲，侧位、功能位片可见椎体轻度梯形变。

3. 诊断要点

（1）颈项部酸胀、疼痛，颈部有压痛。

（2）X 线片显示颈椎曲度改变、轻度位移、不稳定等。

（3）除外其他疾病，如落枕、肩周炎、肌筋膜炎等。

（二）神经根型颈椎病

神经根型颈椎病多因颈部软组织劳损、外伤、骨赘形成、韧带劳损、关节囊松弛、椎间关节变异等，造成椎间孔缩小，刺激或压迫神经根所致。椎间孔缩小分前后径缩小和上下径缩小。前后径缩小主要因纤维环破裂、髓核后突、椎体后缘骨赘和上下关节突移位突入椎间孔内或椎体滑脱所致；上下径缩小主要因椎间盘变性引起椎间隙狭窄所致。

1. 临床表现　脊神经从脊髓发出时分为前根与后根，汇合后再分为前支与后支。根据神经根损伤的部位和临床表现，分为神经根痛型、麻木型及萎缩型，临床可并见。

（1）神经根痛型：此型形成的原因是脊神经汇合处受到损害，感觉、运动均受累。

1）症状：典型的根性疼痛。根性疼痛范围比较广泛，头、颈项、肩胛、背、上胸部及上肢等均可出现，可因咳嗽、打喷嚏而诱发或加重。若 C4 以上神经根受累，疼痛主要表现在颈丛神经分布区域，如头、颈、项背部；若C5～T1神经根受累，疼痛主要表现在臂丛神经分布区域，如颈、肩、臂、手部。

2）体征

①颈部活动受限：有明显的方向性，向健侧转颈时症状加重，所以患者屈肘凝肩、头向患侧倾斜。

②压痛：颈、肩、背部有明显的压痛点，并向上肢放射。这种压痛点局部阻滞效果不好或暂时有效，但很快复发。

③臂丛神经牵拉试验阳性。

④头部叩击试验阳性：患者坐位头直立，检查者左手置于患者头顶，右手握拳以适当的力量叩击左手，神经根受到刺激或压迫出现患肢疼痛或麻木为阳性。

⑤椎间孔挤压试验阳性：患者坐位头向患侧倾斜，检查者双手置于患者头顶并逐渐缓慢加压，使椎间孔挤压变小，病变处神经根受压而出现放射性疼痛为阳性。

⑥腱反射异常：主要检查肱二头肌和肱三头肌腱反射，应两侧同时检查对比。肱二头肌的支配神经为C5、C6，肱三头肌的支配神经为C7、C8。早期神经根受刺激或压迫较轻，多出现腱反射活跃；中晚期神经根受压迫较重，多出现腱反射减退或消失，若出现腱反射亢进，则合并脊髓损害。

⑦感觉障碍：神经根受到刺激或压迫，早期或急性期多出现支配区域感觉过敏，压迫较重或时间过久，神经支配区域感觉减退。检查感觉障碍的区域可推测受损的神经根。

⑧肌力、肌张力改变：检查肌力、肌张力应两侧对比。早期神经根受压迫较轻，肌力正常，肌张力因神经根受到刺激而增高；中晚期神经根受压较重，支配肌肉的神经受到抑制，肌力、肌张力均减低。

（2）麻木型：本型形成原因是脊神经后根受到损害，以感觉受累为主。

1）症状：本型发病隐匿，以中老年多见，主要表现是受累神经支配区域出现麻木，多见于中下颈段。

2）体征

①颈神经牵拉试验阳性

后仰位椎间孔挤压试验阳性：患者坐位，头稍向后仰，检查者将手置于患者头部并纵向施加压力，若出现患肢疼痛或疼痛加重为阳性。

颈椎间孔分离试验：用于有根性疼痛和麻木的患者。患者取坐位，检查者双手托起患者的下颌及枕部，并逐渐向上牵引，若原有的疼痛麻木减轻或消失为阳性。

②感觉障碍：受累脊神经后根所支配的皮肤节段感觉障碍。

③腱反射正常，肌力、肌张力正常。

（3）萎缩型：本型因颈椎椎体后缘骨赘压迫脊神经前根所致，以运动受累为主。

1）症状：本病起病隐匿，临床表现以运动障碍为主，初期表现为患肢肌肉松软无力，逐渐出现肌肉萎缩，以大小鱼际肌多见。

2）体征

①受累神经支配的肌肉萎缩。

②肌力减退，肌张力下降。

③腱反射减低。

2. 辅助检查　神经根型颈椎病的辅助检查用于协助诊断和鉴别诊断。

（1）X线：①侧位片可显示颈椎曲度改变，生理前凸减小或消失，甚至呈后凸畸形；椎间隙变窄、椎体滑脱、椎体前后缘骨刺形成、项韧带钙化；过伸过屈位可见椎体不稳。②斜位片可显示椎间孔的大小和变化，椎体后缘骨质增生、钩椎关节增生、上关节突增生肥大或前突。③正位片可了解椎体的旋转移位等。

（2）CT：可了解病变处椎间盘侧方突出的情况，以及椎体后缘骨质增生对管径的影响。

（3）MRI：可了解椎体后缘骨质增生对硬膜囊及脊髓的影响。

（4）肌电图：神经根型颈椎病肌电图多无异常，主要用于与运动神经元疾病、进行性脊肌萎缩症、根性颈椎病萎缩型的鉴别诊断。

3. 诊断要点

（1）根性症状和体征与病变节段相一致。

（2）颈神经牵拉试验、后仰位椎间孔挤压试验、头部叩击试验阳性。

（3）影像学检查符合临床表现。

（4）排除颈椎其他病变，如进行性肌萎缩、颈椎肿瘤、结核等。

（三）脊髓型颈椎病

脊髓型颈椎病较其他类型少见，但临床症状严重，致残率高，早诊断、早治疗具有重要意义。

1. 临床表现　脊髓型颈椎病，因可能累及运动、感觉、自主神经及脊神经和血管等，故临床表现较为复杂，初起颈部症状不明显，易于误诊或漏诊。

（1）症状：主要有运动障碍、感觉障碍、自主神经及括约肌功能障碍等。

1）运动障碍：主要因锥体束受挤压或脊髓前动脉缺血痉挛所致，常见手足无力，以下肢明显，双下肢发紧发沉，抬步沉重，行走不稳或不能快步行走，足下有踏棉花感；手握力较差，持物不稳易于坠落，不能写小字，手指不能做精细动作；胸部和腰部可有束带感或负重感。

根据脊髓受压部位不同，运动障碍可分以下几类型：①四肢瘫型：特点是下肢为中枢性瘫痪，上肢可为中枢性瘫痪或周围性瘫痪；下肢瘫痪出现早且重，上肢瘫痪出现晚且轻。②截瘫型：若受累的脊髓水平较低，则仅表现双下肢的上运动神经元瘫痪。③三肢瘫型：常见一侧上肢运动神经元瘫痪和双下肢下运动神经元瘫痪。④偏瘫型：同侧上下肢瘫痪。⑤脊髓前动脉型：运动障碍表现为上下肢瘫痪，感觉障碍表现为痛温觉减退而深感觉存在。⑥脊髓半切综合征：病变部位水平以下同侧上运动神经元瘫痪和深感觉障碍，对侧的痛觉和温度觉缺失。

2）感觉障碍：为脊髓丘脑束受累所致。其特点有：①由下向上发展；②不完全性；③感觉分离现象；④多伴有运动器官受累等。伴有共济失调者，主要表现为站立不稳，黑夜或闭目行走时左右摇摆。

3）自主神经和括约肌功能障碍：表现为病变肢体怕冷、酸胀、浮肿、血运障碍；尿频、尿急、尿潴留，大便秘结或失控等。

（2）体征：根据病情，主要检查神经系统和运动系统，如感觉、肌力、肌张力、腱反射、病理征。特点：①下肢一定是上运动神经元瘫痪；②瘫痪多为不完全性；③感觉障碍平面低于病变部位且不整齐；④屈颈试验阳性。

2. 辅助检查

（1）X 线：①有学者认为，椎管矢状径小于 12mm 时易于发病；②受损节段椎体后缘可见骨赘；③颈椎失稳移位，椎体后缘弧形连线中断，形成台阶样变。

（2）CT：可了解椎体后缘骨赘、椎管矢状径、后纵韧带骨化、黄韧带钙化、颈椎间盘突出等情况，对治疗方案的选择具有指导性。三维重建可判断致压物的大小和方向。

（3）MRI：可清楚显示突出的椎间盘、骨赘、变性的黄韧带、后纵韧带骨化对硬膜囊和脊髓的压迫程度，以及脊髓的水肿、软化、囊性变等，亦可测量椎管的矢状径。

（4）肌电图：受累平面神经根支配的肌肉，可出现去神经电位及多相电位。如合并锥体外系统损害，可出现群放电位。

（5）腰椎穿刺：了解梗阻情况，主要做奎肯施泰特试验。奎肯施泰特试验通畅，则梗阻可能性较小，但非绝对。

（6）脊髓造影：了解病变的性质、部位、脊髓受压程度，对治疗和判断预后均有意义。

3. 诊断要点

（1）颈髓受损的临床表现。

（2）影像学检查显示椎管狭窄、颈椎退行性变。

（3）除外肌萎缩侧索硬化、椎管内肿瘤、末梢神经炎等。

（四）椎动脉型颈椎病

椎动脉型颈椎病是临床常见且复杂的疾病，随着年龄的增长，其发病率有增高的趋势。

1. 临床表现　本型颈椎病临床表现复杂多变，特点是发病后脑部症状多于四肢症状，对脑功能的影响大于对肢体功能的影响，症状的出现与颈部活动有密切关系。临床症状可分为两类，一类是椎基底动脉缺血症状，另一类是自主神经症状。

（1）椎基底动脉缺血症状

1）头痛：约占 70%，以偏头痛为主，一般局限在枕部或顶部，也可向同侧颞部、面深部、耳部、牙部放射。疼痛的性质多为跳痛、胀痛，因椎基底动脉供血不足引起侧支循环血管扩张所致。

2）眩晕：占 45.5%～90%，是本型颈椎病的常见症状。眩晕的表现是多种多样的，如感自身旋转或周围景物旋转、走路不稳等，轻者仅表现为头晕、恶心、呕吐。头部旋转活动诱发或加重眩晕，是本型颈椎病的特点。若有其他原因使患侧椎动脉供血不足，头转向健侧时，健侧血供瞬间减少，而患侧椎动脉失于代偿，即可引起脑缺血，出现眩晕症状。

3）耳鸣和听力减退：占 80%～90%，可以是一侧，也可是双侧。有的患者以耳鸣、听力减退为主要症状，长期治疗无效；病情较重者可出现耳聋。耳鸣的性质是多样的，如流水声、蝉鸣声、钟表嘀嗒声、汽笛声，也有患者感觉脑内有杂音，因基底动脉发出的内听动脉供血不足所致。少数患者有短暂的幻听，与颞叶缺血有关。

4）视力障碍：约占40%。轻者表现为视力模糊、视力减退、复视、幻视等，重者可突然失明或弱视，因椎基底动脉缺血引起大脑皮质视觉投影中枢血流量低于视区脑组织正常代谢需要所致，血供恢复视力即可恢复。脑干内的第Ⅲ、Ⅳ、Ⅵ脑神经核缺血或内侧纵束缺血，可出现复视。

5）运动障碍：锥体束缺血可出现肌力减退，重者可出现不完全性瘫痪；延髓缺血，舌咽神经受损可出现吞咽障碍、饮水呛咳、声音嘶哑，舌下神经受损舌肌运动障碍，表现为伸舌不能或伸舌偏歪；副神经受损斜方肌及胸锁乳突肌运动障碍，颈部活动不灵活、斜颈，或颈部无力、头重、抬头困难等。部分患者可出现平衡障碍。

6）感觉障碍：面部、口周、舌可出现麻木或针刺感，亦有四肢麻木或半身麻木，也有出现半侧肢体酸痛者。

7）精神症状：睡眠障碍，失眠或多眠、多梦易惊，精神抑郁或兴奋；短暂性行为失常等。

8）猝倒：占15%～20%。无任何先兆，在行走过程中，回头转颈时，突然头晕、下肢无力而倒地。但神志清醒，无意识障碍，发作时间短，数分钟内自然恢复，可反复发作，因椎动脉急性缺血使脑干下部锥体交叉缺血所致。

9）记忆力减退：约占50%，近事遗忘明显。

（2）自主神经症状：椎动脉毗邻交感神经纤维及交感神经节，椎动脉管壁也富有交感神经纤维，因此椎动脉受到刺激，会引起该处交感神经兴奋而出现消化、呼吸及心血管系统症状，如恶心、呕吐、胸闷、呼吸节律变化、心律失常、汗腺功能失调等。若延髓内网状结构受累，可出现霍纳综合征，即瞳孔缩小、眼睑下垂、眼球下陷。

2. 辅助检查

（1）X线：①正位片主要观察钩突关节突出的骨赘，颈肋及颈椎横突情况。②侧位片主要观察椎间隙是否狭窄，椎体前后缘骨质增生、椎体移位情况。③斜位片可以观察钩突关节骨赘的大小、对椎间孔的压迫程度及后关节是否向前突入椎间孔内。④张口正位片可以观察齿突左右两侧间隙是否对称，齿突是否居中、有无偏歪。⑤动力侧位片可了解颈椎动态情况，有无颈椎椎体活动性移位影响椎动脉。

(2)椎动脉造影:适用于需要确诊或需手术治疗的患者,可观察椎动脉弯曲、扭转或压迫的情况。

(3)数字减影血管造影(DSA):较常规椎动脉造影安全、并发症少,是目前诊断椎动脉型颈椎病的常用方法之一。能够动态观察椎动脉型颈椎病患者在头部中立位、左右旋转位时椎动脉管径及血流的变化情况,了解椎动脉的狭窄程度。

(4)磁共振血管成像(MRA):是目前检查椎动脉供血不足的最好手段,无需造影剂即可显示椎动脉全程。

3. 诊断要点

(1)颈性眩晕,可有猝倒病史。

(2)椎动脉扭曲试验阳性。

(3)颈椎X线片有椎动脉损害的异常表现。

(4)多伴交感神经症状。

(5)除外眼病性眩晕、耳眩晕。

(6)除外椎动脉1、3段供血不全及神经官能症、颅内肿瘤等。

(7)确诊、手术前需行椎动脉造影或DSA。

(五)交感神经型颈椎病

1. 临床表现　交感神经型颈椎病临床表现复杂,症状差别较大,甚至症状互相矛盾。

(1)头部症状:头痛可表现为偏头痛、枕部痛,感冒、受凉、疲劳、失眠及月经期易于诱发头痛。头痛与头颈部活动无关,按摩可使疼痛减轻。也可表现为头晕、头胀、头重、头皮发麻,有时触摸头发感头皮疼痛。

(2)五官症状

1)眼部:睁眼无力、瞳孔扩大、眼球胀痛、流泪、视物模糊、飞蚊症、眼前冒金星,或眼球内陷、眼干涩、眼睑下垂、瞳孔缩小等。

2)鼻咽部:鼻腔疼痛、咽部不适或有异物感、慢性鼻炎或咽炎表现等。

3)耳部:耳鸣、听力减退或耳聋,耳内疼痛等。

4)其他:如舌麻、面部充血、无汗、流涎等。

(3)血管症状:交感神经受刺激时可表现为血管痉挛或扩张。血管痉挛表现为肢体发凉发木,局部皮温下降,遇冷可出现刺痒感或麻木疼痛、肿胀。血管扩张表现为肢端发红肿胀、烧灼感,喜冷怕热,疼痛或痛觉过敏等。

（4）心脏症状：心律失常，可见心动过速或心动过缓，或两者交替出现；胸前不适、胸闷、心前区疼痛。心电图及X线胸片正常。

（5）血压异常：或为高血压，或为低血压，或血压不稳定忽高忽低。

（6）汗腺分泌障碍：多汗或少汗；可以是局部，也可以是全身；可以是单个肢体，也可以是半侧或半截身体。常伴有半身酸痛、胀麻，以手胀为显著，夜间或晨起较重，起床活动后减轻。

（7）括约肌异常：发作时出现尿频、尿急、排尿不尽，发作后消失。

（8）其他：三叉神经痛、眼睑阵发性跳动、共济失调、胃肠功能紊乱、闭经、对气候变化的适应能力差等。

2. 诊断要点

（1）有头面、颈、上胸部、上肢、心脏等部位自主神经功能紊乱的症状。

（2）伴有颈神经根或脊髓受损的临床表现，或颈椎病的影像学改变。

（3）颈胸神经节阻滞或颈部硬膜外阻滞后，症状消失或明显减轻。

（六）混合型颈椎病

两型或两型以上颈椎病表现同时出现，称为混合型颈椎病。临床表现常以一型为主，兼见他型。颈部损伤通常不只累及某一组织，而是多组织同时受损，错综复杂，诊断困难。但只要对颈椎病有全面深入的了解，抓住各型颈椎病的特点及鉴别要点，就能变复杂为简单，应对自如。

（七）其他类型颈椎病

根据损伤的部位和表现，除前述几型颈椎病外，还可见以下几种特殊类型的颈椎病：

1. 食管压迫型　因椎体前缘骨赘刺激或压迫食管，导致吞咽困难为主要症状。侧位X线片或吞钡透视可确诊。

2. 膈神经受累型　颈部骨赘或前斜角肌痉挛，压迫膈神经或膈神经干及其分支所致。

膈神经痉挛为主者，表现为颈胸（甚至上腹部）、锁骨上下疼痛，性质为传导性刺痛或烧灼痛。疼痛与颈部活动有关，多伴有胸闷、呼吸短促、呃逆等，适当运动可使症状减轻。患侧锁骨上、膈神经干及神经根有压痛，并向胸部放射。心电图检查无异常。

膈神经麻痹为主者，表现为叹息样呼吸，多在入睡前或休息时发生，适当活动症状可减轻或消失。胸透可见膈肌活动度减弱。

3. 喉返神经受累型　因颈椎椎体前缘的骨赘或颈部肌肉痉挛，压迫或刺激喉返神经，出现声音改变。临床主要表现为声音沙哑或失音，多伴有颈部疼痛及功能障碍。X线可见椎体位移、骨质增生等。

三、治疗方法

将辨证、辨病、辨位相结合的治疗思路用于颈椎病，尤其是颈型、椎动脉型、神经根型，有良好的疗效。

（一）颈型颈椎病

1. 内治法

（1）风寒痹阻证：风寒束颈、风邪寒邪为基础病因，多表现为颈部疼痛、板滞，肌肉痉挛，甚至僵硬、转颈困难，局部畏寒，肢冷，遇温则减，双手无力、屈伸不利，全身发紧或肌肤麻木，四肢麻木酸痛，舌质淡，脉浮缓或紧涩。此证为外感风寒，致经络阻塞，气血失和而为病。太阳经主一身之表，其上行颠顶，循行项背，故颈项肩背疼痛。外邪痹阻经络、气血不畅，故见四肢酸痛麻木。治以桂枝加葛根汤加减。方药：葛根18g、白芍18g、桂枝15g、麻黄9g、当归9g、赤芍12g、仙鹤草9g、益母草9g、生姜4片、大枣10枚、甘草5g。

《伤寒论》言："太阳病，项背强几几，反汗出恶风者，桂枝加葛根汤主之。"颈型颈椎病多表现为项背不舒，项背部属太阳经，故多从太阳论治。桂枝汤解肌，何以加葛根？盖因葛根入土最深，吸引土下之气，以上达于藤，如太阳经引膀胱水中之阳气，以上达于经脉也。人必知水中之阳，化气上行，而为太阳经。乃知葛根能引土下之水，上贯其藤，即与太阳化气上行，其理更无以异。

（2）气血凝滞证：多因颈部活动不当、长期疲劳形成慢性劳损所致，表现为颈肩背僵痛、酸胀，甚则僵硬不能屈伸转侧，活动受限。疼痛多局限于某一侧或某一肌群。治法以行滞化瘀、通行经络为主，佐以解痉止痛。以复元活血汤为主方加减。方药：当归30g、柴胡15g、瓜蒌根10g、红花8g、穿山甲6g、大黄10g、桃仁9g、甘草6g。

方中柴胡引诸药归于肝经，为君药；辅以当归活血，甘草补气生血、缓急止痛；佐以瓜蒌根润燥消瘀，穿山甲破瘀通络，桃仁、红花去瘀生新；使以大量酒制大黄，消除凝瘀败血，导瘀下行，推陈致新；加酒同煮，取其善行药性，活血通络。诸药配伍，使瘀去新生，诸痛自除。现临床应用时，将方中穿山甲以水蛭替代。

2. 外治法 在辨病、辨证的基础上，更重视颈椎局部辨位治疗。颈椎病虽病位在颈部，但痛点可有不同，故治疗的侧重点也有差异。根据疼痛的性质、程度，选择不同的外治法。

（1）若疼痛较轻，可在疼痛局部进行穴位注射。

选用维生素制剂（维生素 B_{12} 注射液、维 D_2 果糖酸钙注射液）或中药注射液（丹参注射液、当归注射液）。维生素 B_{12} 为细胞分裂和维持神经组织髓鞘完整所必需，参与核蛋白的合成、甲基的转换，促进四氢叶酸循环利用，从而促进神经髓鞘脂质合成；钙离子是维持神经、肌肉和骨骼正常功能的必需物质，参与调节神经递质的分泌和贮存，维持神经肌肉的兴奋性，还可促进维生素 B_{12} 的吸收，故常用于神经根型、脊髓型、颈型颈椎病。丹参注射液、当归注射液有活血祛瘀的作用，通过经穴体系注射给药，可增强药物作用，常用于椎动脉型、交感型颈椎病。其中，气滞血瘀证用丹参注射液，寒湿证或气血不足证用当归注射液。

操作时患者取正坐位或俯卧位，每次取 2～4 穴，皮肤常规消毒，取 5ml 注射器抽取药液 2ml 左右，在痛点上斜刺 10～15mm，抽吸无回血后注入药液，每部位注入药液 0.2～0.4ml，隔日 1 次，3 次为一个疗程。

操作时应注意：①严格遵守无菌操作规则，防止感染。②告知患者局部痛点注射的特点和注射后的正常反应。注射局部可有酸胀感，4～8 小时内局部有轻度不适，或不适感持续时间较长但一般不超过 1 天。③注意药物的有效期，并检查药液有无沉淀变质等情况。如注射中药制剂应当密切观察患者反应，防止过敏。④枕大神经痛的患者注射部位邻近延髓，故应严格掌握注射针头的角度和深度，注射深度应控制在颈围的 1/10 内，向鼻尖方向刺入 0.5～0.8 寸，以免伤及延髓。下颈椎椎体两侧局部注射时，针尖应斜向椎体方向，避免直刺引起气胸。⑤药物不能注入脊髓腔。误入脊髓腔有损伤脊髓的可能，严重者可导致瘫痪。⑥年老体弱及初次接受治疗者，最好取卧位，注射部位不宜过多，以免晕针。

（2）若疼痛较重，可选择局部针刀治疗。

操作时多采用坐位，老年患者最好取卧位。局部常规消毒，即先用酒精消毒，再用碘酒消毒，最后用酒精脱碘。戴无菌手套，确认进针部位，并做标记。为减轻局部操作时引起的疼痛，可做局部麻醉，常用 2% 利多卡因 2ml 加等量生理盐水，混匀后分别注入2～3个治疗点。

常用的剥离方式有：①顺肌纤维或肌腱走行铲剥，即针刀尖端紧贴欲剥的组织做进退推进动作（不是上下提插），使横向粘连的组织纤维断离、松解。②针刀尖端做横向或扇形的摆动动作，使纵向粘连的组织纤维断离、松解。③针刀尖端做斜向或不定向的划摆动作，使无一定规律的粘连组织纤维断离、松解。每次每穴剥离2～5次即可出针，一般1～5次即可治愈，两次相隔时间5～7日。

应用针刀疗法时应当注意：①手法操作准确：由于针刀疗法在非直视下操作，必须熟悉施术部位的解剖结构，以提高操作的准确性、减少损伤。②准确选取痛点：多选用颈部棘突、关节突压痛点作为治疗点。从痛点的中心进针，进针时保持垂直（非痛点取穴可灵活选择进针方式），如偏斜进针易在深部错离病变部位，损伤非病变组织。③无菌操作：在膝、髋、肘、颈等部位的关节深处切割时尤当注意。必要时可在局部铺无菌洞巾，或在无菌手术室内进行。④进针快速轻巧：在深部进行铲剥、横剥、纵剥等操作时，手法宜轻，可减轻疼痛，避免损伤周围组织。在关节处做纵向剥离时，勿损伤或切断韧带、肌腱等。⑤术后处理要妥当：术后对某些创伤不太重的治疗点可以做局部按摩，以促进血液循环和防止术后出血粘连。⑥术后随访：部分病例短期疗效很好，但1～2个月或更长一些时间后，疼痛复发，尤其是负荷较大的部位，如膝关节、肩关节、肘关节、腰部等。应注意下述因素：患者的不良生活习惯、走路姿势、工作姿势等；手术解除了局部粘连，但术后创面因缺乏运动而造成粘连；局部再次遭受风、寒、湿邪侵袭。因此，应嘱患者改变不良习惯，避免长时间保持一个姿势，避免枕头过高或过低，指导患者进行功能锻炼。

（二）椎动脉型颈椎病

1. 内治法　椎动脉型颈椎病多发生在45岁以上。病因包括：颈椎横突孔因增生狭窄，上关节突明显增生可直接刺激或压迫椎动脉；颈椎退行性变后稳定性降低，在颈部活动时，椎间关节产生过度移动而牵拉椎动脉；或颈交感神经兴奋，反射性地引起椎动脉痉挛等。辨证多分为以下类型：

（1）痰湿中阻证：多表现为颈项疼痛不适，可伴头晕头痛，活动时疼痛加重，全身困重，食欲差，脘腹胀满不舒，舌暗，苔白腻，脉弦滑。治以半夏白术天麻汤合二陈汤加减。方药：姜半夏12g、炒白术15g、天麻12g、陈皮9g、茯苓9g、炮姜9g、胆南星12g、郁金12g、枳实12g、炒白芍9g、炙甘草6g。

痰湿互相搏结，凝于项部，痹阻经络，故治宜化痰祛湿通络，方用半夏白术天麻汤合二陈汤加减。方中半夏苦温质燥，既能燥湿化痰，又能健脾和胃、降逆止呕，陈皮辛苦，性温而燥，行气和胃，燥湿化痰，共为君药；茯苓淡能渗湿化痰，甘能补脾，以除眩晕，为臣药；枳实、郁金行气破结，胆南星加强半夏化痰之功，炮姜和胃止呕化痰，白芍敛阴止痛，共为佐药；甘草调和诸药，为使药。诸药配伍，痰湿祛除而经络通畅，疼痛自除。

（2）痰瘀互结证：多为久病颈项痛，痛有定处。局部疼痛剧烈，呈针刺样或酸痛明显，拒按，项部活动受限；或局部肿胀，皮色紫暗。舌质紫暗，苔腻，脉弦涩而滑。患者久病耗气，气虚则血运不畅，瘀阻脉络；气虚水湿气化不利，聚而为痰，痰湿瘀阻互结。脉络受阻，气血运行不畅，不通则痛，故发本病。多选补阳还五汤合涤痰汤加减。方药：绵黄芪 30g、赤芍 15g、归尾 12g、川芎 12g、桃仁 9g、红花 6g、地龙 9g、葛根 12g、茯苓 12g、陈皮 9g、半夏 9g、枳实 12g、菖蒲 9g。

此方大补元气以生血，气旺则血行，瘀去络通，诸症自可渐愈。气虚无以推动气血，瘀阻脉络而痛；气虚无以濡养，经络失养而痛。气虚血瘀是导致疼痛、运动不利的主要原因。

（3）气血亏虚证：表现为颈项部酸痛无力，劳累后加重，可伴有头晕目眩，少气懒言，四肢乏力，心悸失眠，舌质淡或暗红，苔白或少苔、无苔，脉弦细或沉细弱。治疗以调气血、补肝肾为主。方选黄芪桂枝五物汤加味。方药：绵黄芪 30g、桂枝 15g、赤白芍各 12g、生姜 9g、当归 12g、鸡血藤 15g、大枣 4 枚。

此证患者多年老体衰，病程较长，素体气不足，无以推动血之运行，加之筋脉四肢失于温煦濡养，不荣则痛。方中绵黄芪为黄芪中上品，味甘性温，入肺、脾两经，补气力强，气能生血，气足则血旺；桂枝辛甘温，可温经通阳，散瘀止痛。桂枝得黄芪，散邪而不伤正，且使通脉温阳之力大增。《本草纲目拾遗》言鸡血藤可活血，暖腰膝，已风瘫；《饮片新参》言其可去瘀血，生新血，流利经脉，故为补血活血通脉之上品。赤白芍各半，赤芍重在活血，白芍偏于柔筋止痛。诸药合用，补益气血，诸症尽除。

2. 外治法　结合影像学检查，判断受压血管、颈椎曲度改变程度、增生程度、椎间孔狭窄程度，以及血流动力学改变程度、患者自觉症状等，辨别病势的轻重缓急，选用有针对性的治疗方法。

（1）若症状较轻，多使用手法治疗。

在无明显禁忌证的情况下，行自体牵引、斜扳旋转复位、坐位定点斜扳法、卧位平衡调节法，操作得当可取得立竿见影的效果。手法治疗常分为三类：①松解手法：多以推、擦、揉、滚、拿捏等法松解局部肌肉，解除肌肉紧张痉挛对颈椎椎体的牵拉，从而有利于颈椎曲度的恢复。②疼痛部位刺激法：主要应用点按、叩击手法，选取局部疼痛点，点按刺激经络，调节人体阴阳平衡，使之恢复正常。③整复类手法：主要采取牵引拔伸、旋转、侧扳等法，纠正骨缝错位，还纳髓核，解除椎动脉受压。治疗时一般先松解再整复，症状严重时辅以穴位刺激，疗效显著。

行手法复位时应当注意：力度因人而异，并与辨证、辨位结合起来，病有虚实之分，位有深浅之异，灵活运用；操作时心中有数，熟知局部解剖、正常活动范围，避免造成意外损伤；对于急病重病，应当手法轻柔，慢性劳损则可施力稍重，并根据患者反馈的信息随时调整；颈部肿瘤、骨折、结核者禁用手法治疗，骨质疏松、椎间孔明显狭窄、严重的脊髓型颈椎病等慎用手法治疗，操作需轻柔。

（2）若症状较重，则多使用针刀治疗（详见颈型颈椎病），松解关节突、棘突、上肢阳性点及颈上枕上项线，可取得满意疗效。

（三）神经根型颈椎病

1. 内治法　神经根型颈椎病的外因为风寒湿邪侵袭，痹阻经络，气血运行不畅；内因是先天禀赋薄弱，元气不充，气血亏虚。气血不足，正气亏虚，风寒湿邪乘虚而入，客于颈肩部经络，经络痹阻，不通则痛，故见颈肩疼痛，活动不利；痹病日久，瘀血入络，与风湿相搏，形成风湿瘀阻，闭塞经络，进而引起颈项僵硬；风湿阻络，气血亏虚，清阳不升，髓海失养，则见头晕、头痛，气血不足，筋脉失于荣养，故见肩背酸痛、手臂麻木等。本病多为外邪侵袭和慢性劳损，正气虚是发病的基础，外感六淫是发病之始因，辨证可分为两型：

（1）风寒湿痹证：表现为颈项部疼痛较轻、麻木较重，局部发凉，疼痛多为游走性，可向前臂放射，遇寒加重，得暖或抚摩则痛减，苔白，脉浮紧或滑。疾病早中期或体虚之人，肌肤卫阳不固，复因汗出当风，风寒乘虚袭于肌肤经络，痹阻于颈项部，气血运行不利，不通则痛，故见疼痛、局部发凉；因病程短，风寒湿邪仅侵袭肌表，故其痛较轻；又因风邪客于经络，故麻木较重，风性游走数变，故痛无定处；或因湿邪留滞于经络，肢体酸痛无力。选方独活寄生汤加减。方药：独活 12g、桑寄生 20g、秦艽 12g、防风 12g、当归 16g、白芍

12g、川芎9g、生地15g、杜仲12g、牛膝12g、党参12g、桂心3g。

本方寓意祛邪先扶正，正旺邪自除。此病患者多年老体虚，肝肾先虚，邪必乘虚深入，故以独活入肾经，搜伏风，使之外出；桂心入肝肾血分而祛寒；秦艽、防风为风药卒徒，周行肌表且胜湿。诸药合用，相得益彰，补正祛邪，入经搜络，病必当除。

（2）气虚血瘀证：属本虚标实之证，治疗以自拟方。方药：黄芪25g、桂枝15g、天麻15g、钩藤20g、葛根12g、乳香10g、没药10g、白芍12g、片姜黄12g、生姜8g、大枣6枚。

方中黄芪甘温益气，补在表之卫气、资生血之源，桂枝散风寒而温经通痹，与黄芪共为君药，共奏益气温阳、和血通经之功，桂枝得黄芪益气而振奋卫阳，黄芪得桂枝固表而不致留邪。天麻润而不燥，主入肝经，长于平肝息风、祛风止痛，钩藤味甘性凉，入肝、心经，清热息风定惊，二药合用，共奏清热平肝、息风止痉之功，凡肝风内动、头痛头晕、颈部不适之症，不论虚实，均为要药。现代研究表明，天麻和钩藤可增加血流量，降低血管阻力，改善血管功能，能有效缓解颈部及上肢疼痛、皮肤麻木症状。葛根解肌祛风，通经活络，鼓舞脾胃清阳之气上行，使津液得以上输颈项而舒缓筋脉，能有效缓解头晕、头痛、颈项僵硬疼痛。乳香辛温行气活血，没药苦以散瘀止痛，二药相伍，散结气，通瘀血，以调脏腑之气血、经络之瘀滞，有助缓解风湿瘀阻之颈项僵硬，肩背酸痛。白芍既能滋养肝血，柔筋止痛，以缓解颈肩筋脉挛急作痛，又能滋养肝阴，敛阴潜阳，以缓解风阳上扰，头痛眩晕。姜黄辛苦性温，归肝、脾经，破血行气，通经止痛，主治风湿痹痛。生姜辛温，疏散风邪，以助桂枝之力；大枣甘温，养血益气，以资黄芪、芍药之功；两者能和营卫，调诸药。诸药配伍精当，攻补兼施，寒热并用，散敛相合，升降双调，共同达到祛风除湿、活血化瘀、通络止痛、补益气血之效。此方成药即为颈痛消胶囊，可使大多数辨证为本虚标实的神经根型颈椎病得到很好的恢复。在此基础上，痰湿较重者加南星、半夏、橘红、菖蒲等；痰瘀阻滞者加桃仁、红花、胆南星、陈皮等；气血痹阻者加桃仁、红花、川芎、牛膝等；气虚血瘀者加黄芪、归尾、赤芍等。

2. 外治法　可应用牵引、针刺、推拿等方法，疗效显著。

（1）针药并用：针刺腧穴以疏通经脉、调和气血，配合电疗，两者作用互补，相得益彰；同时口服中药，以黄芪、当归、川芎、白术等补气活血，威灵仙、路路通、桑枝等消痹通络，白芷、羌活祛风除湿。诸法合用，通络除湿消痹，能获良效。

（2）局部湿热敷：可使药物直达病所，通过扩张局部血管、改善微循环、调节免疫功能及清除自由基作用，使局部致痛物质减少，起到祛风除湿、化瘀散结、利水消肿及疏经通络的作用，从而达到恢复力学平衡、缓解症状的目的。不论何种类型的颈椎病，只要辨证属于寒凝血瘀，均可使用舒筋活络洗剂及热敷散，每次 1 小时，每日 2 次，每剂药用 2 天，2 周为一个疗程。

（3）颌枕带牵引：可缓解颈部肌肉痉挛，松解神经根与周围组织的粘连，改善椎间组织血液循环，增加局部血流量，消除水肿；扩大椎间隙及椎间孔，减轻对神经根的压迫和刺激，促进病变组织的修复。

（4）适当制动：颈围保护可限制颈部过多活动，增加颈部的支撑力，减轻椎间隙压力，有利于恢复。症状未缓解或症状缓解不超过 1 周的患者，不宜进行伸肌增强锻炼，应强调休息，使用颈围保护，适当制动。

四、预防与调护

（一）调整枕头高度

合适的枕头对颈椎病的防治起重要作用。过高的枕头常使颈部处于强迫屈曲位，使颈后部软组织长期处于牵拉状态而造成劳损，影响颈椎的稳定；枕头过低或不用枕头仰卧位睡眠时，颈椎曲度减小，甚至反张，造成椎间关节劳损，加速颈椎的退行性变。应选择柔软的圆枕，高度以压缩后略高于自己的拳头（10～15cm）为宜。枕头放置于颈后方，不要放在后枕部，以免抬高头部，使颈部肌肉疲劳，颈曲变小或反张。

（二）改变不良姿势

不宜长时间低头伏案或仰头看书和工作。长时间低头或仰头都可破坏颈椎的生理平衡，造成颈椎周围软组织劳损或肌肉、韧带、关节囊松弛，影响颈椎的稳定。每工作或学习 0.5～1 小时后适当活动颈部。

（三）防止外伤

尽量避免或减少颈部外伤的发生。外伤可使颈部肌肉、韧带、关节囊、椎间盘等出血、水肿，可以发生机化、钙化或骨化，加快或导致颈椎病的发生。

（四）功能锻炼

加强颈部功能锻炼能增强肌力，防止关节囊痉挛，松解滑膜粘连，缓解症状。持久锻炼，可使病变程度减轻。

（五）保暖

颈部受凉导致风寒束颈，易使颈部软组织紧张挛缩而致病。因此，空调、电风扇不要直吹颈部，寒冷天气应该注意颈部保暖。

颈椎病病程长，反复发作，临床表现复杂，以非手术治疗为主。多数患者预后良好；神经根型颈椎病预后不一，其中麻木型预后良好，萎缩型较差，根痛型介于两者之间；椎动脉型颈椎病多发于中年以后，对脑功能的影响较严重，对肢体功能影响较小，有的椎动脉型颈椎病患者终因椎基底动脉供血不足形成偏瘫、交叉瘫，甚至四肢瘫；脊髓型颈椎病对患者的体力损害较为严重，如不积极治疗，多致终身残疾，但对脑功能的影响小。临床上应详询病情、详细查体，做到早期诊断、针对性治疗，以免延误病情。

第二节　腰椎间盘突出症治疗经验

腰椎间盘突出症是由于腰椎间盘各部分（髓核、纤维环及软骨板）退变后，在外力的作用下，纤维环破裂，髓核突出刺激或压迫神经根、马尾神经等组织，而出现腰痛，一侧下肢或双侧下肢麻木、疼痛等一系列临床症状。腰椎间盘突出症以 L4～5、L5～S1 发病率最高，约占 95%，多见于青壮年，是骨科临床常见病、多发病，属中医学“腰痛”“腰腿痛”“痹证”范畴。

一、病因病机

椎间盘由纤维环、髓核和软骨板三部分组成，随着年龄的增长，椎间盘发生退行性变，髓核的含水量降低、弹性下降，使椎间隙变窄，韧带松弛，引起椎体失稳、松动，纤维环的病变表现为坚韧度降低，不能有效约束髓核，加之椎间盘在成年以后缺乏血液循环，自身修复能力变差，在外力因素（如扭伤、搬重物、受寒、受潮、腰部姿势不正确等）的作用下，诱发椎间隙压力升高，使纤维环破裂，髓核突出，压迫和刺激硬脊膜和神经根，或者由于纤维环断裂，机体产生的糖蛋白在新生血管中发生免疫反应，刺激神经，从而引起腰腿疼痛。

劳逸不当、气血筋骨活动失常是本病发生的机理。本质为肝肾亏虚，不能濡养筋骨，肝主筋，肾主骨，肝肾亏虚则筋骨懈惰，无力束骨；或风寒湿邪侵入，或瘀血阻滞，邪着经络，或跌打损伤，筋脉不和，气血运行失调，不通则痛。

二、辨证辨病

（一）临床表现

1. 病史　腰椎间盘突出症多有腰部扭伤史。

2. 症状　主要症状是腰痛和下肢放射痛，伴有下肢麻木、冷感、肌力减退，常因咳嗽、打喷嚏、用力排便而加重，有时伴有马尾神经症状，如会阴部麻木、大小便障碍或双下肢不完全性瘫痪、男子阳痿等。

3. 体征　因椎间盘突出部位与神经根之间的关系不同而表现为腰椎弯向健侧或患侧，腰部活动受限，腰椎间隙压痛、放射痛，竖脊肌痉挛。直腿抬高试验阳性，直腿抬高加强试验阳性。有时伴有感觉障碍、肌力下降，膝腱反射、跟腱反射减弱或消失，足背伸力减弱，以患肢踇背伸肌肌力减弱最为显著。

患者仰卧，两腿伸直，在保持膝关节伸直的情况下，分别做直腿抬高动作，测量抬高时无痛的角度，如有神经根受压时，可出现直腿抬高明显受限，一般多在60°以下即出现受压神经根支配区疼痛，为直腿抬高试验阳性。当出现疼痛时将下肢降低5°～10°至疼痛消失，并将足背屈，疼痛再度出现为直腿抬高加强试验阳性。

（二）辅助检查

临床诊断必须结合CT或MRI等影像学检查综合考虑。近年来，随着健康体检的普及，常发现部分人有腰椎间盘突出的影像学表现，但没有典型的临床症状和体征，不能诊断为腰椎间盘突出症。

（三）辨证分型

临床上将腰椎间盘突出症分为肝肾亏虚、气滞血瘀、寒湿痹阻、湿热蕴积四型。

三、治疗方法

（一）内治法

1. 肝肾亏虚证

证候：腰膝酸痛，劳累后加重，休息后缓解，头晕耳鸣。偏阳虚者，面色㿠白，四肢发凉，少气懒言，舌质淡，脉细沉；偏阴虚者，咽干口渴，面色潮红，心烦失眠，多梦盗汗，手足心热，倦怠乏力，舌红少苔，脉弦细。

治法：补肝益肾，解痉止痛。

方药：虎潜丸加减。

组成：知母 15g、黄柏 10g、龟甲（炙）10g、熟地 15g、陈皮 10g、杜仲 15g、牛膝 10g、白芍 10g、锁阳 15g、独活 10g、葛根 10g、山药 15g。

方中黄柏泻相火而坚阴，知母滋阴润燥，二药配伍能泻相火、补肾阴；龟甲、熟地、白芍滋阴；锁阳兴阳固精、强阴益髓；杜仲、牛膝强筋健骨；葛根配伍白芍解痉止痛。全方具有补肝益肾、解痉止痛之功效。偏阳虚者可加鹿茸 10g、九香虫 3g；偏阴虚者可加女贞子 20g、枸杞子 10g。

2. 气滞血瘀证

证候：腰腿疼痛如刺，痛有定处，日轻夜重，翻身困难，舌质淡紫或有瘀斑，舌底脉络迂回，脉弦紧或涩。

治法：活血化瘀，行气止痛。

方药：血府逐瘀汤加减。

组成：柴胡 15g、枳壳 10g、桃仁 10g、红花 15g、当归 10g、白芍 10g、葛根 15g、牛膝 10g、杜仲 15g、川芎 15g、生地 10g、狗脊 15g、土鳖虫 10g、水蛭 10g。

方中柴胡、枳壳理气行气，枳壳破气，有冲墙倒壁之功，取气行则血行之意；桃仁、红花、当归、白芍、川芎活血化瘀；土鳖虫、水蛭破血逐瘀而止痛；牛膝、杜仲、狗脊强腰健肾；葛根、白芍解痉止痛。全方具有活血化瘀、行气止痛之功效。疼痛较剧者加乳香 10g、没药 10g、延胡索 10g；下肢麻木者加威灵仙 15g。

3. 寒湿痹阻证

证候：腰腿冷痛，转侧不利，静卧疼痛不减，得温则减，受寒及阴雨天加重，肢体发凉，恶寒，舌质淡，苔白或腻，脉沉紧或缓。

治法：祛风散寒，除湿止痛。

方药：独活寄生汤加减。

组成：独活 10g、桑寄生 15g、川芎 15g、杜仲 10g、细辛 3g、党参 15g、秦艽 10g、附子 10g（先煎）、白芍 20g、茯苓 15g、当归 15g、葛根 30g、防风 10g、蜈蚣 2 条、全蝎 3g（冲服）、甘草 6g。

方中独活善行血分，祛散内里之风，下行治疗腰膝痹痛；桑寄生祛风湿，强筋骨，养血；川芎活血行气，祛风止痛；葛根、白芍解痉止痛；细辛温通宣散，内外兼顾，温阳散寒，除痹止痛；秦艽祛风除湿，通经止痛；防风为“风药之润剂”，为治风通用之品，可祛除周身之风，散寒止痛；党参、茯苓健脾除湿；全蝎祛风镇痉，通经止痛，蜈蚣息风止痉，通络止痛，二药合用走窜搜剔，能入络搜剔深在之风寒，通络止痛之功效倍增。下肢麻木者加威灵仙 15g；疼痛较重者加乳香 10g、没药 10g。

4. 湿热蕴积证

证候：腰部疼痛，腿软无力，痛处伴有热感，遇热或雨天痛增，活动后痛减，恶热口渴，小便短赤，苔黄腻，脉濡数或弦数。

治法：清热利湿，通痹止痛。

方药：七味苍柏散加减。

组成：当归 15g、白芍 10g、葛根 30g、羌活 15g、白术 15g、知母 10g、苍术 10g、黄柏 15g、牛膝 15g、薏苡仁 30g、杜仲 15g、川芎 15g。

方中当归补血活血，行气止痛；葛根、白芍解痉止痛；苍术苦燥性温，辛香发散，内可燥湿健脾，外可祛风散寒；黄柏清上炎之火而坚真阴；羌活祛风除湿，通痹止痛；牛膝、杜仲强筋骨、补肝肾。全方具有清热利湿、通痹止痛之功效。热盛者加栀子 15g、黄连 10g；湿热交蒸、瘀阻血脉而疼痛较剧者加乳香 10g、没药 10g；伴纳差等脾失健运者加党参 15g、茯苓 15g；肝肾不足者加龟甲 10g。

（二）外治法

1. 牵引　牵引可以减少运动刺激，有利于组织充血、水肿的吸收、消退，还可缓解肌肉痉挛，减轻椎间压力。腰椎牵引可使腰椎间隙增宽，其内形成负压，并使后纵韧带紧绷，有利于突出的髓核部分还纳或改变其与神经根的关系。椎间隙的增大，关节突关节的牵拉，使椎间孔恢复正常的外形，从而解除对神经根的挤压。采用水平牵引，重量以患者能够耐受为宜（常以自身体重的一半作为牵引重量，根据患者的耐受情况逐渐增加），每次牵引 20～30 分钟，每日 1 次，2 周为一个疗程。

2. 理筋　理筋手法可以缓解肌肉痉挛，扩张血管，加快血液循环，调节脊柱周围软组织的平衡。

患者取俯卧位，术者点揉脊柱及下肢两侧腧穴，如大肠俞、肾俞、环跳、殷门、委中、承山、阳陵泉、阴陵泉等穴；按揉背、腰、骶部两侧肌肉，用一指禅点按痛点；按揉脊柱正中棘上韧带；沿脊柱两侧足太阳膀胱经从上至下平推至足跟。手法要轻柔，避免刺激神经根。

3. 热敷 用热敷散进行局部热敷，每次1小时，每日2次，2周为一个疗程。热敷散可行气活血、舒筋通络，改善局部水肿，有利于缓解肌肉痉挛疼痛。

（三）整复法

1. 侧卧斜扳法 患者侧卧，患侧在上，健侧下肢伸直，髋关节后伸，患肢屈膝、屈髋。术者站于患者面前，一前臂置于患者肩前方向外推，另一前臂置于患者臀部向内扳，反复晃动，使腰椎逐渐扭转，调整晃动幅度及力度，使扭转中心正好落在病变腰椎节段上，然后逐渐加大斜扳的力度，至弹性固定时突然用力扳动，常可听到“咯哒”声响，表示复位成功。扳动要一气呵成，不可使用暴力。

2. 定点旋转复位法 患者取坐位，骑跨在治疗凳上（治疗凳特制，可固定患者双足）。术者坐在患者背后的可移动椅子上，先用示、中两指沿腰椎棘突两侧上下滑动，找出偏斜之棘突，一手拇指抵住偏凸之棘突，另一手从患者腋下穿过，扣住患者颈项部使腰部缓慢前屈旋转，感棘突有微动时加大用力，同时推动棘突复位，常可听到“咔哒”声，表示复位成功，再检查棘突有无偏斜，如有可再复一次位。

3. 全麻下侧位斜扳法 此法必须在手术室进行，全麻生效后，患者由仰卧位改为侧卧位，患侧在上，方法同侧位斜扳法。如为中央型突出症见双下肢麻木、疼痛者，可双侧分别斜扳，斜扳完毕后，由两位助手分别按住患者腋窝做对抗牵引，术者分别牵引双侧下肢并进行上下抖动、左右摇摆。患者术后卧床1周。此法对于无椎管内神经根粘连且突出物无钙化者，效果显著。需要特别注意的是，在操作过程中，需要麻醉师密切配合，并有专门助手保护患者头颅及颈椎，防止在颈部肌肉完全松弛的情况下，由于体位改变引起颈椎及颈部软组织损伤。

（四）功能锻炼

1. 直腿抬高 仰卧于床上，主动直腿抬高至极限位置，保持15～30秒后缓缓放下，双下肢交替进行，每日50次。锻炼下肢肌肉，防止萎缩。

2. 五点拱桥式 平卧于床上，屈肘屈膝，用头部、双肘、双足作为支点，弓形撑起背部、腰部、臀部及下肢，停留10～30秒后放松，再撑起，每日50次。锻炼腰背肌肉力量，加强脊柱的稳定性。

四、预防与调护

《素问·脉要精微论》云:“腰者,肾之府,转摇不能,肾将惫矣。”《景岳全书》云:“腰者肾之外候,一身所恃以转移阖辟者也。盖诸脉皆贯于肾而络于腰脊,肾气一虚,腰必痛矣。”腰为肾之府,是精气所藏之处。若久病使肾气亏虚,失其所藏之本,必会产生腰痛。故预防方面应处处护肾、饮食有节、起居有常。《素问·宣明五气》云:“久立伤骨,久行伤筋。”因此要劳逸结合,定期进行健康检查,做到早诊断、早治疗、早预防。纠正不良的读写姿势,长期伏案工作或司机等特殊职业者要加强腰背肌的锻炼,改善骨、关节、韧带的血液循环,增加骨的强度和软组织的韧性。强有力的背部肌肉可预防腰背部软组织损伤,有助于减轻腰椎间盘的压力。

第三节　膝骨关节炎治疗经验

膝骨关节炎是以软骨病变为核心,累及骨质、滑膜、关节囊、韧带等多组织的慢性病。临床上以膝关节疼痛、僵硬、活动受限为主要症状。好发于中老年人,女性多于男性。随着我国人口寿命的普遍延长,发病率呈上升趋势。本病属于中医学“痹证”范畴。

一、病因病机

(一)肝肾亏虚为本

肝肾亏虚是本病发生的根本。肝肾亏虚,气血不能化生精髓以养骨脉,肝主筋,肾主骨,肝肾亏虚则筋骨失养,风寒湿邪易于侵入,留滞于筋脉关节而发病。

(二)痰瘀互结为标

痰湿的产生与脾、肺、肾三脏关系密切。脾为生痰之源,肺为贮痰之器,肾主气化,外感六淫,内伤七情,饮食不节,脏腑气化功能失常,津液代谢失常,聚而成痰,留窜于骨节筋络,致脉络瘀阻。肝肾亏虚,气血生化无源,精血亏少,不能充盈脉络,气血运行不畅而形成瘀血。风寒湿邪侵袭,寒性凝滞,寒主收引,则经脉滞涩。湿性重浊,侵袭人体黏滞不去,致气血运行不畅而形成瘀血。

二、辨证辨病

(一)临床表现

多发于50岁以上中老年人,主要症状是疼痛、屈伸不利、肿胀、沉重、畸形、功能障碍等。疼痛有始发痛、负重痛、主动活动痛和休息痛等特点,多与天气变化有关。屈伸不利在早、中、晚期均可出现,早期屈伸不利程度较轻。

(二)诊断标准

1. 西医诊断标准　目前膝骨关节炎的诊断标准多采用中华医学会骨科学分会《骨关节炎诊疗指南(2018版)》中膝骨关节炎诊断标准:①近1个月反复出现膝关节疼痛;②X线摄片(站立或负重位)示关节间隙变窄,软骨下骨硬化和/或囊性病变,关节边缘骨赘形成;③年龄≥50岁;④晨僵≤30分钟;⑤活动时有骨摩擦音(感)。满足①+②、③、④、⑤中的任意2条,可诊断膝骨关节炎。

2. 中医诊断标准　参照《中药新药临床研究指导原则》:①初期膝关节隐隐作痛,屈伸不利,轻微活动稍缓解,气候变化加重,缠绵不愈;②起病隐匿,发病缓慢,多见于老年人;③膝关节轻微肿胀,常有“喀嚓”声,伴有耳鸣、腰酸、舌质淡红、苔白、脉细或弱;④X摄片示关节间隙狭窄,软骨下骨质硬化,边缘唇样改变,骨赘形成,骨质疏松。

(三)鉴别诊断

根据症状、体征、影像表现可诊断膝骨关节炎,需与类风湿关节炎、化脓性关节炎、结核性关节炎、痛风、半月板损伤、髌骨软化症、膝关节滑膜皱襞综合征等鉴别。

(四)辨证分型

膝骨关节炎分为实证和虚证,早、中期多为实证,为风、寒、湿、瘀、痰导致局部气血闭阻,不通则痛;中、后期由于气血闭阻,不能濡养筋脉,不荣则痛,由于骨赘形成,关节囊挛缩,关节变形,可加重疼痛。

根据临床表现的不同,可把膝骨关节炎分为四型:①肝肾亏虚型,以膝关节隐隐作痛、腰膝酸软为特点;②寒湿瘀阻型,以膝关节疼痛,得温则舒,遇寒加剧为特点;③痰瘀阻滞型,以关节刺痛、痛有定处为特点;④湿热蕴积型,以关节肿胀、关节内有积液为特点。

三、治疗方法

（一）内治法

1. 肝肾亏虚型

证候：膝关节隐隐作痛，不能久行，腰膝酸软，少气懒言，精神疲乏，舌淡，苔薄白或无苔，脉沉细无力。

治法：补肝益肾，补气养血。

方药：益肾蠲痹丸加减。

组成：熟地黄15g、当归12g、淫羊藿10g、骨碎补15g、黄芪20g、牛膝10g、肉苁蓉12g、白芍20g、葛根30g、枸杞子12g、延胡索10g、甘草6g。

方中熟地具有补血、滋阴、生津的作用；当归补气活血，行气止痛；淫羊藿补肾阳，强筋骨，祛风除湿；肉苁蓉补肾阳，益精血；骨碎补、牛膝补肝益肾，强筋壮骨；黄芪补气固表，壮筋骨，长肉补血；葛根、白芍解痉止痛；枸杞子滋补肝肾之阴虚，以制淫羊藿、延胡索、肉苁蓉、骨碎补之辛热，使阴阳双补；白芍配甘草即《伤寒论》中的芍药甘草汤，缓急止痛。全方具有补肝益肾、补气益血、强筋健骨止痛的作用。偏肾阳虚者加鹿茸10g；偏肾阴虚者加龟甲10g；偏气虚者加党参15g；偏血虚者加鸡血藤20g；寒湿者加肉桂15g；湿热者加黄柏15g；瘀血者加桃仁10g；痰阻者加半夏10g、白芥子10g。

2. 寒湿瘀阻型

证候：膝部肿胀，沉重酸软，屈伸不利，遇天气变化加重，昼轻夜重，得热稍减，苔淡，苔白，脉沉细缓。

治法：祛风散寒，除湿止痛。

方药：独活寄生汤加减。

组成：独活15g、桑寄生15g、杜仲10g、牛膝10g、细辛3g、茯苓10g、附子10g（先煎）、防风6g、川芎10g、党参15g、当归15g、白芍15g、熟地黄15g、秦艽10g、荆芥10g、甘草6g。

方中独活辛散苦燥，散在里之伏风，具有散寒止痛、祛风除湿之功效，尤宜治疗腰膝关节疼痛，桑寄生祛风湿、强筋骨、补血，二药同用，能益肾强筋、祛风除湿、宣痹止痛，具有扶正与祛邪并施、标本兼顾之意；秦艽、防风、荆芥祛湿止痛；杜仲补肝肾，强筋骨；牛膝逐瘀通经，通利关节，消肿止痛，引药下行；当归、熟地、白芍养气和血，血行风自灭；附子辛热，补火助阳，散寒止痛，走而不守，能温筋通络，逐经络中风寒湿邪，细辛辛温，性升浮，具有发散风寒之功，通肾气，能蠲痹止痛，二药合用，能温通宣散，内外兼顾，温阳散寒，除痹止痛；党参、茯苓健脾益气，濡养筋骨；川芎活血行气，祛风止痛，为血中之气药；白芍配甘草缓急止痛。全方具有祛风散寒、除湿止痛的功效。疼痛游走不定者属行痹，加威灵仙 15g、木瓜 10g；疼痛遇寒加重、得温则减者属痛痹，加肉桂 10g；疼痛沉着肿胀者属着痹，加泽泻 10g、泽兰 10g。

3. 痰瘀阻滞型

证候：膝关节刺痛，痛处固定，关节畸形，活动不利，舌暗，舌底脉络迂曲，苔白或腻，脉沉。

治法：化痰祛瘀，行气止痛。

方药：桃红四物汤加减。

组成：桃仁 15g、红花 15g、白芍 10g、川芎 10g、当归 15g、熟地 15g、牛膝 10g、黄芪 20g、赤芍 10g、延胡索 10g、淫羊藿 10g、鸡血藤 15g、制天南星 10g、白术 10g、茯苓 15g、杜仲 10g。

方中桃仁味苦、甘，苦能泻降导下以破血，甘能和畅气血以生新，然破瘀之力较大，能破血行瘀，为行瘀通经之常用药，走而不守；红花活血通经，消肿止痛；当归、熟地、白芍、川芎为四物汤，是补血的基本方，熟地、白芍补血，当归、川芎行血；黄芪补气固表，气行则血行，且能壮筋骨、补气血；牛膝活血通络，补肝肾，强筋骨，并能引血下行，寓补于通；赤芍、延胡索活血化瘀，行气止痛；淫羊藿补肾壮阳，祛风除湿，坚筋骨；鸡血藤补血活血，舒筋活络；白术补气健脾；制天南星燥湿化痰；茯苓利水渗湿除痰；杜仲补肝益肾，强筋骨。全方共奏化痰除瘀、行气止痛之功。疼痛重者加乳香 10g、没药 10g；肿胀重者加泽兰 10g、白芥子 10g。

4. 湿热蕴积型

证候：膝关节疼痛、肿胀，皮温较高，伸屈不利，关节内有积液，舌红，苔白腻，脉濡。

治法：清热利湿，消肿止痛。

方药：四妙丸加减。

组成：苍术 10g、黄柏 10g、薏苡仁 30g、川牛膝 15g、泽兰 10g、泽泻 10g、茯苓皮 15g、知母 15g、半夏 10g、滑石 20g、补骨脂 10g、生地 15g、牡丹皮 10g、狗脊 10g、川续断 15g、甘草 6g。

方中苍术芳香燥烈，外可散风湿之邪，内能化湿浊之邪，具有燥湿健脾、祛风散寒之功效，黄柏苦寒，善除下焦湿热，清上炎之火而坚真阴，具有清热燥湿之功，二药合用，有清热除湿、除痹止痛之功；薏苡仁清热利湿，利水消肿，舒筋除痹；川牛膝逐瘀通经，滑利关节，消肿止痛；泽兰、泽泻、茯苓皮、滑石活血化瘀，利水消肿，除湿健脾；知母清热泻火，滋阴润燥；生地清热凉血；牡丹皮清热凉血，活血散瘀；补骨脂、狗脊、川续断补肝肾，强腰膝，通血脉，祛风湿。全方具有消热利湿、消肿止痛之功效。热重者加金银花 30g、蒲公英 30g；肿盛者加冬瓜皮 15g。

（二）外治法

1. 手法

（1）推拿舒筋：患者仰卧，膝关节下垫枕放松。术者用拇指和大小鱼际反复按摩膝关节周围肌腱，弹拨膝关节内外侧肌腱，彻底放松股四头肌及下肢内外侧肌肉。

（2）点穴舒经：用一指禅点拨膝眼、梁丘、血海、委中、足三里、阴陵泉、阳陵泉，以通经络，畅血脉，止痹痛。

（3）松解髌骨：用拇指及其余四指按住髌骨上下极，按从外向内—从内向外—从上到下—从下到上的顺序有节律地拨动髌骨，松解粘连，然后五指抓住髌骨有节律地上下弹拨，以松解髌股关节。

（4）屈伸松膝：被动屈伸膝关节，或伸直膝关节到最大限度后保持 3～5 分钟。

间隔一日施术一次，15 次为一个疗程。

2. 针刀疗法　膝骨关节炎中晚期疼痛伴屈伸不利者，应用针刀可舒筋活络，缓解粘连，改善关节囊及韧带的不良应力，纠正力线，阻断骨性关节炎的进一步发展。

（1）体位：一般取仰卧位，膝关节下垫枕，使膝关节屈曲 70°～80°。

（2）选点：选取膝关节周围及髌骨周围关节间隙的异常压痛结节或条索状物，每次 4～6 个点，用龙胆紫做标记。

（3）操作：术前常规消毒，铺无菌巾，戴无菌手套，用 2% 利多卡因 5ml 加注射用水 5ml 局麻。术者左手固定皮肤，右手持刀，垂直于关节间隙或髌骨缘先做纵向分离，必要时再做横向分离，感刀下松软后即可出针。压迫止血，待无出血后用创可贴覆盖。若 MRI 示有软骨下骨缺血性改变者，可用自制针刀，沿股骨内髁及胫骨内侧髁等处进行减压。每周1次，3次为一个疗程。

3. 中药热敷　用热敷散治疗膝骨关节炎具有良好的疗效。

4. 局部注射　膝骨关节炎的常见压痛点有：①髌股区：髌骨后面与股骨髌面形成关节的区域；②内侧区：胫骨髁间隆突内侧的胫骨平台与股骨内髁形成关节的区域；③外侧区：胫骨髁间隆突外侧的胫骨平台与股骨外髁形成关节的区域；④中间区：胫骨髁间隆突区域；⑤腘窝外侧区：股二头肌肌腱附着区域；⑥腘窝内侧区：半腱肌、半膜肌肌腱附着区域。

局部封闭常用复方倍他米松注射液（得宝松）或曲安奈德注射液1ml，配2%利多卡因注射液1ml，根据具体情况可酌加维生素B_{12}注射液1ml。定位膝部最痛点，常规消毒，呈扇形注射药液，用输液贴贴敷针眼处，嘱患者制动休息10分钟后方可离开。

复方倍他米松注射液或曲安奈德注射液为长效糖皮质激素类药物，能产生强烈的抗炎、抗过敏作用。痛点局部注射能较快去除炎症反应，减少渗出，对膝骨关节炎引起的关节疼痛、肿胀有较好的治疗作用，但糖皮质激素可能加重关节软骨的损伤，因此不能久用或大剂量应用。

5. 关节腔注射　关节腔注射常用的药物是玻璃酸钠。患者仰卧于检查床上，患侧下肢伸直呈180°，患膝腘窝处加高10cm软垫。髌骨上缘与髌骨后间隙的交点即为进针部位。常规消毒，将针垂直进入患侧膝关节髌上囊，将药液推入关节内，拔针后用输液贴贴敷针孔处，嘱患者前后摇摆患侧小腿，使药液充分进入关节腔内。进针速度要快，推液速度要适中，拔针速度要快。

玻璃酸钠能修复软骨和滑膜表面被破坏的屏障，防止骨基质进一步破坏消失；能改善病理情况下滑液的生理功能，使其产生润滑作用，减少关节运动及组织滑动产生的摩擦，增大关节的活动范围；能抑制滑膜及滑膜下的痛觉感觉器与感觉纤维的兴奋性，可缓解关节疼痛；对细菌、毒素、免疫复合物等的侵入起保护性屏障作用，保护软骨和滑膜免受破坏。

四、预防与调护

膝骨关节炎是一种慢性渐进性发展的疾病。其发展过程隐匿，早期无明显症状，但关节软骨的病变是不可逆的。因此，早发现、早治疗，特别是早预防起着关键性作用。

（一）饮食调护

均衡饮食，种类宜丰富，忌食高糖食物、高脂食物、动物内脏等，忌酒及碳酸饮料，多食高蛋白、高钙食物及饮品，如瘦肉、牛奶、豆浆等。

（二）生活起居调护

防寒保暖，避免膝关节受凉，尤其在炎炎夏季，空调风扇切不可直吹膝关节，应给予相应的防护，秋冬季节应使用护膝保暖。

（三）合理运动

适量运动，选择对膝关节磨损较小的运动方式，如平地行走、坐位踏车等，避免登山、跳广场舞等对膝关节不利的运动方式。量力而行，切不可贪多。

预防应顺四时、适寒温，合理调配饮食，使体内阴阳平衡。保持适当运动，减少关节负重。发生膝骨关节炎后，采取食补与药疗相结合的方法，使膝骨关节炎早日康复或延缓发展。

第四节　股骨头缺血性坏死治疗经验

股骨头缺血性坏死又称股骨头无菌性坏死，可分为创伤性股骨头缺血性坏死与非创伤性股骨头缺血性坏死两大类。创伤性股骨头缺血性坏死多见于股骨颈骨折后；非创伤性股骨头缺血性坏死的发病原因多种多样，多数与过量糖皮质激素的使用或长期酗酒有关，也有少部分患者找不到发病原因，称为特发性股骨头缺血性坏死。

本病好发于20～50岁，双侧患病者占70%以上，多数历经坏死、修复、塌陷、骨关节炎的病理过程，表现为疼痛、功能障碍、行走困难等一系列临床症状，严重影响患者的劳动能力与生活质量，双侧患病者可严重致残，因此越来越受到医学界的重视。

中医学典籍中无股骨头缺血性坏死这一病名的直接记载，根据其症状、体征与发病机制，多数学者认为当属“骨蚀”“骨痿”“骨痹”等范畴，发病部位在髋部。如《灵枢·刺节真邪》曰：“虚邪之入于身也深，寒与热相搏，久留而内着，寒胜其热，则骨疼肉枯，热胜其寒，则烂肉腐肌为脓，内伤骨，内伤骨为骨蚀。”

一、病因病机

(一)中医病因病机

筋、骨、肉与肝、肾、脾、胃的关系最为密切。肾为先天之本，主骨生髓，肾健则髓充，髓满则骨坚；反之，则髓枯骨痿。肝主筋藏血，与肾同源，若肝血亏损，疏泄失职，则藏运不周，营养不济，可引起筋脉失养，筋骨不利，从而导致筋挛、筋弛及骨痿、骨蚀。脾胃为后天之本，气血生化之源，脾健胃和，则水谷腐熟，以化气血，以行营卫；若土失健运，生化无源，则筋骨肌肉皆无气以生。

本病的发病过程中气滞血瘀起着关键性的作用并贯穿始终，其他证型多为兼证。

1. 气滞血瘀　激素为药邪，酒精为湿热之邪，脉络屡受邪毒戕伐，气血运行不畅，久则气滞血瘀，发为骨蚀。或外力所伤，骨断筋损，气滞血瘀，脉络瘀阻，骨失所养，则为骨蚀。

2. 肝肾亏虚　激素(药邪)味入营血，酒性辛窜，久服均易伤肝肾，肝虚不能藏血，肾虚不能生髓养骨，发为骨蚀。

3. 痰湿蕴结　长期酗酒、嗜食膏粱厚味，易生湿热、化痰，痰湿互结，蕴阻于内，致气滞血瘀，精耗髓伤，骨失濡养而发病。

综上所述，本病的病因病机主要包括瘀、痰、虚三方面。其中瘀(血)、痰(浊)为实、为标，肝肾气血虚为虚、为本。

(二)西医病因病理

1. 病因　所有能引起骨缺血性坏死的病因都可引起股骨头缺血性坏死。通常将病因分成两大类。①创伤性：以股骨颈骨折最常见；②非创伤性：以激素性和酒精性较多见，尚有部分坏死找不到病因，称为特发性股骨头缺血性坏死。这些病因的共同特点是损害了股骨头的血液循环。

(1)创伤性股骨头缺血性坏死：以创伤后股骨颈骨折为例介绍创伤性股骨头缺血性坏死的发病原理。

正常股骨头的血液供应主要来自：①后上支持带血管，即外骺动脉；②后下支持带血管，即下干骺端动脉；③圆韧带血管，即内骺动脉。其中以后上支持带血管最为重要，供应股骨头血供的外上2/3。

股骨颈骨折后，由于供应股骨头血液循环的主要血管损伤，极易造成股骨头缺血性坏死，文献报道发生率达23%～86%。股骨颈骨折后是否发生股骨头缺血性坏死与下列因素有关：①年龄：儿童和青壮年的发生率较老年人高。主要原因是儿童和青壮年发生股骨颈骨折所受的暴力较老年人大，骨折错位明显，血管损伤严重。②骨折线的高度：骨折线越靠近股骨头，缺血性坏死率越高。因外骺动脉沿股骨颈后上方头下横线远侧进入头部，因此，骨折线如在该横线近侧或通过该横线，则该血管断裂，坏死率增高。根据报道，头下型骨折坏死发生率为2/3。③骨折端原始移位程度：原始移位重者，供养股骨头的血管损伤的机会增多，坏死率亦增高。④骨折后的复位与内固定：骨折后复位和内固定时间延迟，缺血性坏死率亦随之增加。早期手术者即使坏死也属部分坏死，出现坏死的时间亦晚；而延期手术者，其坏死往往属全头性，且坏死出现较早。此外，复位和内固定质量的好坏也与坏死率、坏死程度、坏死发生的时间有关。

（2）非创伤性股骨头缺血性坏死：股骨头缺血性坏死与长期使用大剂量糖皮质激素、酗酒有关，也有少数患者找不到明确原因。

糖皮质激素的应用日趋广泛，涉及全身各系统疾病的治疗。常见需要使用糖皮质激素治疗的疾病包括系统性红斑狼疮、肾小球肾炎、特发性血小板减少性紫癜、白血病、病毒性脑炎、皮肌炎、重症肌无力、哮喘、器官移植术后（肾移植、骨髓移植）等。临床上因滥用激素而造成骨缺血性坏死的病例屡见不鲜，这种情况应引起高度重视。

（3）儿童反复发作的髋关节滑膜炎是引起儿童股骨头缺血性坏死的常见原因。可能是髋关节腔有积液，关节腔内压增高，关节囊滑膜层炎性反应，致供应股骨头的动脉血管受压，而导致股骨头缺血。

（4）激素性股骨头缺血性坏死与糖皮质激素使用的时间、剂量有关，但量效、时效关系的个体差异很大。

（5）长期酗酒是引起本病的另一个常见原因，发病危险因素与每天酒精摄入量及持续时间有关。

（6）其他与本病发病有关的因素包括减压病、血红蛋白病、放射治疗，以及胰腺疾病、高尿酸血症、动脉硬化等。

总之，不论是创伤性还是非创伤性股骨头缺血性坏死，其发病机制都与血液循环障碍有关，或者说“缺血”是本病的基本病理。缺血包括动脉供血不足和静脉回流障碍两方面。而骨内压力的增高会加快骨的坏死，应力作用下会导致股骨头塌陷。

2. 发病机制 本病西医学发病机制尚不清楚，目前有以下学说：

（1）脂肪栓塞：长期服用糖皮质激素可使脂肪在肝脏沉积，造成高脂血症和全身脂肪栓塞，由于股骨头软骨下骨终末动脉管腔很小，脂肪球易于黏附在血管壁上，造成血管栓塞，或骨髓内骨细胞被脂肪占据，脂肪细胞肥大并融合成片，使骨髓内生血细胞死亡；酒精中毒可导致脂肪肝或脂质代谢紊乱，使骨细胞发生脂肪变性坏死，最终发生股骨头缺血性坏死。

（2）骨内小动脉损害：激素性股骨头缺血性坏死患者，原来往往存在血管炎为特征的疾病，而小动脉通常是血管炎和糖皮质激素的靶器官，表现为血管内膜炎、血管壁损伤、出血等，导致股骨头供血障碍，发生坏死。

（3）骨内小静脉淤积、骨内高压：长期使用糖皮质激素能增加髓内脂肪体积，造成髓内有限的空间压力增高、静脉回流受阻、股骨头血供减少；而股骨头微循环障碍造成的缺氧又引起髓内组织渗出、肿胀，加重髓内高压而形成恶性循环，最终导致股骨头缺血而发生坏死。

（4）血管内凝血：近年来，有学者认为各种原因引起的血液高凝状态和低纤溶状态，可导致血管内凝血而引起骨坏死。

（5）骨质疏松：骨质疏松是长期使用糖皮质激素的不良反应之一。由于骨质疏松，易因轻微压力而发生骨小梁细微骨折，受累骨由于细微损伤的累积，对机械抗力下降，从而出现塌陷；塌陷后髓细胞和毛细血管被压缩，进而股骨头因缺血发生坏死。

另外，最近有些学者提出股骨头缺血性坏死的基因遗传易感性学说，认为股骨头缺血性坏死的发病可能与个体对糖皮质激素、酒精的易感性代谢的基因多态性差异有关。

3. 病理变化过程 尽管本病的病因及发病机制各异，但病理变化基本相同，包括早期的缺血性坏死和后期的修复。但坏死和修复不是截然分开的，当缺血性坏死发展至一定阶段时，修复即自行开始，随后坏死和修复交织进行。

（1）早期股骨头缺血性坏死的病理

1）坏死前、后血管变化：静脉窦充血、外渗，组织间隙内出血，有坏死的红细胞及含铁血黄素，水肿组织间隙中出现网状纤维、间质细胞和成纤维细胞，以及类似幼嫩而松软的纤维组织。静脉窦小血管扩张，动脉壁增厚并有栓塞。

2）脂髓坏死与造血髓组织坏死和再生：脂肪细胞核消失、破碎，脂滴居于细胞之内，呈圆形或多面体形，细胞核小，成群地积聚在一起。缺血首先引起生血细胞的抑制，红骨髓呈现颗粒状坏死，造血组织消失，骨髓组织坏死后可再生，纤维血管增生区与骨形成区可同时存在。

3）骨小梁的变化：并非全部骨小梁坏死，多数骨小梁显示有陷窝空虚，骨细胞消失，骨小梁坏死后结构和密度不变。骨细胞周围骨质溶解而显得陷窝扩大。骨坏死的修复通常从死亡的骨小梁表面开始，并在其周围出现类骨质层和大量骨细胞，呈不规则分布。

（2）晚期股骨头缺血性坏死的病理：典型的晚期坏死分为5层，即关节软骨坏死区、软骨下坏死区或中心死骨区、纤维肉芽组织区、增生硬化区或反应新骨形成区、正常骨小梁区。

二、辨证辨病

（一）症状与体征

髋部疼痛通常是首先出现的临床症状，有时会牵涉膝部，出现痛性步态，伴有跛行。腹股沟中点附近可有压痛，髋关节周围肌肉及股四头肌萎缩。当髋关节半脱位时，可出现特伦德伦堡（Trendelenburg）征阳性。髋关节功能在早期可有外展、内外旋活动轻度受限，晚期由于股骨头塌陷、增生变形、头臼不匹配，髋关节各方向活动均有不同程度受限。

（二）实验室检查

无特殊表现。激素性与酒精性股骨头缺血性坏死的患者可能与易感性代谢的基因多态性差异有关。

（三）影像学检查

1. X线　对早期诊断的帮助不大，Ⅱ期以下的病变可显示股骨头内多个小囊性改变，斑点状硬化，硬化带出现及软骨下骨折，但有的股骨头缺血性坏死直至股骨头塌陷方有阳性影像学表现。X线摄片要求为双髋正位和患侧蛙式位投影，后者可更清楚地显示位于股骨头前方的坏死区、新月征及塌陷。

2. MRI　对骨坏死诊断的特异性和敏感性可达95%～99%，对Ⅰ期、Ⅱ期股骨头缺血性坏死具有较高的诊断价值。典型的MRI改变为T1加权像在股骨头内可见蜿蜒带状低信号，低信号带包绕高或混合信号区；T2加权像出现双线征。建议的扫描序列为T1、T2加权像，对可疑者可另外加T2抑脂像或STIR序列。常规应用冠状位及横断面扫描。

3. 放射性核素骨扫描　诊断早期骨坏死依赖于成骨活性和血流增加，其敏感度高但特异性低。采用 ^{99m}Tc 二磷酸盐扫描，若显示热区中有冷区现象（炸面包圈）则可诊断；如均为热区则应与髋部炎症、骨折等鉴别。放射性核素骨扫描可用于病变初筛或寻找多部位坏死灶。单光子发射计算机断层成像（SPECT）可增加敏感性。

4. CT　对早期股骨头缺血性坏死的敏感性不如 MRI 和放射性核素骨扫描，对Ⅰ期诊断帮助不大，但对Ⅱ期、Ⅲ期病变可更清楚地显示坏死灶边界、硬化带、坏死灶内骨修复情况，特别对于塌陷前已经发生的头内隐匿骨折要早于 MRI 和 X 线片，有利于早期发现潜在塌陷病例。二维成像可显示股骨头冠状位和矢状位的病灶大小和部位。

（四）鉴别诊断

髋部许多疾病与股骨头缺血性坏死有相似的影像学改变，应予鉴别。

1. 髋关节结核　可有明显的全身症状，血沉快，髋关节功能明显受限，可有结核病史或其他器官结核。X 线片早期表现为股骨近端弥散性骨质疏松，继而骨质破坏和关节间隙变窄。

2. 色素沉着绒毛结节性滑膜炎　多见于膝关节，髋关节受累少见。累及髋关节的色素沉着绒毛结节性滑膜炎好发于青少年，髋部轻中度疼痛伴跛行，关节活动受限，早、中期轻，晚期受限明显。CT 及 X 线可显示股骨头、股骨颈或髋臼的皮质骨侵蚀，关节间隙轻、中度变窄。MRI 示广泛滑膜肥厚，低或中等信号强度，分布均匀，累及全关节。

3. 骨髓水肿综合征　也称特发性暂时性骨质疏松症，多见于中年人，部分与外伤及过度疲劳有关。X 线示股骨头、股骨颈甚至转子部骨量减少。MRI 的 T1 加权像显示均匀低信号、T2 加权像均匀中等或高信号，T2 抑脂像示高信号，骨髓水肿明显，范围可至股骨颈及转子部，无带状低信号改变。此病为自限性疾病，一般对症治疗 3～6 个月痊愈。

4. 强直性脊柱炎累及髋关节　多见于青少年男性，骶髂关节受累，逐步上行侵犯脊柱，出现腰背酸痛晨僵，脊柱活动受限、畸形，甚至强直，下行侵犯髋关节，但股骨头保持圆形而首先出现关节间隙变窄甚至消失。实验室检查 HLA-B27 多数呈阳性，病情活动期血沉、C 反应蛋白水平升高。

5. 类风湿关节炎　多见于女性，股骨头保持圆形，但关节间隙变窄、消失。常见股骨头关节软骨下骨侵蚀、囊状改变及髋臼骨侵蚀。

6. 髋臼发育不良继发骨关节炎　股骨头包容不全，髋臼浅，股骨头外上部关节间隙变窄、消失，骨硬化、囊变，髋臼对应区出现类似股骨头负重区的改变。

三、治疗方法

单一的方法不能治愈所有股骨头坏死患者，应根据坏死的分期、范围、部位、有无塌陷、塌陷程度、年龄、职业、原发病控制程度、病因等综合考虑制订治疗方案。

（一）内治法

中医药治疗主要通过调节全身气血运行、疏通脉络，辅以祛痰化湿、补益肝肾等整体治疗作用，达到缓解疼痛、改善功能、促进坏死修复的目的。中医药治疗的疗效有赖于及时诊断，对于病情发展到股骨头将要塌陷或已经塌陷的阶段，单纯中医药治疗难以预防与纠正塌陷，需及时配合保髋手术。辨证治疗如下：

1. 气滞血瘀证　多见于创伤性股骨头缺血性坏死及非创伤性股骨头缺血性坏死早期。

证候：髋部疼痛、时重时轻，痛有定处，胀痛或刺痛，轻度跛行，髋关节活动轻度受限，舌紫暗或有瘀点，脉弦涩。

治法：行气活血，通络止痛。

方药：桃红四物汤或身痛逐瘀汤加减。

组成：当归 12g、炒白芍 12g、熟地黄 15g、川芎 12g、桃仁 12g、红花 12g、怀牛膝 12g、地龙 12g、陈皮 12g、甘草 10g。

2. 肝肾亏虚证　多见于激素性股骨头缺血性坏死。

证候：疼痛逐渐加重，下肢痿软无力，关节拘紧，转枢不利，活动明显受限，活动后疼痛加重，休息后疼痛可缓解，腰背酸软，舌质淡，苔薄白，脉沉细。

治法：行气活血，辅以补益肝肾、强壮筋骨。

方药：自拟补肾复骨汤加减。

组成：黄芪 30g、骨碎补 15g、土鳖虫 12g、丹参 12g、炒白芍 15g、牛膝 12g、醋元胡 12g、茯苓 12g、当归 12g、田七 10g（冲服）、炒白术 12g、陈皮 12g、甘草 10g。

3. 痰湿蕴结证　多见于酒精性股骨头缺血性坏死。

证候：髋部酸胀不适，疼痛不甚，游走于髋膝关节间，轻度跛行，活动受限，舌体胖大有齿痕，苔厚腻，脉滑数。

治法：行气活血，辅以祛湿化痰。

方药：加味二陈汤或四妙散加减。

组成：黄芪 20g、黄柏 10g、苍术 12g、川牛膝 12g、生薏苡仁 20g、陈皮 12g、甘草 10g。

（二）外治法

1. 药浴法　基本方药为骨碎补、透骨草、伸筋草、莪术、丹参、川芎等。

2. 中药外洗法　基本方药为威灵仙、透骨草、钩藤、苏木、荆芥等，每日外洗 1～2 次，3 个月为一个疗程。

（三）手术治疗

1. 保髋手术　保髋手术的目的是促进坏死修复、预防与纠正塌陷、避免或延缓人工关节置换。保髋手术应争取在塌陷前进行，一旦塌陷，软骨发生明显退变，疗效则明显下降。目前常用的保髋手术包括髓芯减压术、髓芯减压并打压支撑植骨术、带血管骨瓣移植术。由于股骨头缺血性坏死病理改变的复杂性与多样性，以及在漫长的修复过程中极易受多种因素影响，保髋手术的成功率仍有待进一步提高。

2. 人工髋关节置换术　适用于各种症状严重的晚期股骨头缺血性坏死，但对于年轻患者要非常慎重，避免滥用。

四、预防与调护

（一）限制负重

本病一旦确诊，避免负重及扶拐是早期治疗的重要方法之一。

（二）功能锻炼

正确的功能锻炼不仅是促进关节功能恢复的一种有效手段，也是减少病残率与降低病残程度、增强患者信心、提高患者战胜疾病能力不可缺少的方法。对于股骨头缺血性坏死已经发生髋关节功能障碍，或施行各种保髋手术后的患者，应十分重视功能锻炼。功能锻炼要贯彻筋骨并重、动静结合的原则，以主动为主，被动为辅，注意动作协调，循序渐进，并根据不同的分期分型、功能受限程度及体质，选择适宜的站立、坐位、卧位方式进行功能锻炼，着重改善功能与增加肌肉力量。功能锻炼还可以改善头臼之间的匹配程度，改善局部血液循环，促进坏死修复。

（三）饮食调养

平时应多吃富含钙、磷、维生素的食物。牛奶是较为理想的钙磷来源，每天喝 2 杯牛奶有助于骨组织的修复。膳食中应含有足够的蛋白质，因为蛋白质是组成骨基质的原料，可增加钙的吸收和储存，有利于维持体内血钙水平稳定。合理选择和搭配食物，主食以米、面、杂粮为主，注意粗细搭配，副食以高蛋白质、低脂肪饮食为主，尽可能做到食物多样化并能满足人体对各类营养的需求，忌食辛辣刺激之品。

（四）预防宣教

通过多种途径进行科普教育，宣传酗酒的危害，培养健康的饮酒习惯，能有效预防酒精性股骨头缺血性坏死。避免长期大剂量使用特别是滥用糖皮质激素，是预防激素性股骨头缺血性坏死的有效方法。需要长期大量使用糖皮质激素的患者，应定期做 MRI 检查，有助于及时发现股骨头缺血性坏死，一旦坏死需根据坏死范围、部位，决定是否限制负重，预防股骨头塌陷。

（五）使患者充分了解本病的性质与后果

股骨头缺血性坏死影响关节活动功能，经过保髋治疗能避免或延缓人工关节置换。即使关节严重损坏，由于现代人工关节置换技术已经十分成熟，也可使绝大多数患者获得基本正常的关节功能。

第五节　骨质疏松症治疗经验

骨质疏松症是中老年人常见的一种代谢性骨病，女性发病率高于男性，主要发生在绝经后妇女和老年人中，易于诱发骨折，可致畸、致残，严重影响生活质量。骨质疏松对人体具有多种危害，可导致骨骼受力不均，或骨质脆弱、机体产生修复性反应而形成骨刺，这种骨质成分的异常分布也会引起椎间盘突出，骨质疏松症往往是骨折、骨坏死、骨折不愈合的内在原因。骨质疏松性骨折可使患者的生活质量下降、寿命缩短、医疗费用支出增多，不仅对患者的身体及心理造成伤害，也增加了家庭和社会的经济负担。

一、病因病机

本病属中医学“骨痿”“虚劳”等范畴，肾虚是导致骨质疏松症的主要原因，同时与脾虚、血瘀及肝虚关系密切，其病机特点为多虚、多瘀，是全身性骨骼系统疾病。肾为先天之本、藏精、主骨生髓，肾的生理功能与骨的旺、盛、平、衰有极大的相关性。肾精不足，精不充髓，髓失所养，导致骨软不坚，出现“骨痹”“骨痿”，其标在骨，其本在肾。脾为后天之本、主肌肉、主运化，脾气散精，上输于肺，下归于肾，脾肾相互促进、相互依存。素体脾胃虚弱，或久病致虚，或年老体弱，中气受损，则脾之运化、输布功能失常，气血津液生化之源不足，无以充养五脏、运行血气，以致筋骨失养、关节不利、肌肉消瘦、肢体痿弱不用，进而导致骨质疏松。

二、诊断标准

1994 年，世界卫生组织确定以双能 X 线（DXA）骨密度（BMD）测量法作为诊断骨质疏松症的标准。此标准为：严重骨质疏松症：T 分数 $\leqslant -2.5SD$，并有脆性骨折；骨质疏松症：T 分数 $\leqslant -2.5SD$；骨量正常：BMD 不低于正常青年妇女平均值的 1 个标准差（SD），即 T 分数 $\geqslant -1.0SD$；骨量减少：$-1.0SD < BMD < -2.5SD$。

三、治疗方法

（一）中医辨证论治

肾主骨，肝主筋，肾虚则精血不足，肝不藏血则筋脉失养，痿软无力。肝肾阴虚是绝经后骨质疏松症发生的主要原因，治疗当滋补肝肾、固精填髓。脾为后天之本，因此更要注重益气健脾，于补肾填髓药中加入山药、黄芪、白术等，方用自拟健骨除痹汤，随症加减。

1. 肝肾亏虚，筋骨不坚证

证候：腰背部疼痛隐隐，腰膝酸软无力，活动不利，遇劳更甚，畏寒肢冷，面色无华，舌质淡，少苔，脉沉细无力。

治法：滋补肝肾，填精固髓。

方药：自拟健骨除痹汤加减。

组成：黄芪 30g、黑附片 12g（先煎）、淫羊藿 12g、肉苁蓉 12g、金毛狗脊 12g、鸡血藤 12g、当归 12g、川芎 12g、生地 12g、熟地 12g、赤芍 12g、白芍 12g、元胡 12g、陈皮 12g、生甘草 10g、炒山药 15g。水煎服，每日 1 剂，早晚分服。

服用前方2周后稍作调整，处方：黄芪30g、黑附片12g（先煎）、淫羊藿15g、肉苁蓉12g、金毛狗脊12g、鸡血藤12g、当归12g、白术12g、熟地12g、赤芍12g、白芍12g、元胡12g、陈皮12g、怀牛膝15g、生甘草10g、炒山药15g、甘草6g。水煎服，每日1剂，早晚分服。

2. 脾肾阳虚，气血亏虚证

证候：腰部或膝、踝部疼痛隐隐，膝、踝关节活动不利，恶寒肢冷，面色无华，舌质淡，少苔，脉沉细。

治法：温补肾阳，补益气血。

方药：自拟健骨除痹汤加减。

组成：黄芪30g、生白芍15g、黑附片12g（另包先煎）、川牛膝12g、黄柏12g、生薏苡仁20g、苍术12g、桂枝9g、炒白术12g、路路通12g、淫羊藿12g、肉苁蓉12g、陈皮12g、甘草10g。水煎服，每日1剂，早晚分服。注意防风、防寒、防潮，避免剧烈运动，调整饮食。

服用前方2周后稍作调整，处方：黄芪30g、生白芍15g、黑附片12g（另包先煎）、川牛膝12g、黄柏12g、生薏苡仁20g、苍术12g、桂枝9g、炒白术12g、路路通12g、淫羊藿12g、肉苁蓉12g、陈皮12g、干姜3g、甘草10g。水煎服，每日1剂，早晚分服。医嘱同前。好转后继续服药1个月，巩固疗效。

（二）西药治疗

1. 雌激素　口服、经皮和非胃肠道给予激素替代治疗（HRT）可防止妇女绝经后骨量丢失，减少骨折发生率，缓解骨关节疼痛。短期ERT的不良反应有子宫出血、乳房变软及上消化道症状；长期ERT可增加乳腺癌的发病率。对于无雌激素、孕激素禁忌的绝经妇女，有更年期症状或阴道萎缩，以及骨量低、有骨质疏松症高危因素者，建议短期予激素替代治疗，待症状消失后可换用其他药物。

2. 选择性雌激素受体调节剂（SERM）　是一类人工合成的非激素制剂，可以与雌激素受体结合，选择性地作用于不同组织的雌激素受体，在不同的靶组织分别产生类雌激素或抗雌激素作用。不同SERM对各种受体的亲和力有差异，从而在组织中发挥不同的生物效应。

3. 双膦酸盐类药物　双膦酸盐类药物用于治疗骨质疏松变形骨炎、恶性肿瘤骨转移引起的高钙血症和骨痛症等。双膦酸盐主要通过以下途径抑制破骨细胞介导的骨吸收：①抑制破骨细胞前体的分化，从而抑制破骨细胞形成；

②破骨细胞吞噬双膦酸盐后导致凋亡；③附着于骨表面，影响破骨细胞活性；④干扰破骨细胞从基质接受骨吸收信号；⑤通过成骨细胞介导，降低破骨细胞活性。双膦酸盐类药物的侧链基团可调节上述作用，不同双膦酸盐类药物，由于碳原子上连接的侧链结构不同，抑制骨吸收和影响骨矿化的能力有显著差异。

双膦酸盐类药物广泛用于预防和治疗原发性骨质疏松症及制动引起的骨质疏松、骨肿瘤、炎性骨病等，其代表药物有阿仑膦酸钠和利塞膦酸钠等。双膦酸盐类药物的不良反应主要是胃肠道反应，如恶心、呕吐、腹痛、腹泻等，这可能由药物中所含氨基对消化道的刺激引起。因此，食管炎、消化道溃疡或糜烂、吞咽困难等患者禁用。

4. 降钙素　降钙素是人和动物体内调节钙代谢的重要激素之一，能特异性地作用于破骨细胞，减低其活力和数量，从而抑制骨吸收，同时还通过抑制肾小管对钙磷的重吸收增加钙磷排泄，从而使血钙降低。降钙素可提高成骨细胞增殖能力，诱导其分化，增加相关生物因子（如胰岛素样生长因子 -1），从而提高骨形成的能力。

5. 钙剂　钙剂能抑制甲状旁腺激素的过度分泌，促进骨形成和保持骨骼强度，使骨质疏松症的症状减轻。对于因营养不良或消化系统病变所致的骨质疏松患者，补钙的意义较大。单纯补钙可以使除腰椎以外的全身 BMD 增加，但对骨折相对危险性的降低无统计学意义。在补钙基础上联合运动或补充维生素 D 可更明显增加 BMD，减少骨折发生率。钙剂种类较多，碳酸钙与醋酸钙、乳酸钙、葡萄糖酸钙等口服吸收度相似，且较廉价，分次（2 次或以上）补钙可更有效地抑制甲状旁腺激素分泌，增加游离钙浓度，餐时或餐后服用碳酸钙可提高其生物利用度。但大量研究提示单纯补钙效果不明显，随部位不同，骨密度仅增加 1.13%～2.05%，一旦停药，其效果不能持续，而且效果与剂量间关系不大。

6. 维生素 D 及其衍生物　原发性骨质疏松症患者（包括绝经后和老年性骨质疏松症）都存在维生素 D 的生成和代谢障碍，导致活性维生素 D 减少。体外试验发现维生素 D 有促进成骨细胞前体细胞分化成熟的作用，促使成骨细胞产生骨钙蛋白，增强碱性磷酸酶活性，促进胶原生成和胰岛素样生长因子等作用。

四、预防与调护

（一）饮食调护

骨质疏松症患者应多摄入富含维生素、钙等矿物质及低糖、低脂食物，如无糖乳制品、海鲜类等，并限制饮用碳酸类饮料。

（二）运动宣教

坚持运动可促进新陈代谢，增强体质，改善肌糖原的氧化代谢及心血管功能，使最大摄氧量增加，减少并发症。运动可减轻体重，减少关节负担。适当强度的运动可以维持骨量，减少骨量丢失，有效防治骨质疏松症，并可加强肌肉的力量，有效避免骨折的发生。

第六节　肩关节周围炎治疗经验

肩关节周围炎是一种因肩关节周围软组织病变而引起肩关节疼痛和活动受限的肩部疾病，简称肩周炎。因其好发于中老年人，尤其以 50 岁左右人群发病率最高，故又称为“五十肩”。另外，该病普遍具有患肩关节僵硬和遇热痛减、遇冷痛甚的特点，因此还被称为冻结肩、肩凝症、粘连性肩关节炎、漏肩风、肩凝风等。本病多发生于单侧，且左肩多于右肩，具有缓慢发病、逐渐加重、经数月或更长时间可自行减轻以致自愈的特点。病程多在数月至 2 年之间，一般不易复发。

一、病因病机

人的一生是一个阴阳从幼稚经历旺盛再到衰败的过程。年近五十，脏腑气血开始虚衰，机体各部因失于濡养而老化。在此基础上，若肩关节遭受外伤则伤及脉络，感受风寒易致邪气壅塞，经历劳累常伤及筋脉，长期固定则气血凝滞，最终造成肩部的经脉不畅，筋腱粘连，进而产生肩部疼痛、活动受限等症状。故认为年老体衰，气血渐虚，局部组织退变，是本病的发病基础；肩部外伤，导致关节周围软组织受损，是常见诱因。年事渐高，卫阳不足，易感受风寒之邪，邪客局部而发本病；长期制动或肩关节经过一段时间的固定，有的甚至只是活动量减少而未受到任何外伤，均能继发本病。

冈上肌腱钙化、肱二头肌长头腱磨损、结节间沟骨质增生、肩峰下滑囊炎等，使肩关节周围软组织的弹性降低、质地变脆，甚至继发局部无菌性炎症，导致肌腱或韧带挛缩、粘连、钙化等。尤其是肩关节囊，它与邻近软组织的粘连是造成肩关节活动障碍的主要原因。病程长者还可引起胸大肌和背阔肌肌腱甚至肌腹挛缩、变硬，使腋窝前后壁伸缩受限，进一步加重肩关节活动障碍。

肩关节周围炎的病理过程分为三期。早期为凝结期，病变主要位于肩关节囊，关节囊紧缩，关节囊下皱襞互相粘连而消失，肱二头肌长头腱与腱鞘间有薄的粘连。随着病变程度加剧，进入冻结期，除关节囊严重挛缩外，关节周围软组织均受累，退行性变加剧，滑膜充血、增厚，组织缺乏弹性，喙肱韧带挛缩导致肱骨活动明显受限。经 7～12 个月后，炎症逐渐消退、疼痛消失，肩关节活动功能逐渐恢复，称解冻期。

二、辨证辨病

(一)临床表现

本病起病缓慢，多数患者无外伤史，仅少数患者有局部外伤、受凉、劳累或长期固定病史。本病的主要症状是肩关节疼痛和活动受限，初起症状很轻微，以后逐渐加重。

早期疼痛与活动受限并重。疼痛一般以肩关节的前、外侧为重，可放射到同侧的肩胛部、肘部及手部，疼痛的性质多为酸痛或针刺样痛，重者夜间痛甚，影响睡眠。中后期疼痛有所减轻，但活动受限减轻不明显，甚至继续加重，尤其难以完成洗脸、梳头、穿脱衣服等动作。查体肩部无明显肿胀，部分持续性疼痛者可出现肩关节周围肌肉痉挛，病程长者会产生三角肌萎缩。肩关节活动受限且活动时疼痛。轻者仅为内、外旋转活动受限，有时在肩胛胸壁关节的代偿下，活动受限不明显，此时应固定肩胛骨再做运动检查，并且双侧对比，即可明确患侧肩关节存在活动障碍；重者肩关节各方向活动均受限，尤其以外展、外旋、后伸受限明显，甚至可因活动不当引起刀割样疼痛，压痛点广泛，多见于结节间沟、肱骨大结节、喙突、肩峰下滑囊，个别患者因并发血管挛缩而出现同侧上肢血液循环障碍，表现为患肢中远段肿胀、发凉、疼痛等。

(二)辅助检查

X 线片一般无明显异常，病程长者可见骨质疏松，冈上肌腱钙化，或大结节处有密度增高的阴影。肩关节造影可显示肩关节囊收缩，关节囊下皱襞消失。关节镜可见关节腔变小，关节滑膜与肱骨头之间有粘连，下方的关节囊腔皱褶部分因囊壁粘连而消失。

（三）准确辨位

本病在辨病辨证的基础上，更应重视辨位，应具体到某一肌肉、肌腱、韧带、滑囊的病变。因此，对肩关节周围肌肉的分布、韧带的分布与走行、滑囊的位置等必须清楚。

肩关节的前、外、后方有三角肌，上方有冈上肌，前方有喙肱肌，后下方有冈下肌、小圆肌、大圆肌等；主要的韧带有肩胛上横韧带、喙锁韧带（斜方韧带、锥状韧带）、盂肱韧带等；肩关节的前方有肱二头肌短头腱、喙肱肌腱通过，上方有冈上肌腱通过，外上方有肱二头肌长头肌腱通过，后方有肱三头肌肌腱通过；肩关节的主要滑囊有肩峰下囊、喙突下滑囊、喙锁滑囊、三角肌下滑囊、结节间滑液鞘、肩胛下肌腱下囊、冈下肌腱下囊、大圆肌腱下囊、背阔肌腱下囊等。只有明确病变的位置，才能采取有针对性的治疗。

（四）重视查体

在肩周炎诊断方面，必须重视体格检查，特别是触诊。触诊是医师通过手的感觉对疾病进行判断的诊断方法，是临床体格检查的基本方法之一，在中医筋伤病的诊断中尤为重要。重视手摸心会，明确手下每一处异常，结合患者的症状、体征、辅助检查，才能提高诊断的准确性。

（五）鉴别诊断

本病需与能引起肩周疼痛的其他疾病相鉴别，如肩关节损伤、肩关节结核、原发性或转移性骨肿瘤、严重骨质疏松症等。

三、治疗方法

肩关节周围炎是一种最终可自愈的疾病，但病情发展过程中会给患者带来很大的痛苦及活动障碍，所以不能消极地等待其自愈，应该积极地治疗。肩关节周围炎的治疗方法很多，中医药治疗有许多独到之处。临床中根据病情选择适当的疗法。早期疼痛较重的患者要适当减少活动，以药物治疗为主；中后期以活动障碍为主的患者可给予理筋手法配合主动功能锻炼，还可配合针灸、针刀、热熨、拔火罐、穴位封闭等方法。

（一）内治法

本病多由外感风寒湿邪，内有瘀滞，并有气血不足所致，故治疗应祛邪与扶正并重。

1. 风寒侵袭 病程较短，表现为疼痛较轻，局限于肩部，多为钝痛或隐痛，或有麻木感，不影响上肢活动，局部发凉，得暖或抚摩则痛减，舌苔白，脉浮或紧。多为肩周炎早期，体虚之人，肌肤卫阳不固，复因汗出当风，风寒乘虚袭于肌肤经络，痹阻于肩部，使肩部气血运行不利，故见肩部疼痛，局部发凉。因病程短，风寒仅袭肌表，故其痛较轻。苔白，脉浮或紧，均为寒邪在肌表之征。可选择蠲痹汤加减。方药：羌活 10g、片姜黄 10g、当归 10g、黄芪 10g、桂枝 10g、赤芍 10g、甘草 6g。

“营气虚则不荣，卫气虚则不用。”营卫气虚导致肌肉筋脉失养，故肩部肌肤麻木，复感风寒外邪，筋脉拘挛则疼痛。方中片姜黄配桂枝乃妙用，桂枝善于温通血脉，既可舒筋脉挛急，又能利关节壅阻，内通脏腑，外达肢节。桂枝温通经脉，助片姜黄活血止痛，片姜黄破血行气，助桂枝通达阳气，温经散寒，活血通脉，治上下关节凝滞、痹着疼痛等症。片姜黄不同于姜黄，两者同属姜科，姜黄为姜黄的根茎，片姜黄为温郁金的根茎，两者药性均为辛、苦、温，都能活血行气、通经止痛。不同的是，姜黄以治气滞血瘀所致的心胸胁腹诸痛为宜，片姜黄善治风湿肩臂疼痛。

2. 寒湿凝滞 肩部及周围筋肉疼痛剧烈或向远端放射，昼轻夜甚，病程较长，因痛而不能举肩，肩部畏寒、麻木、沉重，得暖稍减，舌淡胖，苔白腻，脉弦滑。此证为年老肝肾亏虚，正气不足，或因冒雨涉水，睡眠不当，外界寒湿之邪侵及，滞留局部，日久寒湿内结，致使局部经脉闭阻，故见局部疼痛、麻木；寒凝邪实，故疼痛剧烈、畏寒；湿性重着，故有沉重感，得温则痛稍减。舌淡胖、苔白腻、脉弦滑均为寒湿之征。可选独活寄生汤加减。方药：独活 12g、川芎 9g、秦艽 12g、桑寄生 15g、杜仲 12g、桂枝 9g、细辛 3g、防风 9g、当归 9g、赤芍 9g、熟地 18g、党参 9g、茯苓 9g、生地 12g、牛膝 9g、炙甘草 6g。

方中独活辛苦微温，入足少阴肾经，祛风化湿、蠲痹去痛，寄生苦平，入肝肾经，强筋骨、补肝肾、祛风湿，共为君。臣以甘辛温之杜仲坚筋骨，苦酸平之牛膝补肝肾、强腰膝、活血通关节。佐以党参、茯苓、炙甘草益气扶正，所谓祛邪先补正，正旺邪自除。川芎、当归、赤芍、生地养血和营，所谓治风先治血，血行风自灭。又有细辛发散少阴风寒，使邪散发，秦艽、防风祛风胜湿，桂枝温经散寒。诸药配伍，标本兼济，扶正祛邪，使肝肾强而痹痛愈，血气足而风湿除，用意颇为周到。关节肿胀者加车前子、防己；肢体麻木者加天麻、白附子；痛甚加制川乌、延胡索、地龙、全蝎；寒邪重加制附片；病程日久加丹参。

3. 瘀血阻络　多为外伤后或久病肩痛，痛有定处。局部疼痛剧烈，呈针刺样，拒按，肩关节活动受限；或局部肿胀，皮色紫暗。舌质紫暗，脉弦涩。外伤内挫，局部经络损伤，气血逆乱，或久痛入络，血脉瘀阻，故见局部疼痛剧烈，呈针刺样且有定处，拒按，或肿胀。皮色紫暗、舌质紫暗、脉弦涩均为血瘀之征。多选用黄芪桂枝五物汤加补血活血药物。方药：黄芪30g、白药12g、桂枝12g、生姜18g、桃仁10g、红花10g、鸡血藤12g、大枣4枚。

气能温煦经脉，血能濡养经脉。若素体气不足，则无以推动血之运行，加之筋脉四肢百骸失于温煦濡养，风寒之邪乘虚侵入经络，更导致经脉痹阻，血行不畅。既能导致不通则痛，又可引起不荣则痛。方中黄芪味甘性温，入肺、脾两经，补气以生血行血，固卫以防外邪凝滞经络，为君药；桂枝辛甘温，既能发散风寒，给表邪以出路，又可温经通阳，散瘀止痛。桂枝得黄芪，散邪不伤正，且使通脉温阳之力大增。《本草纲目拾遗》言鸡血藤可活血，暖腰膝，已风瘫；《饮片新参》言其可去瘀血，生新血，流利经脉，故为补血活血通脉之上品。诸药合用，补气以行血，补血以通脉，固卫表而防止外邪客于经络。

4. 气血亏虚　表现为肩部酸痛，劳累后加重，可伴有头晕目眩、少气懒言、四肢乏力、心悸失眠等症状。舌质淡或暗红，苔白或少苔、无苔，脉弦细或沉细弱。治疗以调气血、补肝肾为主。方选黄芪桂枝五物汤加减。方药：熟地18g、山药12g、枸杞子12g、山茱萸12g、菟丝子12g、川牛膝12g、黄芪30g、桂枝12g、白芍10g、甘草6g。

黄芪桂枝五物汤，根据其加减变化不同，既可治疗血虚，又可治疗血瘀，临证当根据病情灵活变化，不可拘泥于一方。

5. 痰停中脘　某些患者表现为气血亏虚之象，然从补气活血入手久不见效，亦不乏有瘀象，但以寒凝血瘀论治效果甚微。《医学心悟》提及“肩臂痛，古方以茯苓丸，谓痰饮为患也”。故可借鉴此经验，从痰湿论治，多有奇效。方选指迷茯苓丸加减。方药：茯苓12g、炒枳壳10g、姜半夏9g、芒硝3g、党参15g、白术25g、干姜10g、姜黄10g。

柯韵伯言本方除痰者，降气清火是治其标，补阴利水是治其本也。涤饮者，降气燥湿是治其标，温肾利水是治其本也。此方欲兼二者而合治之。半夏燥湿，茯苓渗湿，芒硝软坚，枳壳利气，别于二陈之甘缓，远于礞石之峻悍。《病源候论》云：“痰饮者，由气脉闭塞，津液不通，水饮气停在胸膈，结而为痰。

气壅则痰滞，气顺则痰消”，“善治痰者，不治痰而治气，气顺则一身之津液亦随气而顺矣”。故加党参、白术益气以消痰，姜黄引诸药于肩部。诸药并用，效如桴鼓。

（二）外治法

1. 手法治疗 治疗肩关节周围炎的理筋手法可谓多种多样，归纳起来有以下几大类：

（1）分筋、拨筋手法：主要用于以肩关节周围肌腱退变、粘连为主要病变的患者。病变部位多为肱二头肌长头腱、短头腱或冈上肌腱。术者用拇指或辅以示指对病变肌腱加以分拨。用力由轻渐重，从肌腱的一端一点点地向另一端分拨，范围应包括整个肌腱，甚至包括少部分与之相连的肌腹。还可以通过肩关节的被动活动使病变肌腱被轻度拉紧，此时进行分拨操作，作用更直接。

（2）松解手法：针对肩关节周围广泛的粘连、挛缩等病理变化，通过外力予以松解，可分为逐渐性松解和一次性松解两种。

1）逐渐性松解：通过每日 1 次的松解手法治疗，逐渐使肩关节周围粘连等病变得到缓解。操作时患者取坐位，术者站于患者的患侧，首先对局部肌肉进行放松手法，一手按住患侧肩部，另一手握住患侧肘部，交替做肩关节的前屈、外展、后伸活动，范围由小到大，并以外展、后伸动作为主。在做到可能范围的最大限度之后做肩关节的回旋动作，活动范围越大越好。年龄较大患者应用此手法时尽量取仰卧位，手法宜轻柔。

2）一次性松解：做一次性松解手法常需要麻醉，可选择高位硬膜外麻醉，也可以将麻醉药直接注入肩关节腔。待麻醉生效后，通过做肩关节前、外、后等各方向的动作，一次性松解肩关节周围各软组织之间的粘连性病变，将关节活动度尽量恢复至正常。年龄大、病程长、有骨质疏松者应用此法时要严防医源性骨质损害。

施行上述理筋手法前，应向患者交代以下注意事项：①在手法操作时会有一定的疼痛感，应适当忍耐、配合；②需坚持治疗，短期内是很难治愈的；③手法治疗期间应积极地开展功能锻炼以巩固治疗效果。

2. 局部注射 疼痛较重、病程长者可选用局部封闭治疗。大多数软组织疼痛由于局部的无菌性炎症及软组织充血水肿刺激神经所致，利多卡因是对神经系统有亲和性的麻醉药，可以阻断疼痛的恶性循环。利多卡因等麻醉药与类固醇药物合用可以改善局部血液循环，减少炎性渗出，促进局部代谢产物的排出，从而起到消炎作用。

操作时应注意：①严格遵守无菌操作规则，防止感染。②向患者说明本疗法的特点和注射后的正常反应，如注射局部出现酸胀感、4～8 小时内局部有轻度不适，或不适感持续较长时间但一般不超过 1 天。③注意药物的有效期，并检查药液有无沉淀变质等，防止发生过敏反应。如注射中药制剂，应当密切观察患者的反应，防止过敏。④局部注射进针的部位非常重要，药物务必达到病变组织，方能取得较好的治疗效果。

3. 针刀治疗　疼痛较重、肩关节活动受限明显、病程长者可选择局部针刀治疗。肩关节功能障碍严重者可采用针刀结合手法治疗，在局部松解的基础上运用手法（如卧位环转法），可较大程度、较大范围地松解粘连组织。此外，还可配合热敷散、舒筋活络洗剂等进行外洗、热敷，使药物直达病所，通过扩张局部血管、改善微循环、调节免疫及清除自由基作用，使局部致痛物质减少，起到祛风除湿、化瘀散结、利水消肿及疏经通络的作用，从而缓解症状。

（三）功能锻炼

功能锻炼对于肩周炎的治疗也十分重要，常用以下方法：

1. 抡臂法

（1）患者取坐位或站位，尽量减少患侧肩臂部衣物，依次连续做患肩关节的前屈、上举、后伸、还原 4 个动作，为正抡臂法；依次连续做后伸、上举、前屈、还原 4 个动作，为反抡臂法。

（2）以腋窝顶部为顶点，嘱患者在空中画一个空心锥体，锥体的底范围越大越好。

以上两法可交替使用。初始进行抡臂锻炼时，活动范围可能仅局限在肩关节的外下区域，随着肩关节周围软组织粘连的松解，活动范围会逐渐扩大到外侧、后侧及外上部区域。

2. 爬墙法　患者面朝墙站在距墙 30cm 处。患肢向前伸，用手掌扶住墙，然后通过各手指的倒换，使手掌贴着墙面向上爬行，以带动患肢上举。举至肩部出现严重疼痛时暂停 2 分钟，待疼痛有所缓解后再继续上爬，至最高点时做一标记，保持该体位 10～15 分钟后放下。根据病情每日做几次或几十次，并争取每次爬行高度高于前次。

四、预防与调护

注意肩部保暖，经常按摩肩部，坚持肩部锻炼，平时注意劳逸结合，睡眠时注意姿势。肩周炎是自限性疾病，预后良好。但部分患者疼痛消失后会遗留部分功能障碍，长期不能恢复，应尽早诊治，以免延误病情。

第七节 神经卡压综合征治疗经验

胸廓出口综合征

胸廓出口综合征又称前斜角肌综合征、颈肋综合征及肋锁综合征，指在胸廓出口处，臂丛神经、锁骨下动静脉受压产生的以颈肩痛、手部麻木、肌肉萎缩等一系列症状和体征为主要表现的综合征。常因前斜角肌发生病理改变（痉挛、肥厚）或前、中斜角肌先天发育异常导致前、中斜角肌与第一肋围成的间隙狭窄，直接或间接压迫通过其中的臂丛神经和锁骨下动静脉，而产生上述症状。本病多见于中年人，30 岁左右人群发病率最高；女性多于男性，右侧多于左侧。本病属中医学“肩臂痛”“颈痹”范畴。

一、解剖学基础

前斜角肌起自颈椎 3～6 节的横突前结节，中斜角肌起自颈椎 2～6 节横突后结节，两肌一起附着于第一肋，并以第一肋为底边，与前、中斜角肌形成一三角形间隙，称为斜角肌间隙。支配上肢的血管、神经有锁骨下动、静脉及臂丛神经。锁骨下动脉自主动脉弓发出后，呈弓形跨越第 1 肋，穿过斜角肌间隙，进入肋锁间隙。锁骨下静脉并不通过斜角肌间隙，而是自前斜角肌的前方越过，注入颈静脉。臂丛神经由 C5～T1 神经根前支组成，各神经根出椎间孔后向外下走行，于锁骨下动脉的后上方穿过斜角肌间隙。C5、C6 神经根组成臂丛神经的上干，C7 神经根单独组成中干，C8、T1 神经根组成臂丛神经的下干，其中下干直接跨越第 1 肋，各干分为前、后两股共同走行于肋锁间隙内，向外下通过此间隙后，进入胸小肌后面的胸小肌后间隙，再进入腋部。在神经及血管束的周围，有纤维结缔组织形成的神经血管鞘。臂丛神经的上述行程中，在斜角肌间隙、肋锁间隙、胸小肌后间隙最易受压。上述解剖部位因先天因素或后天因素所造成的异常，均可直接或间接地压迫锁骨下动、静脉及臂丛神经，产生临床症状。由于C8、T1神经根组成臂丛神经的下干直接跨越第1肋，因此临床上受累的多为C8、T1来源的神经。

二、病因病机

（一）中医病因病机

本病系风、寒、湿邪外侵，进而损伤气血所致，气血凝滞，导致经络闭塞不通，不通则痛，闭塞日久，筋肉失养，因而出现肢体麻木、疼痛、功能障碍。

1. 风寒阻络　机体虚弱，风邪首当犯之，常伤及头颈等部位，风邪袭于腠理则麻木不仁，风袭经络则强直、痉挛。

2. 气滞血瘀　由于局部肌肉先天肥大，或外伤引起局部肌肉肿胀，致使三角形间隙狭小，导致局部血脉、经络受压，气机郁结，血行瘀滞，气滞与血瘀互相为病，互为因果，产生疼痛等症状。也可由于气虚导致血瘀，产生上述症状。

3. 肝血亏虚　发病日久，久治不愈，耗伤肝血，或脾胃虚弱，气血化生乏源，以致肝血亏虚。血虚则不能濡养筋脉，不能上荣头目，见眩晕、眼花，血虚又易化燥生风，虚风内动，可见皮肤麻木不仁、筋脉挛急等症状。

上述病因病机中，气滞血瘀为本病的病机关键，肝血亏虚、风邪侵袭多为久病体虚迁延不愈或症状加重的因素。

（二）西医病因病理

1. 先天因素　先天解剖结构异常包括骨性异常及软组织异常。常见的骨性异常有颈肋、第七颈椎横突过长、第一肋上移使肋锁间隙狭窄。

2. 后天因素　包括发生在上述解剖部位的肌肉组织增生及萎缩而导致肌肉力量失衡，解剖位置改变，牵拉及压迫血管和神经束。颈部较长及肩胛带下垂的人群易发生胸廓出口综合征。创伤也可导致胸廓出口综合征。锁骨及肋骨骨折不仅可直接损伤锁骨下血管及臂丛神经，而且可因骨折畸形愈合、异常的骨痂生长、局部瘢痕组织增生及损伤后肌肉出血水肿或纤维化，压迫血管及神经束，此外，血管损伤产生的假性动脉瘤或胸廓出口处发生的肿瘤也可直接压迫臂丛神经。

三、辨证辨病

（一）症状

1. 臂丛神经受压症状　臂丛神经以 C8 及 T1 神经根合并的下干最易受压，上干受压者较少，临床多为 C8/T1 分布区的皮肤感觉异常或手内在肌肌力不同程度的减弱。患者主要表现为患侧肩部及上肢疼痛、无力，发病早期疼痛为间歇性，可向前臂及手部尺侧放射，肩外展及内旋时疼痛加剧。严重者可出现前臂及手部尺侧的感觉异常，甚至出现肌肉瘫痪，肌肉瘫痪及萎缩以小鱼际及骨间肌为甚，表现为爪形手，有时也存在大鱼际及前臂肌肉肌力减退。锁骨上区有压痛并向前臂放射。

2. 锁骨下动脉受压症状　患者一般不出现严重的血运障碍，当病变刺激血管时，可出现上肢套状感觉异常，患肢上举时感发冷，颜色苍白，桡动脉搏动减弱。血管严重受压时可出现锁骨下血管血栓形成，肢体远端血运障碍。

（二）体征

1. 头倾向患侧，患侧肩带下垂，肩胛部肌肉不发达。

2. 颈部压痛，部分患者可见锁骨上窝有胀满现象，前斜角肌肥大、僵硬，局部有明显压痛，并向患肢放射，颈部伸直时疼痛加重。

3. 手部可出现感觉过敏或减退，病程长者可有肌力减低。局部注射麻醉药可解除前斜角肌痉挛，使症状缓解。

4. 前斜角肌紧张试验阳性　患者坐位，头转向健侧，颈部过伸，检查者将健侧手臂向下牵拉，患肢麻木疼痛加重并向远端放射为阳性。

5. 增压试验　患者双肩尽量保持后展，上肢上抬至肩水平，将上臂外旋 90°，手部做握拳和展开动作持续 3 分钟，如果出现可重复性的症状即提示有胸廓出口综合征。

6. 斜角肌压迫试验（Adson 试验）阳性　患者端坐，双手置于膝上，将头转向患侧，下颌抬起使颈伸直，嘱患者深吸气后屏气，桡动脉搏动减弱或消失为阳性，说明锁骨下动脉受压迫。

7. 肩过度外展试验（Wright 试验）阳性　患者取坐位，检查者一手触摸患者桡动脉，同时将上臂被动地过度外展，如桡动脉搏动减弱或消失，腋下出现血管杂音为阳性，说明锁骨下动脉在喙突下受到胸小肌腱压迫。

8. 举臂运动试验阳性　将患者的双上肢外展90°并外旋，嘱患者做双手连续快速的伸、屈指动作，患肢手至前臂出现疼痛加重、麻木等症状，甚至感觉无力或患肢自动下落为阳性。

9. 肋锁挤压试验阳性　患者两臂外展90°，屈肘90°前臂上举，同时手指做快速屈伸动作数十次，若出现皮肤苍白及疼痛，再继续上举两臂，将手置于头顶时疼痛加剧、脉搏减弱或消失为阳性。

（三）辅助检查

1. X线　所有有症状的患者都应行颈椎及胸部X线检查，以排除颈肋、第七颈椎横突过长、锁骨或第一肋畸形及上肺部肿瘤，同时应排除颈椎病。

2. 尺神经传导速度检查　尺神经的电冲动传导速度减慢提示尺神经受压。正常值在穿胸廓出口部位为65～70m/s，受压者该值变慢。

3. 肌电图检查　有助于鉴别肌性或神经源性病变，并可测量受压神经的传导速度。肌肉失去神经支配，神经传导减慢，可明确神经功能障碍情况。

4. 血管多普勒超声检查　可评价锁骨下动脉是否受压，并明确受压程度。

5. 血流图检查　血管受压时，血流量、血流速度的改变反映在血流图上则有波形改变，可作为本病的辅助诊断。

6. 血管造影　血液循环障碍较重者，可试行肱动脉插管、锁骨下动静脉造影术，以了解血管受压情况。

（四）鉴别诊断

1. 神经根型颈椎病　亦可出现上肢疼痛、无力、感觉异常，但颈椎病患者颈部常有压痛，椎间孔挤压试验及臂丛神经牵拉试验常为阳性。X线片有颈椎骨质增生、椎间隙变窄、钩椎关节改变等表现，CT及MRI可显示椎间盘变性及神经根、脊髓受压。

2. 肘管综合征　为尺神经在肘管内受压所产生的临床综合征，表现为患肢手无力，手部尺侧感觉异常，小鱼际及骨间肌萎缩，爪形手，与本病主要累及尺神经所产生的临床表现相似，但肘管综合征无肩部症状，不累及正中神经，体征局限于肘部以下，Adson试验、Wright试验等阴性。

3. 腕管综合征　为正中神经在腕管内受压所致，主要表现为手部桡侧2/3及桡侧3个半手指的感觉障碍，拇指对掌功能障碍，通过临床症状及检查，不难鉴别。

4. 雷诺病　是一种进展缓慢、由间隙小动脉痉挛引起的疾病，双手对称

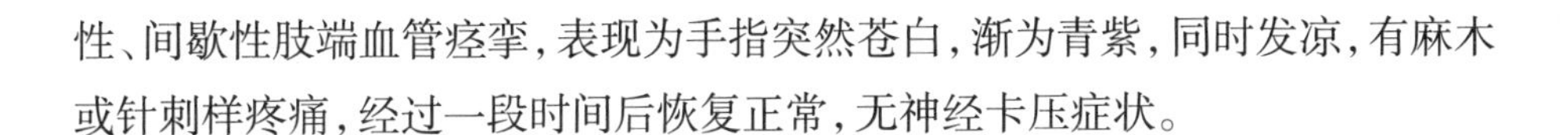

性、间歇性肢端血管痉挛，表现为手指突然苍白，渐为青紫，同时发凉，有麻木或针刺样疼痛，经过一段时间后恢复正常，无神经卡压症状。

四、治疗方法

本病症状较轻或无明显神经损伤症状时，可首先采取非手术治疗，包括适当休息、悬吊制动、中药内服及外用、针灸推拿、局部封闭等，非手术治疗1个月疗效不明显者可采取手术治疗。

（一）中药内治法

1. 风寒阻络

证候：肩臂疼痛，风胜则疼痛游走不定，寒胜则疼痛剧烈、上肢发凉，湿胜则患肢肿胀、皮肤麻木，苔薄白，脉弦紧。

治法：祛风散寒，除湿止痛。

方药：蠲痹汤加减。

组成：羌活 12g、独活 12g、桂枝 9g、秦艽 15g、当归 12g、川芎 9g、海风藤 12g、桑枝 15g、乳香 9g、木香 6g、川牛膝 15g、炙甘草 9g。风胜者加防风、白芷；寒胜者加附子、川乌、细辛；湿胜者加防已、萆薢、薏苡仁。

2. 气血瘀滞

证候：肩臂刺痛麻木，痛有定处，夜痛甚，肢青紫，青筋暴露，舌质暗有瘀斑，脉紧涩。

治法：活血行气，祛瘀通络，通痹止痛。

方药：和营通气散。

组成：全当归 90g、丹参 30g、香附 90g、川芎 30g、青皮 30g、枳壳 30g、郁金 6g、制半夏 60g、广木香 15g、大茴香 15g，上药共为末，每次吞服 1.5g，每日 2 次。

3. 肝血亏虚

证候：肩臂酸痛麻木，筋骨软弱无力，舌淡，苔薄白，脉沉细。

治法：补益肝肾，驱湿除痹。

方药：独活寄生汤加减。

组成：独活 12g、寄生 12g、杜仲 12g、怀牛膝 15g、秦艽 12g、茯苓 12g、肉桂 12g、防风 12g、川芎 9g、党参 15g、当归 12g、芍药 12g、干地黄 12g、炙甘草 9g。可酌加羌活、桑枝等上肢引经药；筋脉挛急者加伸筋草、木瓜。

（二）针灸疗法

针灸对于改善疼痛、麻木症状有较好的疗效。可选择天鼎、扶突、曲池、少海、外关、神门、合谷、阿是穴等，针刺得气后留针20分钟，可加用电针或艾炷温针。灸法可每穴灸7壮，每日1次。

（三）手法治疗

手法可以舒筋通络、活血散瘀、消肿止痛，能够缓解斜角肌痉挛，矫正斜角肌位置的异常。首先施以轻柔的揉法、按法、拿法等，放松颈项部紧张的肌肉，然后沿颈部各肌肉走行施以深沉缓和的推法，并点按缺盆、极泉、曲池、少海、内关、合谷等穴，继而沿前斜角肌纤维走行施以㨰法、擦法，以透热为度，最后以抖法、拍打法放松肢体结束治疗。

（四）前斜角肌内封闭

患者取坐位或卧位，头转向健侧，在锁骨上2cm胸锁乳突肌锁骨头后缘与颈外静脉交点，用细针直刺入皮肤，深度约0.5cm，即可至该肌内，回抽无血，注入0.5%～1%普鲁卡因5～10ml。

（五）功能锻炼

嘱患者进行颈项及肩背功能锻炼，如做耸肩运动、云手等。

（六）其他疗法

1. 急性期可用三角巾悬吊患肢，避免患肢活动或负重，以减轻血管、神经压迫。

2. 疼痛、麻木症状明显时可用热敷散外敷。

（七）手术治疗

当上述非手术治疗无效，患者表现出肌力减弱，尤其是肌萎缩等神经受压症状时，应及时手术，解除神经和血管所受到的压迫。根据病情，可选择颈肋切除术、第一肋切除术或前斜角肌切断术等。

肘管综合征

肘管综合征指各种原因造成肘管部尺神经受卡压所引起的临床综合征。

一、解剖学基础

肘管位于肘关节尺侧，由前侧的肱骨内上髁、外侧的尺骨鹰嘴、内侧的尺侧腕屈肌腱弓构成，其间通过尺神经。

二、病因病机

（一）病因

任何使肘管容积绝对或相对减小的因素均可引发尺神经卡压，常见的原因有：

1. 慢性损伤 肱骨内外髁骨折、肱骨髁上骨折及桡骨头骨折都可以因畸形愈合产生肘外翻或其他畸形，使提携角增大，尺神经相对缩短，从而使尺神经受到牵拉、压迫和摩擦。

2. 肘关节风湿性或类风湿关节炎 风湿性或类风湿病变侵及肘关节滑膜，使滑膜肥厚，晚期引起肘关节变形，骨质增生，从而引起肘管容积减小。

3. 肿块 如腱鞘囊肿、脂肪瘤等，但较少见。

4. 先天因素 如先天性肘外翻、尺神经沟变浅而致尺神经反复脱位等。

5. 其他 长期屈肘工作、医源性因素引起的卡压、枕肘睡眠引起的“睡眠瘫”等。

（二）病机

肘部解剖结构特殊，各种因素导致的肘管结构破坏、压迫、牵拉和摩擦等，可诱发尺神经病变。肱骨远端骨折或肘关节脱位等创伤、异位骨化、重复性或创伤性工作（如键盘操作、垒球投掷等）、肘关节炎、肘管内脂肪瘤等均是引起肘管综合征的危险因素。

三、辨证辨病

（一）症状

多见于中年人，尤其是屈肘工作者（如乐器演奏者、投掷运动员等）及枕肘睡眠者。患者可因尺神经卡压的轻重及病程的长短不同而表现为疼痛和一系列尺神经功能受损的症状。疼痛位于肘内侧，亦可放射至环指、小指或上臂内侧，疼痛的性质为酸痛或刺痛。感觉异常首先表现为环指、小指刺痛、烧灼感，随后有感觉减退，最终发展到感觉丧失。运动症状有手部活动不灵活、抓捏无力，手内在肌及小鱼际萎缩，形成爪形手。

（二）体征

临床可见尺神经分布区的皮肤感觉障碍，表现为尺侧一个半手指和手背尺侧皮肤出现刺痛、过敏或感觉缺失。小鱼际肌及骨间肌萎缩，晚期可出现爪形手畸形。手部肌肉无力，握力、捏力减弱，小指处于外展位，内收障碍。

（三）辅助检查

1. 肌电图检查　可表现为尺神经传导速度减慢、潜伏期延长，尺神经支配的肌肉有失神经的自发电位出现。有助于明确诊断及确定尺神经卡压的具体部位。

2. X线　可发现肘关节周围的骨性改变。应对怀疑或诊断为肘管综合征的患者常规应用。

（四）鉴别诊断

1. 神经根型颈椎病　低位颈神经根卡压极易与本病混淆。颈椎病的疼痛、麻木以颈、肩、背部为主，疼痛向上臂及前臂内侧放射，椎间孔挤压试验多能诱发疼痛。颈椎X线片及CT可见相应椎间隙狭窄、骨质增生等改变。

2. 腕尺管综合征　神经在通过由深、浅屈肌支持带，豌豆骨和豆钩韧带构成的尺管时受压而引起尺神经功能障碍的综合征。可表现为尺侧一个半指掌侧感觉障碍和/或手内在肌力弱，甚至瘫痪。

3. 胸廓出口综合征　前已述之。

4. 麻风　尺神经多受累，尺神经异常粗大，手部感觉障碍区无汗。

四、治疗方法

（一）中药内治法

1. 瘀滞型

证候：手部尺侧一个半手指刺痛、麻木，或烧灼性疼痛，遇热痛甚，寒冷时可出现肘关节尺侧拒按，舌暗红，苔黄，脉弦涩。

治法：活血祛瘀通络。

方药：大活络丹（中成药）。

2. 虚损型

证候：以手部尺侧一个半手指麻木为主，伴有轻度疼痛，劳累加重，休息减轻，小鱼际萎缩，舌质淡，苔薄白，脉沉细无力。

治法：益气养血，舒筋活络。

方药：生血补髓汤。

组成：生地12g，芍药、黄芪、杜仲、五加皮、牛膝、当归、续断各9g，红花5g。

（二）外治法

1. 中药外治 可贴宝珍膏或万应膏，也可用八仙逍遥汤熏洗患肢。

2. 封闭治疗 可用当归注射液或川芎注射液1ml加1%普鲁卡因0.5ml，对于急重患者可以使用泼尼松12.5mg+1%普鲁卡因0.5ml局部封闭，每周1次，连续3次。

（三）其他疗法

1. 针灸疗法 取外关、阳溪、合谷、劳宫等穴，得气后留针15分钟，每日1次。

2. 针刀疗法 局部麻醉后在无菌操作下用针刀经皮部分或全部切断弓状韧带，充分松解尺神经，切割时避免损伤尺神经及周围重要血管。

腕管综合征

腕骨共8块，排成近、远两列，似马蹄形，屈肌支持带封闭在开口端，与腕骨共同构成的管状结构即腕管。腕管内容积减少或压力增高，使正中神经受压，出现其远端支配区的感觉、运动障碍，即腕管综合征，临床较常见，多发生于中老年女性。

一、解剖学基础

腕骨构成腕管的桡、尺及背侧壁，屈肌支持带构成掌侧壁。腕管顶部是横跨于尺侧的钩骨、三角骨和桡侧的手舟骨、大多角骨之间的屈肌支持带。正中神经和屈肌腱由腕管内通过（拇长屈肌腱、4条指浅屈肌腱、4条指深屈肌腱）。尽管腕管两端是开放的入口和出口，但其内组织液压力却是稳定的。正中神经走行在屈肌支持带下方，紧贴屈肌支持带。在屈肌支持带远端，正中神经发出返支，支配拇短展肌、拇短屈肌浅头和拇对掌肌，其终支是指神经，支配拇、示、中指和环指桡侧半皮肤。

二、病因病机

（一）病因

1. 管壁因素 腕部外伤或退变引起屈肌支持带肥厚，或骨折、脱位后对位不良，均可使腕管容积减小，正中神经受压而发病。

2. 内容物因素 腕部感染或外伤引起腕管内容物水肿或血肿，以及腕管内的肿瘤、腱鞘囊肿等占位性病变，都可能造成腕管内的正中神经受压。

3. 内分泌因素　妇女在停经期、妊娠期、哺乳期腕管综合征的发病率升高，有人认为与内分泌因素有关。

（二）病机

本病的发生与局部外伤，以及患者体质虚弱、气血亏虚，血不荣筋，肌肉失于温煦、筋骨失于濡养有一定的关系。

三、辨证辨病

（一）临床表现

缓慢发病，逐渐出现桡侧三个手指麻木或感觉过敏、疼痛，夜间疼痛加重，经过热疗或电疗后，疼痛反复加重。疼痛重者可向肘部甚至肩部放射。寒冷季节桡侧三个手指可有发冷、发绀等改变，正中神经支配区皮肤感觉减退，手的握力减弱，病程长者可见大鱼际萎缩。

叩击腕关节掌侧有电击感，压痛点在腕掌侧正中部，并可伴有向中指或桡侧三个手指的放射性麻木疼痛。腕掌屈试验阳性，即腕关节屈曲 70°～90°，持续 1 分钟后，自觉正中神经单一支配区麻木加重。

（二）辅助检查

电生理检查可发现终末潜伏期延长或潜伏期速率减慢，运动神经传导速度基本正常，正中神经的感觉传导速度也有改变。

（三）诊断及鉴别诊断

1. 诊断要点　起病缓慢，桡侧三个手指麻木、疼痛、感觉减退，遇热加重；手握力减弱，腕掌侧正中压痛及叩击痛。腕掌屈试验阳性，电生理检查可有正中神经的感觉神经传导障碍。

2. 鉴别诊断

（1）腕尺管综合征：手部尺神经支配区（主要见第 4、5 指）疼痛、麻木、感觉减退，在远侧腕横纹接近尺侧端处有压痛及叩击过敏感，重者可见小鱼际及骨间肌萎缩。

（2）颈椎病：表现为手部桡侧半麻木、疼痛，同时可伴有前臂桡侧麻木、疼痛，颈椎椎旁压痛、向患肢放射，椎间孔挤压试验阳性，腕掌屈试验阴性。

（3）尺神经炎：手部尺侧半麻木、疼痛，可伴有前臂尺侧半麻木、疼痛，腕部无压痛及叩击痛，肱骨内髁的尺神经沟处压痛，并明显伴有前臂尺侧向手部第 4、5 指的放射性疼痛及麻木，腕掌屈试验阴性。

（4）多发性神经炎：病变范围除正中神经外，还可累及桡神经及尺神经，主要症状为麻木，双手手套状感觉麻木区，呈对称性，腕部无明显压痛点，腕掌屈试验阴性。

四、治疗方法

（一）中药内治法

1. 瘀滞型

证候：手部桡侧三个半手指刺痛、麻木，或烧灼痛，夜间痛，遇热痛甚，寒冷时又可出现手指发绀，腕掌侧部拒按，舌质暗红，苔黄，脉弦涩。

治法：活血祛瘀通络。

方药：大活络丹（中成药）。

2. 虚损型

证候：以手部桡侧三个半手指麻木为主，轻度疼痛，劳累加重，休息减轻，手持物无力，大鱼际萎缩，舌质淡，苔薄白，脉沉细无力。

治法：益气养血，舒筋活络。

方药：生血补髓汤。

组成：生地 12g，赤芍、黄芪、杜仲、五加皮、牛膝、当归、续断各 9g，川芎 6g，红花 5g。

（二）外治法

1. 手法治疗　先在腕、手部施以揉摸的方法，然后分别点按外关、阳溪、合谷、劳宫及阿是穴。还可以一手握住患者前臂远端，另一手握住其拇指，向远端迅速牵拉，以发出弹响为佳，依次做 2、3、4 指，每日 1 次。

2. 中药外治　可外贴宝珍膏或万应膏，还可用八仙逍遥汤熏洗。

3. 封闭治疗　封闭药物可用当归注射液或川芎注射液 1ml+1% 普鲁卡因 0.5ml，对于急重患者也可以使用泼尼松 12.5mg+1% 普鲁卡因 0.5ml，封闭点在腕横纹的中点处，针头要穿过屈肌支持带进入腕管内，但不要注入神经鞘膜内，每周 1 次。

（三）其他疗法

1. 针灸疗法　取外关、阳溪、合谷、劳宫等穴，得气后留针 15 分钟，每日或隔日一次。

2. 针刀疗法　在无菌及局部麻醉条件下用针刀经皮部分或全部切断屈肌支持带，切割时应在远侧腕横纹中点向尺侧偏开 0.5cm 处沿纵轴方向进行，避免损伤正中神经。

（四）手术治疗

对于非手术治疗效果不佳、临床症状严重者可行手术治疗。取腕关节掌侧“S”形切口，如腕管内有占位性病变，应将占位病灶分离切除；如为管腔狭窄，应敞开或切除屈肌支持带，并可修整不平滑的骨性管壁。术中既要将正中神经彻底松解，又要避免损伤该神经。

五、预防与调护

在治疗早期，施用理筋手法后需固定腕部，可以用纸壳夹板，也可以将前臂及手腕部悬吊，不宜做热疗，以免加重病情。对于高度怀疑有腕管内占位性病变或经非手术治疗症状不减轻反而加重者，都应尽快手术治疗。

第三腰椎横突综合征

第三腰椎横突综合征是因第三腰椎横突与其附近组织发生牵拉、摩擦、压迫刺激，以慢性腰痛、第三腰椎横突局限性压痛为主要临床表现的疾病。因牵拉刺激神经，还可以出现沿大腿向下的放射痛，有时可放射至小腿外侧。本病属中医学“腰痛”“腰腿痛”范畴。

一、解剖学基础

第三腰椎横突较长，且水平位伸出，附近有血管、神经束经过，有较多的肌筋膜附着。第三腰椎处于腰椎生理前凸弧度的顶点，为承受力学传递的重要部位，因此受外力作用的影响，容易受损而引起该处附着的腰大肌、腰方肌等肌肉、筋膜出现急性损伤或慢性劳损而出现腰臀疼痛。

二、病因病机

（一）病因

本病与第三腰椎的生理结构有着极其密切的关系。第三腰椎的横突比其他 4 个腰椎的横突长，附着其上的有腰部脊筋膜之深层及腰方肌，横突的背侧有竖脊肌，当上述肌肉收缩时，在第三腰椎横突处产生的牵拉杠杆力最强，尤其是横突左右不对称或向后偏斜时。当腰椎左右侧弯及旋转活动时，第三腰椎横突尖部摩擦损伤肌肉筋膜附着处，而引起症状。

（二）病机

由于外感风寒湿邪、气滞血瘀等原因致局部气机阻滞，气滞则血瘀，气血瘀滞而痛；或素体肝肾不足，以致气虚血亏、筋脉失养而腰部疼痛。

三、辨证辨病

（一）症状

腰部疼痛是本病的主要症状，多表现为腰部及臀部弥漫性酸痛，也可剧痛，有时向大腿后侧及腘窝处放射，一般不超过膝关节。腰部活动时或活动后加重，有时患者翻身及行走均感困难，晨起或弯腰时疼痛加重。腰部后伸不痛，向健侧弯腰受限，严重时影响日常生活及工作。

（二）体征

1. 重要的体征是竖脊肌外缘第三腰椎横突尖端（相当于第三腰椎棘突旁4cm处）有局限性压痛（有时压痛可在第二腰椎或第四腰椎横突尖端处），尤其是瘦高体型者。有时压迫该处由于L2神经分支受刺激可引起同侧下肢放射痛，放射痛的范围多不过膝。

2. 早期可见腰部及臀部肌肉痉挛，表现为局部隆起、紧张，晚期则患侧肌肉萎缩。

3. 腰部功能多无明显受限。直腿抬高试验可呈阳性，但多超过50°；直腿抬高加强试验阴性。神经系统检查无异常。

4. 压痛点用1%或0.5%普鲁卡因10～20ml注射后，疼痛及压痛消失。

（三）辅助检查

X线检查可无异常改变，或有第三腰椎横突明显过长或左右不对称，或横突尖部略有密度增高区。

（四）诊断及鉴别诊断

1. 诊断要点　多见于从事体力劳动的青壮年，有突然弯腰、跌仆扭伤史，或有长期慢性劳损或腰部受凉史。一侧或两侧明显腰痛，晨起或弯腰时疼痛加重，疼痛多呈持续性，长期不愈，久坐直立困难。第三腰椎横突处压痛明显，部分患者向臀部及下肢放射。

2. 鉴别诊断

（1）腰椎间盘突出症：腰椎间盘突出症是在腰椎间盘退行性变的情况下，因受损伤导致纤维环破裂，髓核突出，压迫或刺激神经根、马尾神经而引起的以腰腿痛为主要表现的疾病，最常见于L4～5及L5～S1，其鉴别要点如下：

1）腰椎间盘突出症患者大多在发病前有慢性病史，腰痛向臀部及下肢放射，腹压增加（如咳嗽、打喷嚏）时疼痛加重。病变部位椎旁有压痛，压痛点多位于L4～5及L5～S1，并沿坐骨神经向下肢放射，可伴腱反射、感觉和肌力异常。腰部活动受限，常有脊柱侧凸、腰椎生理弧度消失。第三腰椎横突综合征在腹压增高（如咳嗽、打喷嚏）时不会引起疼痛加重，虽有时伴有下肢牵涉痛，但下肢无腱反射、感觉和肌力异常，腰椎生理弧度存在。

2）腰椎间盘突出症患者直腿抬高试验及直腿抬高加强试验阳性，可与第三腰椎横突综合征鉴别。

3）腰椎间盘突出症患者屈颈试验阳性。患者仰卧，主动或被动屈颈1～2分钟，引起腰腿痛为阳性，严重腰椎间盘突出症患者坐位屈颈试验不能完成。第三腰椎横突综合征患者屈颈试验阴性。

4）腰椎间盘突出症X线片显示腰椎前凸消失，病变椎间隙变窄，病变椎间隙相邻椎体边缘可有骨质增生。CT及MRI可显示椎间盘突出的部位及程度，可作为腰椎间盘突出症的确诊依据。

（2）急性腰损伤：有明确的腰部扭伤史，在扭伤后立即出现剧烈腰痛，范围局限，有准确的疼痛定位，疼痛可放射到臀部及下肢，并出现特有的腰部侧弯姿势，坐、立、走均呈侧弯姿势，多弯向患侧。

四、治疗方法

（一）中药内治法

1. 气滞血瘀

证候：外力扭伤，腰痛突然发作，疼痛剧烈，痛如针刺，固定不移，或见面色黧黑，皮肤甲错，舌淡紫或暗，脉细涩或弦涩。

治法：行气活血通络。

方药：顺气活血汤加减。

组成：苏梗9g、厚朴9g、当归尾12g、枳壳12g、红花9g、木香9g、赤芍9g、桃仁8g、苏木9g、香附6g。

2. 肝肾亏虚

证候：腰痛绵绵，反复发作，遇劳后疼痛加重。偏阴虚者，五心烦热，失眠盗汗，舌红少津，脉细数；偏阳虚者，畏寒肢冷，腰腹冷痛，得温痛减，舌苔薄白，脉细弱。

治法：补益肝肾。偏阳虚者，宜温补肾阳；偏阴虚者，宜滋补肝肾。

方药：补肾健筋汤。

组成：熟地 12g、当归 12g、山茱萸 12g、茯苓 12g、续断 12g、杜仲 10g、白芍 10g、青皮 5g、五加皮 10g。

（二）中药外治法

1. 敷法　以双柏散外敷患处。

组成：侧柏叶 2 份、黄柏 1 份、大黄 2 份、薄荷 1 份、泽兰 1 份。上药共为末，以水和蜜糖或凡士林调成膏外敷。

功用：活血解毒，消肿止痛。治疗跌打早期，疮疡初起，局部红肿热痛或局部包块形成而无溃疡者。

2. 熨法　选用热敷散（陕西中医药大学附属医院制剂）。

组成：苍术 10g、防风 15g、桑枝 20g、大黄 10g、红花 10g、薏苡仁 10g、伸筋草 15g、威灵仙 15g、当归 10g、透骨草 10g、黄丹 10g、牛膝 10g、木瓜 10g、川乌 10g、草乌 10g、刘寄奴 10g、艾叶 10g、花椒 10g、桂枝 10g、干姜 10g。

功用：温经祛寒，行气活血止痛。

主治：四肢关节风湿疼痛。

3. 贴法　可据情况选用狗皮膏、伤湿止痛膏、麝香壮骨膏外贴，具有温经通络、活血止痛、祛风除湿之功效。

4. 擦法　将颈腰痛擦剂喷于患处，再用热毛巾热敷。

组成：番木鳖 10g，生南星 10g，白芷 10g，防己、五加皮、防风各 15g，细辛 5g，生川乌、生草乌各 10g，红花 5g，没药 10g，威灵仙 15g，僵蚕 10g，徐长卿 15g，樟脑 5g。以上诸药经水煎浓缩，50% 酒精提取 1 000ml，另加地塞米松 50mg 和匀，装入带有喷头的瓶中备用。

功用：通经活络，祛风散寒，解痉镇痛。用于疼痛较重或兼外邪侵袭者。

注意事项：孕妇、皮肤过敏、局部皮肤破溃者禁用。

（三）手法治疗

手法治疗可以调节肌肉的收缩和舒张，促进损伤组织周围的血液循环，增加组织灌流量，从而起到活血化瘀、去瘀生新、消肿止痛的作用。通过松解横突周围瘢痕粘连，改善肌腱挛缩和筋膜增厚，从而解除神经、血管的卡压症状，是治疗本病的重要手段。

1. 㨰腰背部　患者俯卧，全身放松。术者站于患者侧方，先在竖脊肌、第三腰椎横突顶端的两侧臀肌做轻柔㨰法，待肌肉放松后，以深沉有力的㨰法在竖脊肌、臀腿部、横突顶端两侧疼痛部位施术5～10分钟。

2. 按揉横突　患者俯卧，全身放松。术者站于患者侧方，拇指指腹着力于第三腰椎横突处施以按揉手法，要求力度缓和，由轻柔到深沉有力，力量深透，以患者有较强烈的酸胀感为佳，如肌张力较高可延长操作时间5～10分钟。

3. 点穴止痛　患者俯卧，全身放松。术者站于患者侧方，用拇指指腹点按大肠俞、肾俞、腰眼、八髎、委中、承山及阿是穴，要求每穴持续用力点按1～2分钟。

4. 双指封腰　患者俯卧，全身放松。术者站于患者侧方，用拇指指腹和中指指腹分别按压、弹拨第三腰椎横突顶端两侧。弹拨方向与条索状硬块垂直，如拨琴弦，由浅到深，由轻到重，同时配合按揉手法，施术2～3分钟。手法要求深沉缓和，力量透达，以患者有较强的酸胀感为佳。

5. 肘压环跳　患者侧卧，患侧在上，患肢屈曲，健肢伸直。术者站于患者前方，屈肘，用肘尖触压环跳穴或臀部条索状组织，力度由轻到重，不可滑脱，持续2～3分钟，以患者有极强烈的酸胀痛感为佳。

6. 肌腱弹拨　患者仰卧，双髋外展、外旋、屈曲。术者站于患者一侧，拇指指腹放于股内收肌后缘施㨰法向前移动，来回操作2～3分钟，继而施以弹拨法约1分钟。

7. 㨰擦腰部　患者俯卧，全身放松。术者站于患者侧方，沿患侧竖脊肌施以深沉而缓和的㨰法，上下往返，同时配合腰部后伸被动活动，然后用掌根沿竖脊肌纤维方向快速往返施擦法2～3分钟，以透热为度，施擦法时亦可配用膏摩。

（四）针灸治疗

针灸可缓解或消除临床症状，是综合治疗中重要的辅助疗法。由于第三腰椎横突综合征病变部位在腰部，症状主要为腰、臀、腿疼痛，因此多从足太阳经选穴施治，同时注意选取督脉和足少阳经的腧穴，进行经络辨证施治。针灸治疗本病当以疏通经络、舒筋散瘀、补肾强腰为法。

1. 毫针

主穴：委中、阿是穴、肾俞、命门、秩边。

配穴：大肠俞、气海俞、腰阳关、环跳、承山、昆仑。

方法：每次选3～5穴，急性期每日治疗1次。肾俞、命门用补法，其余穴位中等刺激。肾俞穴直刺并微斜向椎体，深1～1.5寸；气海俞直刺2～3寸，使腰及臀部有酸胀感并向下肢放射。

2. 梅花针

取穴：阿是穴周围，腰骶部膀胱经第1、2侧线。

方法：阿是穴重叩，使皮肤发红或微出血，叩后可拔火罐，其余部位自上而下叩刺，以局部皮肤出现红晕而无出血为宜。

3. 耳针

取穴：腰椎、腰肌、神门、膀胱、肾。

方法：每次选2～3穴，以强刺激捻转数秒后留针20～30分钟，其间每隔5～10分钟捻转一次，每日或隔日治疗1次。

4. 头皮针

取穴：躯干感觉区Ⅱ、足运动区。

方法：快速进针，刺入一定深度后连续捻转2～3分钟，留针5～10分钟后重新捻转，反复捻针2～3次即可起针，捻针同时嘱患者活动腰部。急性期每日1次，缓解期可隔日1次，10次为一个疗程。

5. 水针

取穴：阿是穴、腰夹脊穴、气海俞、肾俞、大肠俞。

药物：当归、红花、丹参、川芎等中药制剂，维生素 B_1、维生素 B_{12}、0.25%～2%盐酸普鲁卡因等西药注射剂。

方法：每次选2穴，普鲁卡因每周注射1次，其他药物隔日注射1次。

6. 电针

取穴：同毫针。

方法：选取1～3对穴，一般用疏密度，调节电流从小到大，每日1次，每次10～15分钟。

7. 灸法

取穴：同毫针。

方法：每次选2～4穴，常用艾条灸、温针灸、温灸器灸20分钟或5～7

壮，每日1次，10次为一个疗程，间隔2～3日行第二疗程治疗。

（五）中药离子导入

选用活血祛瘀、通络止痛药物，与直流电结合，可以有效改善第三腰椎横突局部的血液循环及代谢状态，从而减轻局部炎症和粘连，促进软组织损伤修复。此法为治疗第三腰椎横突综合征颇为有效的方法之一。

1. 方药制备　赤芍20g、红花20g、大黄30g、川牛膝30g、细辛10g、防己40g、葛根20g、透骨草20g、地龙20g。上药加水1 600ml浸泡2小时，武火煮沸后改文火煎煮20分钟，再用4层纱布过滤，滤出药液约800ml，第二煎加水1 100ml，煎20分钟，滤出药液约600ml，两煎合并混匀，装入瓶内放置冰箱备用，用时加温至40℃。

2. 操作　取8层纱布垫，外包1层绒布，做成8cm×12cm的布垫，置于40℃的药液中浸透后稍拧干，放置于腰部气海俞，其上放置7cm×10cm阳极板，非作用极（阴极板）用生理盐水浸湿放置于一侧环跳穴或阿是穴，然后盖以塑料布或人造皮革，用沙袋、绷带或借患者身体重力将电极固定。徐徐转动电位器逐渐增大电流量，参照患者的感觉将电流量控制在5～15mA之内。每次治疗10～15分钟，每日2次，12次为一个疗程，疗程间休息3～5日，一般治疗2～3个疗程。

（六）针刀疗法

利用针刀特殊的结构和治疗手法，在第三腰椎横突尖部进行剥离和松解，往往能快速消除症状。

患者取俯卧位，局部常规消毒铺无菌孔巾，选择适宜型号的针刀，于第三腰椎横突末端垂直进针（刀口线与人体纵轴平行），当刀口触及骨面时，先做左右剥离，再做纵向剥离，然后调整针刀方向，缓慢向横突末端推进，于横突末端做纵向剥离松解，随后出针，以棉球压迫止血，贴创可贴。操作中要注意进针方向和深度，以免损伤重要组织，造成不良后果。一般而言，一次针刀松解后，局部压痛即消失，若尚存余痛，可间隔4～5日后再治疗一次。

对于慢性劳损、第三腰椎横突末端触及压痛性筋结或条索状压痛物者，可采用针刀松解术。该疗法可以作为第三腰椎横突综合征的主要疗法或重要的辅助疗法。

（七）其他疗法

1. 理疗、电疗　常用的理疗方法有超短波、短波、石蜡疗法等。电疗通过深部电热作用，可改善局部血液循环，使疼痛减轻或消失。

2. 封闭疗法 取醋酸泼尼松 12.5mg+2% 利多卡因 2ml，用长针头在第三腰椎横突尖处做骨膜及周围组织浸润注射，每周 1 次，2～3 次为一个疗程，多数患者可治愈或症状减轻。

（八）手术治疗

对于反复发作或经非手术治疗长期不能治愈者，可考虑手术切除过长的第三腰椎横突尖及周围炎性组织，术中可同时松解受压的股外侧皮神经，该方法目前仍有争议。

五、预防与调护

（一）适当运动锻炼

第三腰椎横突较其他腰椎横突长，处于腰椎中段，具有加强腰部稳定性和平衡的作用，由于解剖结构的特殊性，容易产生疼痛并限制腰部屈伸活动。适当的运动锻炼可避免肌肉与横突粘连，增加腰部肌肉力量，保证正常的生理功能，有效防止本病发生。拇指压在腹前，其余四指按住腰后部或其周围，行左右前后摇摆动作，可边摇边按摩，手法自行掌握，一般以按摩法为宜。平时坚持弯腰和左右侧转腰运动，每次 3～5 遍，每日 2～3 次。运动强度循序渐进，不可过猛、过急、过快。

（二）改变不良姿势

从事腰部屈伸活动较多工作者，尽量避免长期弯腰工作，不要勉强搬运过重的物品，以免损伤腰部；长期伏案工作者，首先应保持颈部和腰部的正确位置，使颈、背、腰呈一条直线，不要向左侧或右侧倾斜，其次是保持头、躯干与工作台间适当的高度和距离，颈、背、腰不要过度弯曲，避免长期持久的疲劳性损伤。

（三）早期诊断，早期治疗

早期诊断，无论对于临床疗效，还是预后，都是至关重要的。病程和疗效间有着密切的关系，一般来讲，病程越短，疗效越好，反之越差。早期明确诊断使医生获得治疗的最佳时机，使病情及时缓解，尽快治愈。如在第三腰椎横突综合征的早期使用合理按摩手法，可及早解除横突尖部与肌肉的粘连，缓解局部疼痛；如果仅仅使用中药内服外治等疗法，虽有一定疗效，但并不能解除局部病理改变，而留下进一步加重或发展的隐患。

梨状肌综合征

梨状肌综合征指由于间接外力(闪挫、扭伤、下蹲、跨越等)使梨状肌受到牵拉而致损伤,引起局部充血、水肿、肌束痉挛,刺激或压迫坐骨神经,导致以坐骨神经痛、间歇性跛行为主要表现的疾病。

一、解剖学基础

梨状肌起自骨盆内骶骨前面,穿出坐骨大孔达臀部,止于股骨大粗隆,将坐骨大孔分为梨状肌上孔及下孔,坐骨神经出梨状肌下孔。梨状肌的作用为外旋、外展髋关节。

二、病因病机

(一)中医病因病机

1. 劳累闪挫,筋脉受损　为发病的常见外因。因闪挫、扭转导致梨状肌急性损伤,局部气滞血瘀,肿胀疼痛。筋伤日久,瘀化未尽,以致瘀血干结,筋脉挛缩,活动不便,或长期劳损而致筋脉痹阻疼痛。

2. 肝肾不足,外邪侵袭　久病气血亏虚,元气耗伤,使肾气渐损、肾精不足,筋肉失于肝血肾精的濡养而出现功能失用。肝肾不足,筋肉失养,易受外邪侵袭,风、寒、湿邪痹阻经络,气血运行不畅,而致臀、腿疼痛、麻木。

(二)西医病因病理

1. 梨状肌损伤　跌倒时臀部直接着地而伤及梨状肌;臀部扭转时梨状肌急剧收缩或收缩不协调而损伤;梨状肌反复受到牵拉而损伤。损伤后的梨状肌刺激从梨状肌下孔穿出的坐骨神经,出现相应的神经受压症状。梨状肌慢性损伤后发生粘连、肥厚,并引起梨状肌周围的血管、神经粘连,在此病理基础上受到寒冷刺激,梨状肌痉挛而产生挛缩,刺激或挤压梨状肌下孔的血管、神经,引起局部血液循环障碍,导致局部充血、水肿、渗出等无菌性炎症改变。

2. 其他疾病累及梨状肌　部分女性因慢性附件炎或某些骶髂关节病累及梨状肌而产生症状。腰骶部闪挫、腰椎间盘突出症、腰椎骨性关节炎等疾病,使由椎间孔到臀部的坐骨神经粘连而造成可移动的范围减小,当患者活动时,梨状肌收缩,牵拉坐骨神经而引起疼痛。

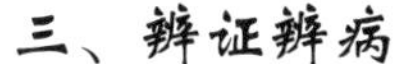

三、辨证辨病

（一）症状

常发生于从事体育运动者或中老年人，病程长，有髋关节或臀部外伤史，可有受寒湿侵袭或妇女盆腔炎等病史。臀部疼痛，并向下肢放射，放射痛区域主要为坐骨神经走行的大腿后侧和小腿外侧，甚至麻木胀痛，不能行走或跛行。劳累或受风寒湿邪后症状加重，严重者呈刀割样或烧灼样疼痛，下肢屈曲困难，腰臀部疼痛向小腹及大腿外侧放射，会阴部不适（因阴部神经从梨状肌下孔通过），腹压增加时（排便、咳嗽、打喷嚏等）下肢放射痛可加重。慢性梨状肌损伤可见臀肌和下肢肌肉萎缩，患肢无力，站立、行走不稳，患肢怕湿怕凉。

（二）体征

1. 跛行，姿势特殊，如上半身略向前和患侧倾斜，患侧臀部抬高，患肢膝髋微屈，小心碎步。患侧臀肌松弛，臀横纹较健侧降低，病程较长者可见臀部及小腿肌肉萎缩。

2. 梨状肌体表投影区有明显压痛。髂后上棘与坐骨结节连线中点、坐骨结节与股骨大粗隆连线中点，这两点的连线为坐骨神经在臀部的体表投影。

3. 梨状肌部位可触及条索状隆起的肌束、条索状硬结。

4. 特殊试验　可引起梨状肌紧张而压迫周围血管、神经的试验多为阳性。

（1）直腿抬高试验：直腿抬高 60°前，梨状肌受牵拉呈紧张状态，疼痛明显，使抬举受限；当抬高超过 60°，梨状肌不再被牵拉，疼痛减轻。

（2）Freiberg 试验　患者伸髋时，被动内旋髋关节，因梨状肌紧张而压迫周围神经（主要是坐骨神经）产生坐骨神经痛并加剧，即为阳性。

（3）Torile 试验　屈曲内旋髋关节，因梨状肌紧张而压迫周围神经（主要是坐骨神经）产生坐骨神经痛并加剧，即为阳性。

（4）梨状肌紧张试验　患者仰卧，患肢于外展外旋位抗阻力内旋内收，若出现臀部疼痛及下肢后外侧放射痛，即为阳性。

（三）辅助检查

影像学检查一般无明显变化。

（四）诊断及鉴别诊断

1. 诊断要点　①有髋关节过度内外旋、外展病史；②坐骨神经痛或臀部疼痛，髋内旋、内收受限并可加重疼痛，俯卧位可在臀中部触及条索样隆起的梨状肌；③X线检查排除髋部骨性疾病。

2. 鉴别诊断

（1）腰椎间盘突出症：多有不同程度的腰部外伤史，少数患者有腰部受凉史。疼痛常在腰骶部附近，并沿坐骨神经走行有下肢放射痛，腰椎下段棘突间有深压痛，腰椎的生理前凸减小或消失，直腿抬高试验在超过60°时疼痛加剧，出现下肢放射痛。X线片显示腰部生理前凸减少或消失，病变椎间隙变窄，相邻椎体边缘可有骨质增生，MRI和CT可显示椎间盘突出的程度和部位，具有确诊意义。梨状肌综合征多有臀部或髋部外伤史，疼痛多位于臀部及下肢，直腿抬高试验在60°以下时疼痛明显，超过60°疼痛减轻，影像学检查一般无明显变化。

（2）腰椎管狭窄症：由于后纵韧带或黄韧带增生、肥厚，椎小关节突增生内聚，椎间盘膨出或突出，导致腰椎管容积变小、神经根管或侧隐窝狭窄，使相应部位的脊髓、脊神经根或马尾神经根受压而出现相应的神经功能障碍，临床表现以腰及下肢放射性麻木、疼痛、间歇性跛行为主，可通过影像学检查与梨状肌综合征鉴别。

（3）坐骨神经炎：多由细菌、病毒感染，或风、寒、湿邪侵袭，或维生素缺乏而使神经发炎水肿所致。

（4）腰椎小关节紊乱：起病突然，无明显外伤史，一般不出现坐骨神经痛。由于小关节的前缘靠近神经根，做腰后伸动作时可出现放射性坐骨神经痛。

（5）臀上皮神经损伤：以一侧臀部及大腿后侧疼痛为主，痛不过膝，在髂腰肌下方2cm处压痛明显，梨状肌紧张试验阴性。

（6）臀中肌综合征：腰臀部酸痛，深夜、晨起、活动、劳累、阴雨天气均可诱发加重。臀中肌处压痛，可触及痛性结节、筋束，无神经根刺激症状，臀中肌压迫试验阳性。

（7）股外侧皮神经卡压综合征：有腰臀部闪挫伤或劳累史，臀部酸痛、刺痛或撕裂样痛，急性期较剧烈，并向大腿前外侧放射，疼痛过膝。疼痛部位深，定位不清，伴麻木感。起坐、弯腰、患侧直腿抬高均受限，但无神经根痛症。

（8）盆腔疾病：女性因盆腔疾病引起的骶丛神经受压，除有坐骨神经受刺激而引起的症状和体征外，臀上神经、股神经、阴部神经、闭孔神经等可同时受累而出现相应症状。因此，盆腔疾病引起的症状更广泛，与骶丛神经受压表现一致，必要时行妇科检查以明确诊断。

四、治疗方法

（一）中药内治法

1. 气滞血瘀

证候：多于急性损伤后出现，臀腿部轻度肿胀，疼痛如刀割、针刺或电灼样，痛处拒按，动则痛甚，关节活动不利，舌暗或有瘀点，脉弦或沉涩。

治法：活血祛瘀，消肿止痛。

方药：桃红四物汤。

组成：当归、川芎、赤芍各 15g，桃仁、红花、川牛膝各 12g，枳壳、制没药各 10g。兼寒邪者加制草乌、细辛；夹湿者加木瓜、薏苡仁。

2. 寒湿阻滞

证候：臀部酸痛，遇冷加重，得温痛减，肢重无力，筋脉拘急，或见口淡、便溏、尿清长，舌淡，苔白腻，脉弦紧。

治法：散寒除湿，祛风通络。

方药：蠲痹汤加味。

组成：羌活 9g、独活 9g、桂心 6g、秦艽 12g、当归 12g、川芎 9g、海风藤 12g、桑枝 15g、乳香 9g、木香 6g、川牛膝 9g、炙甘草 3g。风胜加防风、白芷；寒胜加附子、川乌；湿胜加萆薢、薏苡仁。

3. 阴虚内热

证候：臀腿部疼痛，酸胀麻木，筋脉拘急，屈伸不利，兼见口燥咽干，头目眩晕，心烦耳鸣，多梦，舌红，苔薄黄，脉细数。

治法：滋阴养血，祛湿通络。

方药：大补阴丸加减。

组成：知母、黄柏、当归、牛膝、地龙各 10g，鹿衔草、龟甲各 15g，薏苡仁 30g，蜈蚣 2 条（研磨冲服）。

4. 湿热阻络

证候：局部坠重肿胀，局部反复肿胀，时轻时重，或有灼热感，活动时疼痛加剧，舌红，苔黄腻，脉滑数。

治法：清热除湿。

方药：加味二妙散加减。

组成：苍术、防己各15g，黄柏20g，薏苡仁、牛膝各30g，当归、萆薢、桃仁各10g，龟甲8g。

（二）中药外治法

1. 贴法

（1）伸筋膏（山东中医药大学经验方）

组成：马钱子9g，地龙12g，透骨草9g，红娘子12g，穿山甲9g，僵蚕12g，汉防己9g，威灵仙12g，当归尾15g，生大黄12g，泽兰叶12g，乳香、没药、生姜、王不留行、细辛、五加皮、豨莶草各9g，十大功劳叶30g，蜈蚣4条，丝瓜络12g，麻黄12g，土鳖虫12g，独活9g，生草乌9g，甘遂30g，五倍子9g，肉桂9g，防风12g，枳实9g，牛蒡子9g，血余炭9g。

用法：取麻油2 000ml置于锅内，将上药放入锅内油炸去渣，下樟丹1 000g，搅匀即成。取药膏适量摊于布上，外贴于患处。

功用：散瘀止痛，舒筋活血，疏风通络。

（2）舒筋止痛膏

组成：生马钱子、透骨草、伸筋草、穿山甲、汉防己、乳香、没药、王不留行、细辛、五加皮、豨莶草、独活、生草乌、五倍子、肉桂、枳实、牛蒡子、姜黄各10g，地龙、当归、生大黄、泽兰叶、川芎、威灵仙、丝瓜络、防风、木瓜、桂枝、僵蚕、白芷各15g，甘遂30g。

用法：取麻油2 000ml置于锅内，将上药放入锅内油炸去渣，下樟丹1 000g，搅匀即成。取药膏适量摊于布上，外贴于患处。每帖使用7日，连续用2帖为一个疗程。

功用：活血化瘀止痛，舒筋活络，兼以祛风除湿消肿。用于梨状肌综合征引起的腰腿痛。

（3）狗皮膏、止痛热敷灵、伤湿止痛膏等中成药外用。

2. 敷法　用热敷散热敷患处，每日2次，每次20分钟。

3. 熏洗法　将舒筋活络洗剂煎煮取汁，待药液温度适中时熏洗，每次30分钟，每日2次。每剂药可用3日，夏季可用2日。每次使用前加热药液，熏洗过程中可自行按揉活动髋部肌肉。

（三）手法治疗

患者俯卧，术者先用㨰揉法松解腰臀部肌肉5～10分钟，至有温暖舒适感，然后采用以下手法：

1. 点揉法　以拇指点按臀部阿是穴及腰、下肢穴位，如肾俞、大肠俞、秩边等，以局部有酸胀感为度，每穴点按0.5～1分钟。

2. 弹拨法　对急性损伤或慢性损伤急性发作、局部软组织充血水肿严重、疼痛剧烈者，可用轻弹法。以拇指指腹在垂直于梨状肌走行的方向上深按，拇指尖触及梨状肌肌腹后，来回轻轻弹拨1分钟。慢性损伤局部软组织以变性挛缩、粘连为主要改变者，可用重弹法。以双手中指重叠或肘尖施较重力量于梨状肌进行弹拨。

3. 按压法　双手重叠，沿梨状肌走行方向用手掌推按1～3分钟，然后双手握住患肢踝部，微用力连续上下小幅度牵抖10～20次。急性损伤每日1次，慢性损伤3日1次，5次为一个疗程。本法具有活络、消瘀、止痛的作用。

4. 屈髋牵拉　术者一手握住患肢踝部，另一手按于屈曲的膝关节下方，双手协力将患肢屈髋屈膝至大腿触及胸前为止，并做内外旋转运动1～2次，然后被动屈伸髋关节3次。

（四）针灸治疗

针灸治疗梨状肌综合征是临床主要治疗方法之一，如能与手法治疗相配合，则疗效更为满意。本病多与足太阳膀胱经、足少阳胆经关系密切，选穴时应以近部选穴为主，亦可适当选用远端腧穴。

1. 毫针

取穴：环跳、秩边、承扶、殷门、委中、阳陵泉、承山、悬钟、昆仑、阿是穴、足三里、阴陵泉。

操作：每次选用3～5穴，每日针刺1次，均取患侧，急性期采用强刺激，运用泻法大幅度提插捻转，以有酸麻感向远端放射为佳。对于病久、病情较轻者，应轻刺激，采用平补平泻或补法。

2. 水针

取穴：环跳、秩边、阿是穴。

药物：当归、红花、防风、威灵仙等中药制剂，亦可用维生素B_1、维生素B_{12}等西药注射剂。

方法：每次选1～2穴，严格消毒掌握针刺深度，隔日注射1次，7～10次为一个疗程。

3. 耳针

取穴：臀、神门、交感、压痛点。

方法：每次选用2～3穴，用强刺激捻转数秒后留针20～30分钟，留针期间每隔5～10分钟捻转一次，10次为一个疗程。

4. 头皮针

取穴：对侧下肢感觉区、足运感区。

方法：患者取坐位或卧位，快速进针，刺入一定深度后快速捻转，不提插。连续捻转2～3分钟，留针5～10分钟后重新捻转。反复捻转2次即可起针，起针后用棉球压迫针孔，以防止出血。急性期每日1次，缓解期可隔日1次。

（五）针刀疗法

患者侧卧，健侧腿在下、伸直，患侧腿在上、屈曲，躯干略向前倾斜，使患侧膝部着床。准确定位梨状肌压痛点，即为进刀位置。刀口线与梨状肌纵轴平行，针体与臀部平面垂直，刀锋刺入皮下后探索深入。如果患者诉有电击感、刺痛感，则将刀锋稍向上提，移动2～3mm，继续进针刀，待患者诉有酸胀感时，说明已达梨状肌病变部位，先纵行剥离，再横行剥离，如有硬结，则用切开剥离法。在做各种剥离手术时注意手下针感和患者主诉，凡诉有麻电感，则立即上提刀锋，移动1～2mm，再刺入做剥离手法。

（六）局部封闭疗法

拇指沿梨状肌走行方向加压，定位疼痛最显著部位并标记。常规消毒铺巾，将醋酸泼尼松龙注射液75mg、2%利多卡因注射液10ml、维生素B_{12}注射液1mg加注射用水至30ml混均，沿标记点进行局封，进针至髂骨，退针0.5cm回抽无血，将混合液快速注入，通过压力让其渗透到病变部位周围。每周注射1次，3次为一个疗程。

本病预后良好，轻者非手术治疗即可治愈。严重者经非手术治疗无效，可考虑进行手术探查，根据坐骨神经与梨状肌的解剖关系有无变异、有无粘连，而加以妥善处理。

踝管综合征

踝管综合征又称跗管综合征，是胫后神经及经过踝管内侧纤维骨性管道的胫后肌腱等受压而产生的综合征。

一、解剖学基础

踝管是踝关节内侧的纤维骨性通道，长 2～2.5cm。其顶部由屈肌支持带构成，两侧和底部由距骨和跟骨的内侧构成。踝管内由前至后容纳有胫后肌腱、趾长屈肌腱、胫后动脉、胫后静脉、胫后神经及踇长屈肌腱。肌腱周围有腱鞘，在神经与肌肉之间有纤维间隔和少量脂肪纤维结缔组织。

二、病因病机

本病的主要病因是足踝部的突然剧烈运动或踝关节的反复扭伤，使踝管内的肌腱发生腱鞘水肿，踝管空间相对狭窄，管内压力增高，以致挤压管内的胫后神经而引起相应临床症状。

其他原因如踝管内腱鞘囊肿、肿瘤、踝部骨折、扁平足等，也可引起踝管综合征。

三、辨证辨病

（一）症状

早期表现为长久站立或行走后内踝后下部出现轻度麻木或烧灼样疼痛，局部有压痛。经休息制动后症状减轻或消失，活动后症状又加重，反复发作。中期疼痛加剧，且呈持续性，休息及睡眠时仍有疼痛。疼痛可沿小腿内侧向上放射至膝关节上方。足底感觉减退，两点分辨能力下降。踝管附近出现梭形肿块。后期上述症状加剧，并可出现足趾皮肤干燥、汗毛脱落、少汗等自主神经功能紊乱症状，甚至出现足部内在肌萎缩。

（二）体征

内踝后下方压痛，踝关节内翻时疼痛加剧。神经干叩击试验阳性（叩击或重压内踝后方可出现局部疼痛或足底放射痛），甚至出现踝管附近梭形肿块或足部内在肌萎缩。

（三）辅助检查

少数晚期患者可出现距骨内侧骨刺或骨桥形成；肌电图检查可了解神经功能情况，有助于诊断。

（四）诊断及鉴别诊断

1. 诊断要点 ①有足部突然剧烈运动或反复扭伤史；②内踝部酸痛，足底烧灼样疼痛或麻木；③内踝部有压痛及放射痛，神经干叩击试验阳性；④X线显示距骨内侧有骨质增生。

2. 鉴别诊断　本病应与坐骨神经痛、周围血管病、跖间神经瘤病、跖底胼胝体、急性纵弓扭伤或足底筋膜炎及局部风湿样病损相鉴别。

四、治疗方法

（一）中药内治法

治宜活血化瘀、消肿止痛，方选舒筋活血汤，用于软组织损伤及骨折脱位后筋肉挛缩者。

组成：羌活 9g、防风 12g、荆芥 9g、独活 12g、当归 15g、续断 12g、青皮 9g、牛膝 12g、五加皮 12g、杜仲 12g、红花 9g、枳壳 9g。

（二）中药外治法

1. 敷法　将消肿止痛膏用蛋清调和后贴敷于患处，每 3 日换药 1 次，3 次为一个疗程。

组成：当归、赤芍、大黄、川乌、草乌、生地、红花、桃仁、丹参、马钱子、三七、自然铜等。

功效：活血化瘀，消肿止痛，舒筋活络，清热解毒。

2. 外洗法　将舒筋活络洗剂煎煮取汁，用毛巾沾药液擦洗患处。每日 2 次，每剂药可用 2 日。

功用：舒筋活血，消瘀止痛。

（三）手法治疗

患者仰卧，患肢外旋。术者依次点按阴陵泉、三阴交、太溪、照海、金门穴各 30 秒，然后用一指禅推法于小腿内后侧自上而下推至踝部，再沿与踝管纵轴垂直的方向推 3～5 遍，用拇指施揉法于小腿内后侧，由上而下至踝部，重点在踝管部，揉 3～5 分钟。在局部弹拨 3～5 遍，最后沿肌腱走行方向用擦法，以局部透热为度。

（四）封闭治疗

用曲安奈德 15mg 加 2% 利多卡因 1.5ml、生理盐水 2ml 行踝管内注射，每周 1 次，3 次为一个疗程。

（五）针灸治疗

可选取三阴交、神门、涌泉、大钟、太溪、水泉、照海、阿是穴等，常规消

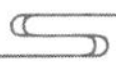

毒，采用温针法针刺治疗，每日1次。

（六）针刀治疗

针刀可松解粘连，部分切断屈肌支持带，扩大踝管，减轻踝管内压力，重建踝管内环境，使炎性物质及有害代谢产物得以清除，从而治愈病症。它既有针灸疏通经脉气血、镇痛的功能，又有闭合手术之功效，具有创伤小、愈合快的特点。务必注意轻柔操作，切忌损伤踝管内的神经、血管、肌腱。

（七）手术治疗

经非手术治疗无效者，可以考虑手术治疗。于内踝后下方做弧形切口，切开皮肤及皮下组织，显露屈肌支持带，将其纵行切开，并将增厚的屈肌支持带切除0.5～1cm，以防止术后复发。仔细分离踝管内容物，在趾长屈肌和踇长屈肌之间找出胫后神经和胫后动静脉，沿神经走向进行解剖分离，切断纤维束，松解粘连，解除神经的压迫。踝管内若有骨质增生或腱鞘囊肿，应将其彻底切除。术后局部加压包扎，固定3周。拆线后可配合中药熏洗，促进功能恢复，减少局部粘连。

五、预防与调护

避免剧烈运动，保护踝关节防止扭伤。一旦出现症状，及时休息，配合按摩或应用中药熏洗。

第四章 临床验案

第一节 骨坏死案

【案1】

严某，男，63岁，干部，陕西省咸阳市人。于2008年8月1日就诊。

患者诉双髋部无明显原因疼痛半年，伴跛行1个月余。刻下症见：双髋部疼痛，活动受限，由他人扶入诊断室，二便自调。既往有长期大量饮酒史。

查体：一般情况可，血压125/80mmHg，心、肺、腹部未见异常，面色无华，舌质淡，苔薄白，脉沉缓。双髋关节前方压痛(++)，以股骨头处压痛为甚，双髋关节活动明显受限，左侧屈髋90°，右侧屈髋110°，双侧内收肌紧张，双下肢内旋及外展受限。右膝关节内侧压痛(+)，右侧股四头肌萎缩，右侧股四头肌肌力4级，双下肢远端血运及感觉可。

辅助检查：双髋部MRI示双侧股骨头可见数个低信号区，双侧关节腔可见少量积液，考虑双侧股骨头坏死。双髋部CT平扫及三维重建示双侧股骨头轮廓尚完整，双侧股骨头缺血性改变，左侧累及股骨头1/3骨质，右侧累及2/3骨质。

诊断：双侧股骨头坏死，肝肾亏虚、血瘀痰阻证。

治法：补益肝肾，活血化瘀，强筋生骨。

①内治法：方用自拟补肾复骨汤。黄芪30g、骨碎补15g、土鳖虫12g、丹参12g、炒白芍15g、当归12g、炒白术12g、牛膝12g、茯苓12g、醋元胡12g、三七粉9g(冲服)、陈皮12g、甘草10g。7剂，水煎服，每日1剂，早晚各1次。

②中药外治法：外用热敷散，蒸热后敷于髋部，以不烫伤皮肤为度，每日2次，每次60分钟。

③针刀疗法：局部用自制针刀在透视引导下行双侧关节囊减压、股骨头

减压，每周1次。

④调护：绝对卧床休息并以膝踝套牵引，如必须下地应扶双拐。防风、防寒、防潮，避免居潮湿之地；忌食辛辣油腻食物，建议食用富含蛋白质、低脂食物。

二诊：患者诉双髋部疼痛缓解，但双髋关节活动仍受限。舌质淡，苔白，脉沉。此仍是肝肾亏虚、血瘀经络，上方稍做调整：黄芪30g、骨碎补15g、土鳖虫12g、丹参12g、炒白芍15g、当归12g、炒白术12g、牛膝12g、茯苓12g、醋元胡12g、三七粉9g（冲服）、鸡血藤12g、陈皮12g、甘草10g。7剂，水煎服，每日1剂，早晚各1次。继续双髋部热敷，针刀松解减压1次，余嘱同前。

三诊：患者自感双髋部疼痛进一步缓解。舌质淡，苔白，脉沉。遵效不更方原则，上方再进14剂。继续双髋部热敷，针刀松解减压1次，余嘱同前。

四诊：患者自感双髋部疼痛缓解，行走仍受限。舌质淡，苔白，脉沉。遵效不更方原则，上方再进24剂。继续局部热敷，余嘱同前。

五诊：治疗2个月后，患者自感双髋部疼痛减轻。双髋关节前方压痛（+），以股骨头处压痛为甚，双髋关节活动受限，舌质淡，苔白，脉沉。遵效不更方原则，上方再进24剂。继续局部热敷，余嘱同前。

六诊：治疗3个月后，患者自感双髋部疼痛明显减轻，静息状态下疼痛消失，负重后隐隐作痛。双髋关节前方压痛（+），以股骨头处压痛为甚，双髋关节活动受限，舌质淡，苔白，脉沉。改予骨复生胶囊（陕西中医学院附属医院制剂）口服，每次4粒，每日3次；继续双髋部热敷，余嘱同前。

七诊：治疗半年后复诊，患者自感双髋部疼痛消失，双髋关节活动改善。复查双髋关节MRI双侧骨坏死区面积较前减小，关节腔积液基本消失，有新生骨改变。

【案2】

王某，男，43岁，农民，陕西省咸阳市人。于2013年6月11日就诊。

患者诉左踝部疼痛、肿胀、活动受限2年。刻下症见：左踝疼痛，伴形寒肢冷，二便自调。

查体：面色无华，舌淡胖大，苔白，脉沉。左踝关节周围肿胀明显，左踝关节周围压痛（+），左踝关节活动受限，以背伸为甚，患肢远端血运及感觉可。

辅助检查：踝关节CT示左侧距骨坏死并塌陷、跟距关节间隙变窄，关节面硬化，关节面下多发囊变；左侧踝关节周围组织肿胀，滑膜增厚，关节腔明显积液。血沉：24mm/h。

诊断：左距骨坏死，肝肾亏虚、血瘀阻络证。

治法：补益肝肾，强筋生骨，兼以活血通络止痛。

①内治法：方用自拟补肾复骨汤。黄芪30g、骨碎补15g、土鳖虫12g、丹参12g、炒白芍15g、牛膝12g、茯苓12g、醋元胡12g、当归12g、三七粉10g（冲服）、炒白术12g、陈皮12g、甘草10g。7剂，水煎服，每日1剂，早晚各1次。

②中药外治法：外用热敷散。

③调护：绝对卧床休息，如必须下地应扶双拐。防风、防寒、防潮，避免居潮湿之地；忌食辛辣油腻食物，建议食用富含蛋白质、低脂食物。

二诊：患者诉踝关节疼痛有所缓解，仍有少许肿胀。舌质淡，苔白，脉沉。此为肝肾亏虚、湿邪客于经络，上方稍做调整：黄芪30g、骨碎补15g、土鳖虫12g、丹参12g、炒白芍15g、牛膝12g、茯苓12g、醋元胡12g、当归12g、三七粉10g（冲服）、炒白术12g、陈皮12g、甘草10g。22剂，水煎服，每日1剂，早晚各1次。继续中药热敷，余嘱同前。

三诊：患者诉踝关节肿胀消退，踝关节周围压痛不著。足跟纵向叩击痛（－），舌质淡，苔白，脉弦。上方稍做调整：黄芪30g、骨碎补15g、土鳖虫12g、丹参12g、炒白芍15g、牛膝12g、茯苓12g、醋元胡12g、当归12g，炒白术12g、陈皮12g、党参12g、甘草10g。22剂，水煎服，每日1剂，早晚各1次。继续中药热敷，余嘱同前。

四诊：患者病情明显好转，痹痛已安，诸症悉平。改予骨复生胶囊（陕西中医学院附属医院制剂）口服，每次4粒，每日3次；继续患处局部热敷，随诊。

【案3】

白某，女，57岁，农民，陕西省咸阳市人。于2014年5月22日就诊。

患者诉右侧全髋关节置换术后2个月，左髋部不明原因疼痛、跛行2周余。刻下症见：左髋部疼痛、活动受限，跛行，未予治疗。

查体：精神差，面色晦暗，舌质淡，苔白腻，脉细。右下肢较左下肢短缩约2cm，左髋部前方压痛（+），左侧直腿抬高试验及4字试验（±），双侧股四头肌肌力减退，左下肢纵轴叩击痛（－），左侧屈髋屈膝试验（±），左下肢外旋疼痛（+），外展受限，双下肢血运及感觉可。

辅助检查：骨盆平片示右髋关节人工全髋关节置换术后改变，假体上移，左侧髋臼可见硬化带，左侧股骨头欠光滑，可见数个密度减低区。

诊断：左侧股骨头缺血性坏死，肝肾亏虚证。

治法：补虚除痹。

①内治法：黄芪30g、骨碎补12g、淫羊藿12g、肉苁蓉12g、土鳖虫10g、鸡血藤12g、炒白芍15g、醋元胡12g、炒山药15g、怀牛膝12g、续断12g、陈皮12g、甘草10g。28剂，水煎服，每日1剂，早晚各1次。

②中药外治法：外用热敷散，蒸热后敷于髋部，以不烫伤皮肤为度，每日2次，每次60分钟。

③调护：绝对卧床休息，如必须下地应扶双拐。防风、防寒、防潮，避免居潮湿之地；忌食辛辣油腻食物，建议食用富含蛋白质、低脂食物。

二诊：患者诉髋部疼痛稍有缓解，髋关节活动改善。舌质淡，苔白腻，脉弦。上方再进28剂，继续患处热敷，余医嘱同前。

三诊：患者诉髋部疼痛明显缓解，但患侧下肢仍无力。此乃痹证日久，筋脉失养，应健脾荣筋，上方稍做调整：黄芪30g、骨碎补12g、淫羊藿12g、肉苁蓉12g、土鳖虫10g、鸡血藤12g、炒白芍15g、炒山药15g、怀牛膝12g、茯苓12g、炒白术12g、鹿角胶12g（烊化）、陈皮12g、甘草10g。28剂，水煎服，每日1剂，早晚各1次。继续患处热敷，余医嘱同前。

四诊：患者病情明显好转，痹痛已安，诸症悉平。改予骨复生胶囊（陕西中医学院附属医院制剂）口服，每次4粒，每日3次；继续患处局部热敷，随诊。

【案4】

刘某，女，54岁，农民，陕西省咸阳市人。于2014年9月19日就诊。

患者诉右髋部疼痛、活动受限2个月余。刻下症见：髋部疼痛、活动受限，跛行，未予治疗。既往体质一般，无外伤及糖皮质激素用药史。

查体：精神差，面色晦暗，舌质淡，苔白腻，脉沉。右髋关节前方压痛(+)，右下肢纵轴叩击痛(+)，屈髋屈膝试验(-)，内收肌紧张，右侧髋关节后侧压痛(+)，叩击痛(+)，右侧4字试验(+)，右髋关节外展、外旋受限，右下肢远端血运及感觉可。

辅助检查：右侧股骨头可见局部密度减低区。

诊断：右侧股骨头缺血性坏死，肝肾亏虚、湿浊阻络证。

治法：补益肝肾，祛湿通络，兼以活血。

①内治法：黄芪 30g、骨碎补 12g、茯苓 12g、清半夏 12g、当归 12g、土鳖虫 12g、鸡血藤 12g、生薏苡仁 20g、炒白芍 15g、夜交藤 15g、炒白术 15g、炒山药 15g、陈皮 12g、甘草 10g。14 剂，水煎服，每日 1 剂，早晚各 1 次。

②中药外治法：外用热敷散。

③调护：绝对卧床休息，如必须下地应扶双拐。防风、防寒、防潮，避免居潮湿之地；忌食辛辣油腻食物，建议食用富含蛋白质、低脂食物。

二诊：患者诉髋部疼痛稍有缓解，髋关节活动改善。舌质淡，苔白腻，脉弦。上方再进 14 剂，继续局部热敷，余医嘱同前。

三诊：患者诉髋部疼痛明显减轻，髋关节活动改善。舌质淡，苔白腻，脉弦。上方再进 24 剂，继续局部热敷，余医嘱同前。

四诊：患者病情明显好转，感髋部疼痛减轻，诸症悉平。改予骨复生胶囊（陕西中医学院附属医院制剂）口服，每次 4 粒，每日 3 次；继续患处局部热敷，随诊。

按：《素问・痹论》载："风寒湿三气杂至，合而为痹也……骨痹不已，复感于邪，内舍于肾。"从内、外两个方面说明骨痹的发病原因和发病机制：一方面是风、寒、湿外邪侵入人体的内部，致人体内的各个脏腑及相关系统发病；另一方面，由于正气虚弱，复感外邪，导致脏腑功能失调，外邪乘虚而入损害脏腑而发病。《灵枢・刺节真邪》云："虚邪之入于身也深，寒与热相抟，久留而内着，寒胜其热，则骨疼肉枯；热胜其寒，则烂肉腐肌为脓，内伤骨为骨蚀。"说明各种邪气侵袭人体，久而久之，可产生骨痛或脓疮的症状，最终导致骨质破坏。

骨坏死的病机以肝肾亏虚为本，血瘀痰阻为标。肝肾亏虚，气血不足，筋骨失养，卫外不固，风寒湿邪乘虚而入，凝聚经脉，气血不行，瘀血阻络，不通则痛；或为创伤致瘀，血供不足，慢性劳伤，筋骨受损；或过度饮酒，蕴生湿痰，痰湿郁久化热，耗伤气血，气血瘀阻，运行不畅，筋骨失养，久则髓减骨枯，发为骨痿。临床治疗以补肾益气化瘀为主，因病程较长，在补益肝肾的同时需重视固护后天之本，药用土鳖虫、三七、丹皮、当归、丹参等活血化瘀、除痹止痛，巴戟天、肉苁蓉、淫羊藿、补骨脂等温补肾阳、活血化瘀，黄芪、泽泻、茯苓等补气健脾祛湿、消瘀化痰，疗效显著。

第二节 骨质疏松症案

【案1】

汤某，女，76岁，退休工人，陕西省西安市人。于2014年9月10日就诊。

患者诉腰部疼痛1年，加重1个月。刻下症见：腰背部疼痛隐隐，腰膝酸软无力，活动不利，遇劳更甚，畏寒肢冷。

查体：面色无华，舌质淡，少苔，脉沉细无力。腰椎棘突压痛(+)，直腿抬高试验左75°、右80°，双下肢肌力可，双下肢远端血运及感觉可。

辅助检查：腰椎X线示腰椎椎体退行性改变，多个椎体压缩变形。骨密度检测示骨密度明显低于正常值。

诊断：骨质疏松症，肝肾亏虚、筋骨不坚证。

治法：滋补肝肾，填精固髓。

①内治法：方用自拟健腰除痹汤加减。黄芪30g、黑附片12g(先煎)、淫羊藿12g、肉苁蓉12g、金毛狗脊12g、鸡血藤12g、当归12g、川芎12g、生地12g、熟地12g、赤芍12g、白芍12g、元胡12g、陈皮12g、生甘草10g、炒山药15g。7剂，水煎服，每日1剂，早晚各1次。

②调护：忌食辛辣刺激食物，建议摄入高钙食物，食用多纤维蔬菜，合理晒太阳及运动。防风、防寒、防潮，避免剧烈运动，增强体质。

二诊：患者诉疼痛明显缓解，但觉下肢酸困无力。此乃肝肾亏虚所致，上方稍做调整：黄芪30g、黑附片12g(先煎)、淫羊藿15g、肉苁蓉12g、金毛狗脊12g、鸡血藤12g、当归12g、白术12g、熟地12g、赤芍12g、白芍12g、元胡12g、陈皮12g、怀牛膝15g、生甘草10g、炒山药15g、甘草6g。7剂，水煎服，每日1剂，早晚各1次。余医嘱同前。

三诊：患者诉疼痛悉除，唯劳累后感腰背酸痛。嘱继服上药1个月，以固其效，随诊。

【案2】

党某，男，35岁，工人，陕西省西安市人。于2014年8月21日就诊。

患者诉双膝关节疼痛、活动受限1个月。刻下症见：膝部疼痛隐隐，腰膝酸软无力，活动不利，夜间痛甚。

查体：面色无华，精神差，舌质淡，少苔，脉细无力。双膝关节周围压痛，髌骨研磨试验（+），麦氏征（-），股四头肌肌力4级，感觉未见异常。

辅助检查：双膝关节X线片未见明显异常。骨密度检测提示骨密度明显低于正常值。

诊断：骨质疏松症，肝肾亏虚、筋骨不坚证。

治法：滋补肝肾，填精固髓。

①内治法：方用自拟健骨汤加减。黄芪30g、生地15g、骨碎补15g、土鳖虫12g、川牛膝12g、炒白术12g、炒山药15g、当归12g、丹参15g、路路通12g、桂枝9g、陈皮12g、甘草10g。7剂，水煎服，每日1剂，早晚各1次。

②调护：忌食辛辣刺激食物，建议摄入高钙食物，食用多纤维蔬菜，合理晒太阳及运动。防风、防寒、防潮，避免剧烈运动，增强体质。

二诊：患者诉疼痛有所缓解，但觉下肢酸困无力，夜间痛减。面色稍红润，精神好转。此乃肝肾亏虚所致，上方稍做调整：黄芪30g、生地15g、骨碎补15g、土鳖虫12g、川牛膝12g、炒白术12g、炒山药15g、当归12g、丹参15g、路路通12g、干姜6g、陈皮12g、肉桂9g、甘草10g。7剂，水煎服，每日1剂，早晚各1次。余医嘱同前。

三诊：患者诉膝关节症状悉除，唯劳累后感膝部酸痛，改予蠲痹胶囊（陕西中医学院附属医院制剂）口服，每次4粒，每日3次，随诊。

【案3】

路某，女，50岁，退休工人，陕西省咸阳市人。于2014年5月8日就诊。

患者诉双踝部隐痛不适2年。刻下症见：双踝部疼痛隐隐，踝关节活动不利，恶寒肢冷。

查体：面色无华，舌质淡，少苔，脉沉细。双踝活动受限，广泛压痛。

辅助检查：踝关节X线片未见明显骨质异常。骨密度检测提示骨密度明显低于正常值。

诊断：骨质疏松症，肾阳亏虚、气血不足证。

治法：温补肾阳，补益气血。

①内治法：方用自拟健骨除痹汤加减。黄芪30g、生白芍15g、黑附片12g（先煎）、川牛膝12g、黄柏12g、生薏苡仁20g、苍术12g、桂枝9g、炒白术12g、路路通12g、淫羊藿12g、肉苁蓉12g、陈皮12g、甘草10g。7剂，水煎服，每日1剂，早晚各1次。

②调护：防风、防寒、防潮，避免剧烈运动，调整饮食。

二诊：患者诉恶寒缓解，但觉下肢困乏无力。面色无华，舌质淡，脉沉细。此乃肾阳亏虚所致，上方稍做调整：黄芪30g、生白芍15g、黑附片12g（先煎）、川牛膝12g、黄柏12g、生薏苡仁20g、苍术12g、桂枝9g、炒白术12g、路路通12g、淫羊藿12g、肉苁蓉12g、陈皮12g、干姜3g、甘草10g。7剂，水煎服，每日1剂，早晚各1次。余医嘱同前。

三诊：患者诉恶寒明显改善，唯劳累后感双踝部微痛。此乃病程日久筋脉失养，上方稍做调整：黄芪30g、生白芍15g、黑附片12g（先煎）、川牛膝12g、黄柏12g、生薏苡仁20g、苍术12g、桂枝9g、炒白术12g、路路通12g、淫羊藿12g、肉苁蓉12g、陈皮12g、干姜3g、三七粉9g（冲服）、甘草10g。7剂，水煎服，每日1剂，早晚各1次。余医嘱同前。

四诊：患者诉疼痛悉除，改予骨复生胶囊（陕西中医学院附属医院制剂）口服，每次4粒，每日3次，随诊。

按：骨质疏松症属中医学“骨痿”“骨痹”“虚劳”等范畴，该病与肾的关系最为密切，其病机关键在于各种原因所致的肾虚。肾为先天之本，主藏精，主骨生髓，肾精充足则骨髓生化有源，骨骼得到滋养而强劲有力；若肾精亏虚，则骨髓生化乏源，骨骼失养，骨矿物质含量下降，尤其是女性，由于绝经后体内雌激素水平下降，更容易发病。肾主骨，肝主筋，肾虚则精血不足，而肝藏血，肝不藏血则筋脉失养，痿软无力。肝肾阴虚是骨质疏松症发生的主要原因，治疗当以滋补肝肾、固精填髓为主，同时，由于脾为后天之本，因此更要重视益气健脾，药用熟地、肉桂、鹿角胶、淫羊藿温肾助阳、强筋健骨，茯苓、续断、杜仲、骨碎补等补益肝肾、填精壮骨，炒山药、白术、怀牛膝等补益脾肾、强筋壮骨，当归、桃仁等理气活血、化瘀止痛。虚寒证候明显者，可加用肉苁蓉、淫羊藿、干姜等以温阳散寒；阴虚火旺明显者，可加知母、黄柏；疼痛明显者，可加桑寄生补肾壮骨。

第三节 颈椎病案

【案1】

贾某，男，64岁，干部，陕西省西安市人。于2001年8月2日就诊。

患者诉颈项部疼痛伴双上肢抽痛麻木3个月余。刻下症见：颈项部疼痛麻木，不能平卧，双上肢麻木、活动受限，夜不能寐。自发病以来患者前往多家医院诊治，均诊断为神经根型颈椎病，经多方面治疗，病情有增无减，有医生建议手术治疗但预后不肯定。

查体：一般情况可，心、肺、腹部未见异常，神智清，精神差，痛苦面容，二便自调，面色无华，舌质淡，舌下发紫，苔厚腻，脉沉细。双前臂被动体位，头颈部活动受限，颈部肌肉紧张，广泛性压痛(+)，C4、C5、C6 棘突两侧压痛明显，C5、C6 双侧横突压痛明显，双侧斜方肌及肩胛骨内侧压痛(+)，双侧臂丛神经牵拉试验阳性，双侧虎口区及手指远端感觉减退，双侧腕关节及掌指关节运动正常。

辅助检查：颈椎 X 线示颈椎曲度变直，C3～4 反曲，C4、C5、C6 椎体边缘骨赘形成，钩状突变尖，C3～4 椎间孔变小。CT 示 C3～6 椎间盘突出。

诊断：神经根型颈椎病，气滞瘀阻、寒湿阻络证。

治法：温经散寒，益气活血，化瘀止痛。

①内治法：方用黄芪桂枝五物汤加减。黄芪 30g、桂枝 12g、白芍 15g、当归 12g、葛根 20g、丹参 15g、益母草 12g、赤芍 12g、路路通 12g、清半夏 12g、生姜 12g、大枣 6 枚、陈皮 12g、甘草 10g。7 剂，水煎服，每日 1 剂，早晚各 1 次。

②手法治疗：先放松颈部肌肉，然后坐位行自体体重枕颌部牵引数分钟，最后应用旋转侧扳法给予颈部复位。

③中药外治法：外用热敷散。

④调护：防风、防寒、防潮，低枕睡眠，指导颈部功能锻炼，增强颈椎稳定性。

二诊：患者得以平卧休息，但颈部僵痛、双上肢麻木改善不明显。舌质淡，舌下发紫，苔厚腻，脉沉细。此仍是气滞血瘀、寒湿凝滞筋脉，痉挛成痹，上方稍做调整：黄芪 30g、桂枝 12g、白芍 15g、当归 12g、葛根 20g、丹参 15g、益母草 12g、赤芍 12g、路路通 12g、清半夏 12g、生姜 12g、大枣 6 枚、川芎 12g、陈皮 12g、甘草 10g。7 剂，水煎服，每日 1 剂，早晚各 1 次。针刀松解治疗 1 次，于 C4、C5、C6 棘突两侧及双侧横突间深达相应骨面行针刀剥离松解。继续双侧颈肩部热敷，余嘱同前。

三诊：患者自感颈肩部疼痛缓解，双上肢麻木改善不明显。舌质淡，苔白，脉沉。遵效不更方原则，上方再进 7 剂。继续颈部手法治疗及热敷，针刀松解 1 次，余嘱同前。

四诊：患者自感颈肩部疼痛明显缓解，双上肢麻木有所改善。舌质淡，苔白，脉沉。遵效不更方原则，上方再进14剂。继续颈肩部手法治疗及热敷，余嘱同前。

五诊：治疗1个月，患者自感所有症状基本消失。舌淡红，苔薄白，脉沉缓有力。改予颈痛消胶囊（院内制剂）口服，每次3粒，每日3次。嘱患者防风、防寒、防潮，低枕睡眠，避免长期低头伏案工作，指导颈部功能锻炼。

【案2】

文某，女，47岁，工人，陕西省咸阳市人。于2014年7月22日就诊。

患者诉颈部僵硬、头晕2年，加重1月。刻下症见：眩晕不适，颈部疼痛、活动不利，遇凉更甚。

查体：面色晦暗，舌体胖大有齿痕，苔白，脉弦滑。颈部未见畸形，颈部肌肉压痛（+），椎动脉扭曲试验（+），左侧臂丛神经牵拉试验（+），左侧肱二头肌肌力4级，双上肢远端血运及感觉可。

辅助检查：颈椎X线示颈椎曲度变直，椎体退行性改变。

诊断：椎动脉型颈椎病，痰湿阻络证。

治法：祛寒除湿，通络止痛。

①内治法：方用自拟祛湿通络汤加减。天麻15g、炒白术12g、清半夏12g、茯苓12g、当归12g、川芎12g、葛根20g、桂枝9g、黄芪20g、菊花12g、蔓荆子12g、陈皮12g、三七10g（冲服）、甘草10g。7剂，水煎服，每日1剂，早晚各1次。

②手法治疗：先放松颈部肌肉，然后坐位行自体体重枕颌部牵引数分钟，最后应用旋转侧扳法给予颈部复位。

③中药外治法：外用热敷散。

④调护：防风、防寒、防潮，低枕睡眠，指导颈部功能锻炼，增强颈椎稳定性。

二诊：患者眩晕缓解，但觉颈部酸困无力。颈部肌肉压痛（+），舌体胖大，苔白，脉弦滑。此乃痰湿阻络日久，筋脉失养所致，上方稍做调整：天麻15g、炒白术12g、清半夏12g、茯苓12g、当归12g、川芎12g、葛根20g、桂枝9g、黄芪20g、菊花12g、蔓荆子12g、陈皮12g、田七10g（冲服）、金毛狗脊12g、甘草10g。7剂，水煎服，每日1剂，早晚各1次。继续手法治疗1次，余医嘱同前。

三诊：患者眩晕消失，唯劳累后感颈部酸痛。颈部无压痛，左侧肱二头肌肌力正常。嘱继服上药1个月以固其效。随诊。

【案3】

史某，女，52岁，工人，陕西省咸阳市人。于2014年7月22日就诊。

患者诉颈项部僵硬伴疼痛不适2个月余。刻下症见：颈部僵硬。

查体：舌红，苔薄，脉弦细数。颈部肌肉压痛(+)，双侧臂丛神经牵拉试验(+)，椎动脉扭曲试验(-)，肱三头肌反射正常，双上肢远端血运及感觉可。

辅助检查：颈椎X线示颈椎曲度变直，部分椎间孔狭窄。

诊断：神经根型颈椎病，肝肾亏虚、气血两虚证。

治法：补益肝肾，调理气血，滋养筋脉。

①内治法：方用自拟补虚除痹汤加减。黄芪30g、桂枝9g、葛根20g、当归12g、川芎12g、丹参15g、醋元胡12g、路路通12g、土鳖虫12g、地龙12g、陈皮12g、田七10g(冲服)、甘草10g。7剂，水煎服，每日1剂，早晚各1次。

②手法治疗：先放松颈部肌肉，然后坐位行自体体重枕颌部牵引数分钟，最后应用旋转侧扳法给予颈部复位。

③中药外治法：外用热敷散。

④调护：防风、防寒、防潮，低枕睡眠，指导颈部功能锻炼，增强颈椎稳定性。

二诊：患者颈部僵硬缓解，但觉颈部酸困无力。双侧臂丛神经牵拉试验阳性，颈部肌肉无压痛，舌淡，苔薄，脉弦细。此乃痹证日久筋脉失养所致，嘱继服上药1个月以固其效，余医嘱同前，随诊。

【案4】

白某，女，43岁，教师，陕西省咸阳市人。于2014年4月22日就诊。

患者诉颈部僵硬、头晕7年，加重1周。刻下症见：眩晕不适，颈部疼痛、活动不利。

查体：舌淡，苔白，脉弦细。颈部未见畸形，颈部肌肉压痛(+)，椎动脉扭曲试验(+)，双侧臂丛神经牵拉试验(-)，双上肢远端末梢血液循环无明显异常。

辅助检查：颈椎MRI示颈椎生理曲度变直，C6～7阶段性不稳，C4～7椎间盘膨出，C4～7椎体骨质增生。

诊断：椎动脉型颈椎病，气血不足证。

治法：补益气血，通络止痛。

①内治法：方用自拟补虚通络汤加减。黄芪30g、白芍15g、当归12g、川芎12g、葛根20g、桂枝9g、鸡血藤12g、丹参12g、路路通12g、地龙12g、土鳖

虫12g、陈皮12g、三七粉9g(冲服)、甘草10g。7剂,水煎服,每日1剂,早晚各1次。

②手法治疗:先放松颈部肌肉,然后坐位行自体体重枕颌部牵引数分钟,最后应用旋转侧扳法给予颈部复位。

③调护:防风、防寒、防潮,低枕睡眠,指导颈部功能锻炼,增强颈椎稳定性。

二诊:患者眩晕缓解,颈部肌肉压痛(+)。舌体胖大,苔白,脉弦滑。此乃气血两虚日久,筋脉失养所致。嘱继服上药7剂,手法治疗1次,余医嘱同前。

三诊:患者眩晕症状基本消失,颈部无压痛。嘱继服上药7剂以固其效,随诊。

按:颈椎病由于正气虚弱,风、寒、湿等外邪侵入太阳经,使经络痹阻,营卫失和,气血运行不畅;或因局部慢性劳损,日久则气血不足,血运无力,致气血瘀滞而发病。病程迁延,精气耗伤,以致肝肾亏损,经脉骨节失养;肾精亏虚,不能主骨生髓,以致骨质疏松进而增生形成骨赘,压迫血脉,血运不畅而成瘀,筋脉失养。颈椎病分为虚实两端。实证主要以寒、湿、痰、瘀为主,偶可见风邪;虚证则以气血阴阳亏虚为主,主要累及肝、脾、肾。因此,辨证论治的核心是首先辨清虚实,或虚实兼加,其次分清主要的实邪或主要虚损的脏腑。气血两虚夹瘀证,可选黄芪、炒白术以补气,熟地、川芎、白芍、当归养血舒筋,天麻、川芎、鸡血藤安神健脑、活血通络;寒湿阻络证,可选羌活、威灵仙、天麻、秦艽祛寒除湿止痛,桂枝、川芎、赤芍温经活血、通络;肝脾肾亏虚证,可选熟地、炒杜仲、牛膝补肾养血,鹿角胶、龟甲胶填精益髓、强筋健骨,山药、炒神曲健脾和胃、温阳益气。

在内服中药的同时施以手法治疗。于颈根部进行反复擦摩,放松颈背部肌肉,然后用颈部扳法,调整颈椎小关节紊乱,恢复脊椎的稳定性、解除对脊神经根的压迫。

第四节 类风湿关节炎案

【案1】

位某,女,38岁,工人,陕西省西安市人。于2014年6月19日就诊。

患者诉右足疼痛不适1年,加重1个月余。刻下症见:1年前冬季感受风寒后周身关节酸痛,尤以四肢小关节疼痛为甚,伴形寒肢冷、头昏目眩、耳鸣、腰膝酸软、小腹冷痛，二便自调。

查体：面色无华，舌质淡，苔白，脉弦滑。右足未见畸形，右足第3趾、第1跖趾关节部压痛(+)，被动活动疼痛，右手中指近指间关节压痛(+)，双侧腰骶部压痛(+)。

辅助检查：抗链球菌溶血素O 126IU/ml，类风湿因子47IU/ml。骨密度检测示骨密度在正常范围内。

诊断：类风湿关节炎，寒湿痹阻证。

治法：温经散寒。

①内治法：方用独活寄生汤加减。黄芪30g、生白术15g、独活12g、佩兰15g、苍术9g、炒白术12g、生薏苡仁12g、土鳖虫12g、地龙12g、青风藤12g、海风藤12g、当归12g、鸡血藤12g、醋元胡12g、田七10g(冲服)、陈皮12g、甘草10g。7剂，水煎服，每日1剂，早晚各1次。

②调护：防风、防寒、防潮，避免居潮湿之地，加强体育锻炼，增强体质。

二诊：患者右足疼痛有所减轻。此乃湿邪客于经络，上方加川牛膝12g、路路通12g，再进7剂；余嘱同前。

三诊：患者腰冷肢冷之象已平，痹痛诸症又减。守原方再进7剂。

四诊：痹痛已安，诸症悉平。上方再进7剂以固疗效，随诊。

【案2】

王某，女，61岁，工人，陕西省咸阳市人。于2014年7月29日就诊。

患者诉全身关节疼痛伴手指远端关节畸形2年余，加重6个月。刻下症见：多关节酸痛，尤以四肢小关节疼痛为甚，伴形寒肢冷、头昏目眩、耳鸣、腰膝酸软、小腹冷痛，二便自调。

查体：面色无华，舌质淡，苔白，脉弦滑。右手示指、中指、环指缩短畸形，近指间关节压痛(+)，远端血运差，皮肤感觉可。

辅助检查：抗链球菌溶血素O 44IU/ml，类风湿因子27IU/ml，C反应蛋白<5.0mg/L。骨密度检测示骨密度降低。

诊断：类风湿关节炎、骨质疏松症，肝肾亏虚、寒湿痹阻证。

治法：补益肝肾，温经散寒。

①内治法：方用独活寄生汤加减。黄芪30g、炒白术12g、骨碎补12g、桂枝9g、当归12g、川芎12g、川牛膝12g、淫羊藿12g、肉苁蓉12g、青风藤12g、海风藤

12g、田七10g(冲服)、陈皮12g、甘草10g。7剂，水煎服，每日1剂，早晚各1次。

②调护：防风、防寒、防潮，避免居潮湿之地。摄入高钙食物，食用高纤维蔬菜，合理晒太阳及运动。

二诊：患者关节疼痛有所减轻。此乃湿邪客于经络，上方再进7剂。

三诊：痹痛已安，诸症悉平。上方再进7剂以固疗效，随诊。

按：《素问·痹论》云："风寒湿三气杂至，合而为痹也。"又云："所谓痹者，各以其时重感于风寒湿之气也。"故有风、寒、湿三痹之别。经络受邪，营卫不从，羁延进展，由浅入深，内合于脏，久之必损肝肾之阴，则见头昏目眩；寒湿属实，两相掣肘，治颇棘手，实难用一方而效之，唯于祛寒化湿之中佐补肝肾，标本兼顾，虚实同治。药用黄芪、白术、独活、薏苡仁等补益气血、散寒除湿，骨碎补、淫羊藿、肉苁蓉等补益肝肾，当归、田七、鸡血藤等活血化瘀、通络，祛风湿之青风藤、海风藤为治疗类风湿关节炎经验用药，不仅祛风除湿、疏通经络，而且可以通利关节。

第五节 强直性脊柱炎案

【案1】

贾某，女，28岁，职员，陕西省西安市人。于2014年8月5日就诊。

患者诉背部疼痛、活动受限半年余。刻下症见：腰背部疼痛隐隐，腰膝酸软无力，活动不利，遇劳更甚。

查体：面色晦暗，舌淡胖大，苔薄白，脉细数。背部压痛(+)、骶尾部压痛(+)，双侧4字试验阴性，屈髋屈膝试验阴性，双下肢远端血运及感觉可。

辅助检查：HLA-B27(+)，抗环瓜氨酸肽抗体4.426IU/L，C反应蛋白1.4mg/L，抗链球菌溶血素O 103.0IU/ml，类风湿因子＜20.0IU/ml，抗环瓜氨酸肽抗体10.3 487IU/ml。骶髂关节CT示骶髂关节局部密度增高。

诊断：强直性脊柱炎，湿邪阻络证。

治法：祛湿通络。

①内治法：方用自拟补虚通络汤加减。黄芪20g、威灵仙12g、秦艽9g、杜仲12g、生白芍15g、地龙9g、防风9g、川牛膝12g、当归9g、黄柏9g、苍术12g、生薏苡仁30g、青风藤12g、海风藤12g、三七粉9g(冲服)、甘草10g。7剂，水煎服，每日1剂，早晚各1次。

②调护：防风、防寒、防潮，避免剧烈运动，增强体质。

二诊：患者疼痛缓解不明显，仍觉背部困乏无力。舌淡，苔薄白，脉细。此乃肝肾亏虚、气血不足所致，上方稍做调整：黄芪 20g、威灵仙 12g、秦艽 9g、杜仲 12g、生白芍 20g、地龙 9g、防风 9g、川牛膝 12g、当归 9g、黄柏 9g、苍术 9g、生薏苡仁 30g、青风藤 12g、海风藤 12g、三七粉 9g（冲服）、醋元胡 12g、半夏 12g、茯苓 12g、甘草 10g。14 剂，水煎服，每日 1 剂，早晚各 1 次。余医嘱同前。

三诊：患者背部疼痛明显缓解。背部无压痛，舌淡，苔薄白，脉弦。治以补益肝肾为主，上方稍做调整：黄芪 20g、威灵仙 12g、秦艽 9g、杜仲 12g、生白芍 20g、地龙 9g、防风 9g、川牛膝 12g、当归 9g、黄柏 9g、苍术 9g、生薏苡仁 30g、青风藤 12g、海风藤 12g、三七粉 9g（冲服）、半夏 12g、陈皮 12g、甘草 10g。14 剂，水煎服，每日 1 剂，早晚各 1 次。余医嘱同前，随诊。

【案 2】

任某，男，54 岁，公职人员，陕西省西安市人。于 2021 年 5 月 11 日就诊。

患者诉双侧骶髂关节疼痛 3 个月余。刻下症见：髋部及腰背部疼痛，活动不利。

查体：面色晦暗，舌淡，苔薄白，脉沉弦。L3～5 棘突压痛（+）、叩击痛（+）；双侧骶髂关节压痛（+），以右侧为重；双侧 4 字试验（+），以右侧明显；右髋外展受限。

辅助检查：HLA-B27（–）。双侧骶髂关节 CT 示髂骨缘密度增高，表面不光整，考虑强直性脊柱炎，双侧髋关节未见异常。

诊断：强直性脊柱炎，筋脉失荣证。

治法：舒筋通络。

①内治法：方用自拟除痹汤加减。黄芪 40g、当归 12g、羌活 12g、茯苓 12g、独活 12g、川牛膝 15g、忍冬藤 20g、青风藤 20g、海风藤 20g、生白芍 15g、木瓜 12g、田七 10g（冲服）、陈皮 12g、甘草 10g。14 剂，水煎服，每日 1 剂，早晚各 1 次。

②中药外治法：外用热敷散。

③调护：防风、防寒、防潮，避免剧烈运动，增强体质。

二诊：患者腰背部疼痛有所缓解。骶尾部压痛（+），左侧 4 字试验（+），舌淡，苔薄白，脉弦。上药再进 14 剂，余医嘱同前。

三诊：患者腰背部疼痛明显缓解。骶尾部压痛(+)，舌淡，苔薄白，脉弦。嘱继服上药1个月以固其效，随诊。

按：强直性脊柱炎早期表现为“筋痹”，病位在肝，应从肝论治。据历代文献记载，结合西医学解剖知识，对于筋的含义可以理解为相当于四肢和躯干部位的软组织，主要指肌腱、筋膜、关节囊、韧带、腱鞘、滑液囊、椎间盘、关节软骨盘、关节软骨等。筋附着于骨上，筋的功能为连属关节，联络形体，主司关节运动，筋病多疼痛，表现为早期骶髂关节、腰部、臀部、髋部疼痛。筋依赖于肝血和肝气的濡养，肝血充足，筋得其养，则运动灵活而有力。若肝血亏虚，筋脉失养，则运动能力减弱，表现为早期晨僵。因此，强直性脊柱炎早期病机为肝血不足，气血不通，不荣则痛，治宜养阴柔肝，缓急止痛。刘德玉善于运用芍药甘草汤治疗早期强直性脊柱炎。芍药甘草汤出自《伤寒论》，芍药、甘草各四两，以水三升，煮取一升半，去滓，分温再服，传统用于伤寒因误用汗法伤及阴血而致脚挛急不能伸展、烦躁、吐逆之证。以酸甘立法，一取酸甘化阴之功，芍药味酸，甘草味甘，酸甘结合，用以补阴血，肝血充足，筋得濡养，则运动灵活而有力；二取柔肝益脾之功，肝主筋，肝阴不足，风木不制，横乘脾土，筋系挛急，芍药养肝柔筋，甘草补益脾气，使脾气旺盛而不受邪；三取缓急止痛之功，芍药、甘草两味药均有缓急止痛的作用，两药相使，加强缓急止痛之功，有效缓解早期疼痛，现代药理研究也证实芍药甘草汤具有抗炎镇痛作用；四取活血通脉之功，肝气不足，肝血不通，因虚致瘀，芍药甘草两药配伍，祛瘀生新，治疗虚实夹杂的痉挛病症。此外，此期病邪在气在血，常选择活血行气作用比较平和的药物，如延胡索、没药、赤芍、川牛膝，对于脾胃虚弱的患者，常加用白术、半夏、陈皮、茯苓等顾护脾胃。

第六节　臀上皮神经炎案

【案1】

武某，男，22岁，个体经商，陕西省西安市人。于2014年7月31日就诊。

患者诉右髋部及右下肢疼痛无力、活动受限3个月，加重1周。刻下症见：右髋部疼痛，右下肢酸软无力，活动不利。

查体：面色无华，舌淡，少苔，脉沉细。腰部压痛(−)、叩击痛(−)，右侧臀上皮神经压痛(+)，双侧腹股沟压痛(−)。双侧4字试验阴性，右侧直腿抬高试验65°,双下肢肌力及足背伸肌力可。右大腿周径41cm,左大腿周径42cm,右小腿周径33cm,左小腿周径35cm,肢体远端血运及活动可。

辅助检查:腰椎CT示L4～5、L5～S1椎间盘膨出。

诊断:右臀上皮神经炎,脾肾亏虚、筋骨不坚证。

治法:培补脾肾,滋养筋脉。

①内治法:方用自拟补虚荣筋汤加减。黄芪30g、炒白术12g、炒山药15g、骨碎补12g、当归12g、川牛膝12g、肉苁蓉12g、地龙12g、土鳖虫12g、桂枝9g、田七10g(冲服)、陈皮12g、甘草10g。14剂,水煎服,每日1剂,早晚各1次。

②中药外治法:外用热敷散。

③调护:防风、防寒、防潮,调节饮食,增强体质。

二诊:患者疼痛有所缓解,行走改善但仍有跛行。此乃脾肾亏虚日久所致,上方再进14剂,余嘱同前。

三诊:患者右下肢疼痛明显缓解。右大腿周径41cm,左大腿周径42cm,右小腿周径33cm,左小腿周径35cm;舌淡,苔薄白,脉沉细。此乃脾肾亏虚,筋脉不通,上方稍做调整:黄芪30g、炒白术12g、炒山药15g、骨碎补12g、当归12g、川牛膝12g、肉苁蓉12g、地龙12g、土鳖虫12g、桂枝9g、田七10g(冲服)、陈皮12g、路路通12g、甘草10g。14剂,水煎服,每日1剂,早晚各1次。

四诊:患者右下肢疼痛基本消失,行走改善明显,未见跛行。右大腿周径42cm,左大腿周径43cm,右小腿周径33cm,左小腿周径35cm;舌红,苔白腻,脉沉细。效不更方,上方再进14剂,余医嘱同前。

五诊:患者肢体疼痛悉除,行走未见异常。右大腿周径42.8cm,左大腿周径44.8cm,右侧踇背伸肌肌力4级;舌淡,苔白腻,脉沉细。嘱继服上方1个月以固其效,随诊。

【案2】

章某,女,40岁,医生,陕西省咸阳市人。于2014年4月10日就诊。

患者诉腰部疼痛无力1年余。刻下症见:右腰部疼痛,右下肢无力,恶寒肢冷,活动不利。

查体:面色无华,舌淡,苔薄,脉沉细。腰椎棘突及右旁压痛(+),右侧环跳穴压痛(+),直腿抬高试验右侧75°、左侧80°,右小腿外侧浅感觉稍减弱,右腿肌力稍弱，病理征未引出。

辅助检查：肌电图示所检各运动神经传导速度正常，所检各肌肉未见神经电位，双侧 C5、C6、C7、C8、L4、L5、S1 皮节，内踝 - 皮层 P1 潜伏期正常。右侧 C5/L4，左侧 L5 皮节 - 皮层 P1 波幅较对侧降低 50% 以上。

诊断：腰椎间盘突出症，肝肾亏虚、筋骨不坚证。

治法：补益肝肾，滋养筋脉。

①内治法：方用自拟补虚荣筋汤加减。黄芪 30g、肉苁蓉 12g、淫羊藿 12g、附子 12g（先煎）、杜仲 12g、狗脊 12g、鸡血藤 12g、鹿角胶 12g（烊化）、牛膝 12g、当归 12g、茯苓 12g、生白芍 15g、生白术 15g、陈皮 12g、甘草 10g。14 剂，水煎服，每日 1 剂，早晚各 1 次。

②调护：防风、防寒、防潮，调节饮食，增强体质。

二诊：患者疼痛有所缓解。此乃肝肾亏虚日久所致，上方稍做调整：黄芪 30g，肉苁蓉 12g，淫羊藿 12g、附子 12g（先煎）、杜仲 12g、狗脊 12g、鸡血藤 12g、鹿角胶 12g（烊化）、牛膝 12g、当归 12g、茯苓 12g、生白芍 15g、生白术 15g、陈皮 12g、路路通 12g、甘草 10g。14 剂，水煎服，每日 1 剂，早晚各 1 次，余嘱同前。

三诊：患者右下肢疼痛有所缓解，但仍感患肢无力。舌淡红，苔薄白，脉沉细。此乃肝肾亏虚，筋脉不通，上方稍做调整：黄芪 30g、肉苁蓉 12g、淫羊藿 12g、附子 12g（先煎）、杜仲 12g、狗脊 12g、鸡血藤 12g、鹿角胶 12g（烊化）、牛膝 12g、当归 12g、茯苓 12g、生白芍 15g、生白术 15g、陈皮 12g、西洋参 12g（另包）、甘草 10g。6 剂，水煎服，每日 1 剂，早晚各 1 次，余嘱同前。

四诊：患者右下肢疼痛几近消失。舌淡，苔白腻，脉沉细。此乃肝肾亏虚日久，筋脉失养，上方稍做调整：黄芪 30g、肉苁蓉 12g、淫羊藿 12g、附子 12g（先煎）、杜仲 12g、狗脊 12g、鸡血藤 12g、鹿角胶 12g（烊化）、牛膝 12g、当归 12g、茯苓 12g、生白芍 15g、生白术 15g、陈皮 12g、西洋参 12g（另包）、路路通 12g、炒山药 12g、地龙 12g、土鳖虫 12g、甘草 10g。6 剂，水煎服，每日 1 剂，早晚各 1 次，余嘱同前。

五诊：患者肢体疼痛悉除，行走未见异常，嘱继服上药 6 剂以固其效，随诊。

按：痿病系肢体筋脉弛缓，软弱无力，日久不能随意运动而致肌肉萎缩的一种病证。其含义有二：一是枯萎之义，指肢体消瘦，肌肉萎缩；二是痿弱之义，指肢体软弱无力，不能随意运动。凡手足或其他部位的肌肉痿弱无力、弛缓不收，均属痿病范畴。痿多虚证，虚之因总与脾胃、肝肾相关，与气血不足相系。脾胃虚弱，则气血津液化源不足，致肢体筋脉无以荣养；肝肾亏虚，精血不足，筋脉失濡，必使肢体软弱无力而成痿。在因虚致痿中，强调脾胃虚弱在痿病发病中的突出作用。痿病虽与五脏六腑功能失调有关，但与脾肾关系最为密切，故在补益肝肾的同时注重健脾，脾肾并补。药用生地、桑寄生、狗脊、怀牛膝、枸杞子、桂枝、淫羊藿、补骨脂等滋补肝肾、强筋壮骨，当归、桃仁、红花、丹参、鸡血藤等补血活血、通络荣筋，炒山药、陈皮、炒白术等健脾祛湿。

第七节　膝骨关节炎案

【案1】

王某，女，47岁，工人，陕西省咸阳市人。于2014年7月10日就诊。

患者诉双膝关节疼痛1年余，加重伴肿胀半年。刻下症见：双膝关节疼痛，活动不利。

查体：面色晦暗，舌质红，苔黄，脉滑数。双膝关节肿胀，右膝为重，皮温不高。右膝浮髌试验(+)，左膝浮髌试验(±)，双膝麦氏征(±)，双膝髌骨研磨试验(+)，双膝关节内外侧压痛(+)，双侧半腱肌肌腱压痛(+)，腘窝及股二头肌肌腱压痛(-)，远端皮肤浅感觉及血运可。

辅助检查：X线片示双膝关节退行性改变。骨密度检测示骨密度在正常范围内。

诊断：双膝骨关节炎，湿热痹阻证。

治法：清热利湿，濡养筋脉。

①内治法：方用自拟清热除痹汤加减。黄芪30g、黄柏12g、川牛膝12g、生薏苡仁20g、苍术12g、当归12g、佩兰12g、独活12g、桑寄生12g、青风藤12g、海风藤12g、陈皮12g、甘草10g。7剂，水煎服，每日1剂，早晚各1次。

②调护：防风、防寒、防潮，避免剧烈运动，增强体质。

二诊：患者双膝关节肿胀消除，疼痛缓解。守原方再进7剂。

三诊：患者疼痛明显缓解，但觉下肢酸困无力。此乃湿热阻于筋脉所致，上方稍做调整：黄芪30g、黄柏12g、川牛膝12g、生薏苡仁20g、苍术12g、当归12g、佩兰12g、独活12g、桑寄生12g、青风藤12g、海风藤12g、陈皮12g、川芎12g、路路通12g、甘草10g。7剂，水煎服，每日1剂，早晚各1次。

四诊：痹痛已安，诸症悉平。上方再进7剂以巩固疗效，随诊。

【案2】

胡某，女，47岁，工人，陕西省咸阳市人。于2014年8月12日就诊。

患者诉双膝关节疼痛伴活动受限1年余。刻下症见：双膝部疼痛隐隐，并伴无力，活动不利，双下肢冰凉，遇寒更甚。

查体：面色晦暗，舌质淡白，少苔，脉弦。双膝关节未见畸形，双膝关节后侧压痛(+)，双膝浮髌试验(-)，双膝麦氏征(+)，双膝髌骨研磨试验(-)，双侧股四头肌肌力5级，双下肢远端血运及感觉可。

辅助检查：X线片示双膝关节退行性改变。骨密度检测示骨密度明显低于正常值。

诊断：双膝骨关节炎、骨质疏松症，寒湿痹阻证。

治法：散寒祛湿，温经通脉。

①内治法：方用自拟除痹汤加减。黄芪30g、桂枝12g、独活12g、茯苓12g、当归12g、怀牛膝12g、炒山药15g、生地15g、土鳖虫12g、木瓜12g、陈皮12g、田七10g(冲服)、甘草10g。7剂，水煎服，每日1剂，早晚各1次。

②中药外治法：外用热敷散。

③调护：防风、防寒、防潮，避免剧烈运动，增强体质，指导膝关节功能锻炼。忌食辛辣刺激食物，建议摄入高钙食物，食用高纤维蔬菜，合理晒太阳及运动。

二诊：患者双膝部疼痛缓解。守原方再进7剂。

三诊：患者双膝部仍有隐痛无力。盖痹证日久，肝肾亏虚所致，故在上方基础上加骨碎补12g，随诊。

【案3】

张某，女，43岁，工人，陕西省咸阳市人。于2014年8月5日就诊。

患者诉右膝关节疼痛1年余，加重伴肿胀1周。刻下症见：右膝关节疼痛，活动不利。

查体：舌红，苔薄白，脉滑数。右膝关节轻度肿胀，皮温不高，右膝浮髌试验(+)，麦氏征(±)，髌骨研磨试验(-)，右膝关节内外侧压痛(-)，患肢远端皮肤浅感觉及血运可。

辅助检查：X线片示右膝关节退行性改变。

诊断：右膝骨关节炎，肝肾亏虚、湿热痹阻证。

治法：清热利湿，濡养筋脉。

①内治法：方用自拟清热除痹汤加减。黄芪30g、炒白芍15g、当归12g、川牛膝15g、生薏苡仁20g、黄柏12g、苍术9g、生山药15g、骨碎补15g、醋元胡12g、独活12g、桑寄生12g、陈皮12g、甘草10g。7剂，水煎服，每日1剂，早晚各1次。

②调护：防风、防寒、防潮，避免剧烈运动，指导膝关节功能锻炼。

二诊：患者疼痛缓解。右膝关节肿胀不明显，右膝浮髌试验（±），舌微红有齿痕，苔薄白，脉滑数。继续清热利湿、行气止痛，上方稍做调整：黄芪30g、炒白芍15g、当归12g、川牛膝15g、生薏苡仁20g、黄柏12g、苍术9g、生山药15g、骨碎补15g、醋元胡12g、独活12g、桑寄生12g、陈皮12g、茯苓12g、炒白术12g、甘草10g。7剂，水煎服，每日1剂，早晚各1次。余医嘱同前。

三诊：患者疼痛明显缓解，但觉下肢酸困无力。舌微红，苔薄白，脉滑数。此乃湿热痹阻筋脉所致，守上方再进7剂。

四诊：痹痛已安，诸症悉平。上方再进7剂以巩固疗效，随诊。

按：膝骨关节炎的主要病机为本虚标实、本痿标痹。肝藏血、主筋，肾藏精、主骨，肝肾亏虚，精血不足，则筋骨失养，腠理空虚，易感风寒湿之邪而为痹。在整体观念的指导下，辨证、辨位和辨病相结合，分清疾病的阴阳、表里、虚实、寒热，予以分别处理，以扶正祛邪为原则。凡属虚者予以扶正，包括补气、温阳、养阴、养血、填精、补益肺脾肝肾等；凡属实者予以祛邪，包括散寒、祛湿、祛风、清热、活血、化瘀、祛痰、化积等。疾病的发生发展是处于动态变化之中的，而不是静止和孤立的，单纯的实证或虚证固然有，但膝骨关节炎在发展过程中多表现为虚实夹杂的证候，因此扶正祛邪时需要分清主次、先后，避免犯虚虚实实之戒，有针对性地采用以扶正为主兼顾祛邪、或以祛邪为主兼顾扶正、或先扶正后祛邪、或先祛邪后扶正、或扶正祛邪同用等方法，最忌一成不变，治法僵化。若风寒痹阻，药用桂枝、威灵仙、地龙，温经强腰；若肝肾亏虚，药用独活、桑寄生、杜仲、淫羊藿、骨碎补等，补肝肾、强筋骨；若湿邪阻络，可用陈皮、茯苓，健脾化湿、除痹通络；若瘀血内停，可选当归、土鳖虫、田七，活血化瘀止痛；若湿热痹阻筋脉，可用黄柏、川牛膝，清热燥湿、除痹止痛。此外，配合中药外敷效果更加明显。

整体与局部兼顾的原则主要反映在治疗膝关节局部的同时注重整体脏腑

功能的调理，或者通过调理脏腑整体功能来治疗膝关节局部的症状。中医学认为有诸内必形诸外，膝骨关节炎是全身气血阴阳、脏腑功能失常所致的，局部症状必是整体异常的反映。如筋主束骨利关节，司运动，关节屈伸活动依赖于筋，而筋由肝所合，筋的濡养依赖于肝藏血功能的正常，肝血不足，肾精亏虚，筋骨失养，则导致关节屈伸不利。因此，膝关节屈伸不利是表象，肝肾不足是本质。故应根据具体情况，急治其标舒筋、解挛、止痛，缓治其本补肾柔肝、养血舒筋、滑利关节。

膝骨关节炎是一种复杂的疾病，不同的病因、不同的发病类型、不同的时期有不同的表现，一种方法往往难以达到良好的效果，要多管齐下，从多个方面进行论治，方可取得最佳的治疗效果。要善于思辨，举百家之长，灵活应用。三辨结合，即辨证、辨病、辨位相结合，运用内外同治的方法，如中药内服外洗、功能锻炼、饮食调节等，能够明显改善症状。

第八节　腰椎间盘突出症案

【案1】

张某，女，47岁，工人，陕西省西安市人。于2014年5月15日就诊。

患者诉腰痛伴左下肢不适半年，加重1周。刻下症见：腰背部疼痛隐隐，腰膝酸软无力。

查体：面色晦暗，舌淡，少苔，脉沉细无力。L5～S1棘突左侧深部压痛(+)，直腿抬高试验右侧90°、左侧65°，伴左下肢放射痛至左小腿外侧，双侧4字试验阴性，左下肢肌力4级，右下肢肌力5级，生理反射存在，病理反射未引出。

辅助检查：腰椎MRI示L2～S1椎体骨质增生，L4～5、L5～S1椎间盘终板炎，L3～4、L4～5椎间盘膨出，L5～S1椎间盘突出(中央偏左型)，T10～11、T11～12椎间隙水平黄韧带肥厚。骨密度检测示骨密度在正常范围内。

诊断：腰椎间盘突出症，肝肾亏虚证。

治法：滋补肝肾，填精固髓。

①内治法：方用自拟健腰除痹汤加减。熟地15g、杜仲12g、金毛狗脊12g、鸡血藤12g、当归12g、桑寄生12g、没药12g、茯苓12g、桂枝9g、醋元胡12g、骨碎补12g、淫羊藿12g、陈皮12g、田七10g(冲服)、甘草10g。7剂，水煎服，每日1剂，早晚各1次。

②调护：防风、防寒、防潮，调节饮食，指导腰部功能锻炼及正确的起床方式。

二诊：患者腰部疼痛有所缓解，但觉下肢酸困无力。舌淡，苔薄，脉沉细。此乃肝肾亏虚所致，上方稍做调整：熟地 15g、杜仲 12g、金毛狗脊 12g、鸡血藤 12g、当归 12g、桑寄生 12g、没药 12g、茯苓 12g、桂枝 9g、醋元胡 12g、骨碎补 12g、淫羊藿 12g、陈皮 12g、田七 10g（冲服）、炒山药 15g、甘草 10g。7 剂，水煎服，每日 1 剂，早晚各 1 次。

三诊：患者腰部疼痛明显缓解，唯劳累后感腰背酸痛。直腿抬高试验左侧 80°、右侧 90°，直腿抬高加强试验阴性；舌淡红，苔薄，脉沉细。嘱继服上方 1 个月以固其效，随诊。

【案 2】

李某，男，24 岁，干部，陕西省咸阳市人。于 2014 年 8 月 5 日就诊。

患者诉腰部疼痛不适伴左下肢抽痛 2 个月余。刻下症见：腰背部疼痛，痛处拒按，日轻夜重，腰部板硬。

查体：舌紫暗有瘀斑，脉弦紧。L4～5 棘突左侧深部压痛（+），直腿抬高试验右侧 85°、左侧 60°，伴左下肢放射痛至左小腿外侧，双侧 4 字试验阴性，双下肢肌力可，生理反射存在，病理反射未引出。

辅助检查：腰椎 MRI 示 L4～5 椎间盘突出，L5～S1 椎间盘膨出。

诊断：腰椎间盘突出症，气滞血瘀证。

治法：行气活血，舒筋止痛。

①内治法：方用自拟活血除痹汤加减。黄芪 30g、炒白芍 20g、当归 15g、川芎 12g、醋元胡 15g、续断 15g、鸡血藤 25g、路路通 15g、陈皮 12g、茯苓 12g、没药 9g、生山药 15g、金毛狗脊 15g、三七粉 9g（冲服）、甘草 10g。7 剂，水煎服，每日 1 剂，早晚各 1 次。

②中药外治法：外用热敷散。

③调护：防风、防寒、防潮，避免剧烈运动，增强体质，指导腰部功能锻炼。

二诊：患者腰部压痛明显缓解，无僵硬，下肢抽痛改善。舌淡，苔薄，脉弦。此乃气滞血瘀所致，继续服用上方以固其效，随诊。

【案 3】

赵某，女，56 岁，农民，陕西省咸阳市人。于 2014 年 7 月 31 日就诊。

患者诉腰痛伴左下肢抽痛麻木半年。刻下症见：腰背部疼痛隐隐，腰膝酸软无力，不耐久行。

查体：面色无华，舌淡，舌下脉络可，苔薄白，脉弦。腰部广泛性压痛(+)、叩击痛(+)，直腿抬高试验左侧40°、右侧70°，左下肢外侧皮肤浅感觉减退，左下肢肌力3级，右下肢肌力4级，左踇趾背伸力4级，生理反射存在，病理反射未引出。

辅助检查：腰部CT示L3～4、L4～5椎间盘膨出，腰椎骨质增生。

诊断：腰椎间盘突出症，肝肾亏虚、气血不足证。

治法：滋补肝肾，补益气血。

①内治法：方用自拟健腰除痹汤加减。黄芪30g、杜仲12g、续断12g、骨碎补12g、独活12g、桑寄生15g、金毛狗脊12g、生白芍15g、桂枝9g、川牛膝12g、当归12g、田七10g(冲服)、陈皮12g、甘草10g。7剂，水煎服，每日1剂，早晚各1次。

②中药外治法：外用热敷散。

③调护：防风、防寒、防潮，避免剧烈运动，增强体质，指导腰部功能锻炼。

二诊：患者腰部疼痛有所缓解，但觉下肢无力，口微渴。腰部压痛(+)，左下肢肌力3级，右下肢肌力4级，左踇趾背伸力4级，舌红，苔白腻，脉弦滑。此乃肝肾亏虚，阴虚内热所致，上方稍做调整：黄芪30g、杜仲12g、续断12g、骨碎补12g、独活12g、桑寄生15g、金毛狗脊12g、生白芍15g、桂枝9g、川牛膝12g、当归12g、田七10g(冲服)、陈皮12g、生地12g、甘草10g。7剂，水煎服，每日1剂，早晚各1次。继续腰部热敷。

三诊：患者腰部疼痛缓解。直腿抬高试验左侧60°、右侧80°，直腿抬高加强试验阴性，腰部压痛(+)，左下肢肌力4级，右下肢肌力4级，左踇趾背伸力5级；舌红，舌下脉络迂曲，苔薄白，脉弦。此乃肝肾亏虚，湿热痹阻所致，上方稍做调整：黄芪30g、杜仲12g、续断12g、骨碎补12g、独活12g、桑寄生15g、金毛狗脊12g、生白芍15g、桂枝9g、川牛膝12g、当归12g、田七10g(冲服)、陈皮12g、生地12g、路路通12g、醋元胡12g、甘草10g。14剂，水煎服，每日1剂，早晚各1次。继续腰部热敷。

四诊：患者腰部疼痛明显缓解。直腿抬高试验左侧70°、右侧80°，直腿抬高加强试验阴性，腰部无压痛，左下肢肌力4级，右下肢肌力4级，左踇趾背伸力5级；舌淡，苔薄白，脉弦滑。此乃肝肾亏虚，湿阻筋脉所致，上方稍做调整：黄芪 30g、杜仲 12g、续断 12g、骨碎补 12g、独活 12g、桑寄生 15g、金毛狗脊 12g、生白芍 15g、桂枝 9g、川牛膝 12g、当归 12g、田七 10g（冲服）、陈皮 12g、路路通 12g、醋元胡 12g、茯苓 12g、甘草 10g。14 剂，水煎服，每日 1 剂，早晚各 1 次。继续腰部热敷。

五诊：患者自觉腰部疼痛消失。直腿抬高试验左侧 70°、右侧 80°，直腿抬高加强试验阴性，腰部无压痛，左下肢肌力 4 级，右下肢肌力 4 级，左踇趾背伸力 5 级；舌淡，苔薄白，脉弦。此乃肝肾亏虚所致，遵效不更方原则，上方再进 7 剂，继续局部热敷，随诊。

按：腰椎间盘突出症多慢性起病，肾精亏虚乃本病的基本病机，故益肾养精、强筋壮骨乃基本治法。腰腿痛是腰椎间盘突出症最主要的临床症状。从疼痛的病因看，一是肾气虚损，筋骨失养，腰椎及腰椎间盘退行性变，这是造成本病的根本所在；二是瘀血阻滞经脉，为疼痛发生的主要原因，无论气虚血瘀、痰湿阻滞气血、气滞血瘀，还是外邪侵袭，痹阻经脉，皆可致经络血运失畅而瘀滞，突出的髓核、皱褶的韧带或增生的骨赘压迫、刺激神经、脊髓，皆可造成局部血液循环障碍、缺血；三是外邪（风、寒、湿）侵袭，痹阻经脉。疼痛的病机多为虚实相兼，肾气虚损是本，外邪侵袭、痰湿、瘀血等为标。因此，应虚实兼顾，不可一味攻伐或攻伐太过。治疗时应注意，一是补益肾气应贯穿治疗的始终，此为治本之法，并根据阴阳虚损所偏而调理，在调理肾之阴阳时，还应注意阴阳互根，尤其是阴损及阳、阴阳两虚时，宜阴中求阳，不能一味滋阴或温阳，应避免刚燥，采用温润之法，药用狗脊、肉苁蓉、补骨脂、熟地、鹿角胶等，还可使用杜仲、续断、桑寄生等壮骨益肾；二是化瘀应贯穿治疗的始终，以血府逐瘀汤为基本方化裁治之，临床以久瘀者为多见，故在治疗时还应加入一些通络之品，如伸筋草、鸡血藤等，另外可配合使用虫类药，如全蝎、地龙、土鳖虫等，不仅可以通络止痛，还有助于祛除外邪。在中药内服的同时给予中药外敷，内外兼治疗效肯定。

第九节　腰椎骨折案

张某，女，56 岁，退休工人，陕西省西安市人。于 2012 年 7 月 10 日就诊。

患者诉 3 天前自高处坠落，即感腰背部疼痛剧烈，活动受限。刻下症见：腰背部疼痛，活动受限，无双下肢麻木，大便 3 天未解。

查体：面色晦暗，舌质红，少苔，脉弦。T12、L2 棘突压痛（+），纵向叩击痛阳性，下肢肌力正常，腱反射正常。

辅助检查：X 线示 T12、L2 椎体压缩骨折。

诊断：腰椎骨折，气滞血瘀证。

治法：活血祛瘀，疏肝通络。

①内治法：方用复元活血汤加减。柴胡 15g、当归 12g、川芎 12g、桃仁 12g、枳壳 12g、穿山甲 10g、天花粉 12g、酒大黄 10g、乳香 6g、没药 6g、元胡 12g、红花 10g、土鳖虫 10g、炙甘草 10g。5 剂，水煎服，每日 1 剂，早晚各 1 次。

②调护：腰部支具固定，平卧硬板床，避免劳累，注意保暖，忌食辛辣刺激食物，建议摄入高钙食物，食用多纤维蔬菜，合理晒太阳。

二诊：患者疼痛明显缓解，大便通畅。上方再进 6 剂。

三诊：患者疼痛悉除。嘱继服上方 6 剂，加强腰背肌肉锻炼，以固其效，随诊。

按：腰椎压缩骨折为骨伤科临床常见病。从高处跌落，臀部或足跟着地，使脊柱突然屈曲；或弯腰工作时，背部或肩部遭重物打击，均有可能导致此类损伤。本案患者有明确的外伤史，腰背疼痛，活动受限，棘突触诊有隆起感，并有明显压痛，纵向叩击痛阳性，但无下肢麻木、肌力减弱、腱反射减弱、大便失禁、小便潴留等症状，说明腰椎损伤未造成相应节段的神经损伤。此类患者在结合辅助检查的情况下，主张采取非手术治疗，其临床效果理想，且疗程短、功能恢复好。本案患者因间接暴力所致，损伤早期瘀血阻滞，气机不畅，用复元活血汤加减治疗，以活血化瘀、消肿通络。

第十节 膝关节滑膜炎案

【案 1】

王某，女，48 岁，农民，陕西省咸阳市人。于 2014 年 4 月 12 日就诊。

患者诉 1 周前不明原因出现右膝关节肿痛。刻下症见：右膝关节肿胀疼痛，活动不利。

查体：面色无华，舌微红，苔黄，脉滑数。右膝关节周围压痛（+），右膝浮髌试验（+），右膝麦氏征（-），右膝髌骨研磨试验（-），远端皮肤浅感觉及血运可。

辅助检查：X 线示右膝关节退行性改变。骨密度检测示骨密度在正常范围内。

诊断：膝关节滑膜炎，湿热痹阻证。

治法：清热利湿，濡养筋脉。

①内治法：方用自拟清热除痹汤加减。黄芪30g、黄柏12g、川牛膝12g、生薏苡仁20g、苍术12g、当归12g、佩兰12g、独活12g、桑寄生12g、陈皮12g、甘草10g。7剂，水煎服，每日1剂，早晚各1次。

②调护：防风、防寒、防潮，制动休息，避免剧烈运动，增强体质。

二诊：患者右膝关节肿胀消除，疼痛缓解。守原方再进7剂。

三诊：患者疼痛明显缓解，但觉下肢酸困无力。此乃湿阻筋脉所致，上方稍做调整：黄芪30g、黄柏12g、川牛膝12g、生薏苡仁20g、苍术12g、当归12g、佩兰12g、独活12g、桑寄生12g、陈皮12g、川芎12g、路路通12g、甘草10g。7剂，水煎服，每日1剂，早晚各1次。

四诊：痹痛已安，诸症悉平。上方再进7剂以巩固疗效，随诊。

【案2】

张某，女，17岁，学生，陕西省咸阳市人。于2014年3月12日就诊。

患者诉因扭伤致左膝关节疼痛、活动受限5天余。刻下症见：左膝疼痛，并伴有无力，活动不利。

查体：舌质淡白，舌下脉络青瘀，苔白，脉弦。左膝关节中度肿胀，关节周围压痛(+)，左膝浮髌试验(+)，左膝麦氏征(-)，左膝髌骨研磨试验(-)，双侧股四头肌肌力5级，双下肢远端血运及感觉可。

辅助检查：X线示左膝关节未见骨质异常。

诊断：膝关节滑膜炎，气滞血瘀、湿邪阻络证。

治法：活血化瘀，祛湿除痹。

①内治法：方用自拟活血除痹汤加减。黄芪30g、当归12g、独活12g、茯苓12g、怀牛膝12g、鸡血藤12g、川芎12g、熟地12g、炒白芍12g、陈皮12g、甘草10g。7剂，水煎服，每日1剂，早晚各1次。

②调护：防风、防寒、防潮，患肢制动休息，避免剧烈运动。

二诊：患者左膝部肿胀明显消退，膝部仍有疼痛。此为瘀血日久，筋脉不通所致，上方稍做调整：黄芪30g、当归12g、独活12g、茯苓12g、怀牛膝12g、鸡血藤12g、川芎12g、生地15g、炒白芍12g、陈皮12g、田七10g(冲服)、甘草10g。7剂，水煎服，每日1剂，早晚各1次。余嘱同前。

三诊：患者左膝部未见肿胀，仍有隐痛无力。舌质淡白，舌下脉络青瘀，苔白，脉弦。盖痹证日久，瘀血阻络，筋脉失养所致，故守上方再进7剂。余嘱同前，随诊。

按：膝关节滑膜炎属中医“痹证”范畴，多由于外感风、寒、湿邪，或外伤、劳损等，致膝部脉络受损，血不循经，溢于脉外，以成瘀血；瘀血阻络，津液输布不利，聚而成湿；瘀血久而化热，炼液成痰，凝滞经脉，故见肿胀、僵硬。主要以清热利湿、活血通脉等法论治，配合健脾利湿、补益肝肾、舒筋壮骨等治法。同时要求早期必须制动休息，待肿胀消退后才能进行膝关节功能锻炼。

根据临床表现，将膝关节滑膜炎分为四型：①气滞血瘀型，治宜活血利湿；②风寒湿阻型，治宜健脾利湿；③脾肾不足型，治宜舒筋壮骨、利湿消肿；④痰湿结滞型，治宜温阳利水、化痰。关节红肿热痛者，加黄柏、牡丹皮、生地；气虚者，加黄芪；阳虚者，加桂枝、肉苁蓉：损伤瘀血者，加当归、鸡血藤、三七；寒湿凝聚者，加桂枝、干姜、独活、茯苓、白芍；肝肾不足者，加鹿角胶、杜仲、牛膝。局部中药外敷可舒筋活血、消肿止痛、祛风散寒、活络散瘀，使筋骨、肌肉得以濡养，使损伤的滑膜得以修复。内服中药辨证施治、外用熏洗法，配合自主功能锻炼，标本兼顾、整体与局部调理结合，从而达到消肿止痛、除湿散瘀、舒筋通络的目的。

第十一节 跟痛症案

【案1】

李某，男，66岁，退休，陕西省咸阳市人。于2014年5月10日就诊。

患者诉左足跟部疼痛、活动受限1个月，加重3天。刻下症见：左足跟部疼痛，活动不利。

查体：面色无华，舌质淡，少苔，脉沉细。左足未见畸形，左足跟压痛(+)，双下肢肌力可，双下肢远端血运及感觉可。

辅助检查：X线示左跟骨底部可见骨刺形成，并见骨刺不连续。骨密度检测示骨密度明显低于正常值。

诊断：跟痛症合并骨质疏松症，肝肾亏虚、气滞血瘀证。

治法：滋补肝肾，化瘀止痛。

①内治法：方用自拟健骨除痹汤加减。黄芪30g、淫羊藿12g、金毛狗

脊12g、鸡血藤12g、当归12g、川芎12g、生地12g、熟地12g、赤芍12g、白芍12g、元胡12g、陈皮12g、生甘草10g。7剂，水煎服，每日1剂，早晚各1次。

②中药外治法：在煎煮后的药渣中加入花椒50粒及葱白数段，煎煮泡脚后行足跟触底锻炼。

③调护：防风、防寒、防潮，避免剧烈运动，忌食辛辣刺激食物，建议摄入高钙食物，食用多纤维蔬菜，合理晒太阳。

二诊：患者足跟部疼痛明显缓解，但觉行走时不适。此乃肝肾亏虚所致，上方稍做调整：黄芪30g、黑附片12g（先煎）、淫羊藿15g、肉苁蓉12g、金毛狗脊12g、鸡血藤12g、当归12g、白术12g、熟地12g、赤芍12g、白芍12g、元胡12g、陈皮12g、怀牛膝15g、生甘草10g、炒山药15g、甘草6g。7剂，水煎服，每日1剂，早晚各1次。余医嘱同前。

三诊：疼痛悉除，嘱继服上药1个月以固其效，随诊。

【案2】

王某，男，76岁，农民，陕西省咸阳市人。于2014年9月10日就诊。

患者诉双足跟部疼痛不适半月余。刻下症见：双足跟部疼痛隐隐，行走不便，遇劳更甚，畏寒肢冷。

查体：面色无华，舌质淡，苔薄，脉沉细无力。双足未见畸形，双足跟压痛(+)，双下肢肌力可，双下肢远端血运及感觉可。

辅助检查：X线示双侧跟骨底可见骨刺形成。骨密度检测示骨密度明显低于正常值。

诊断：跟痛症合并骨质疏松症，肝肾亏虚、筋骨不坚证。

治法：滋补肝肾，填精固髓。

①内治法：方用自拟健骨除痹汤加减。黄芪30g、黑附片12g（先煎）、淫羊藿12g、肉苁蓉12g、金毛狗脊12g、鸡血藤12g、川芎12g、生地12g、赤芍12g、白芍12g、元胡12g、陈皮12g、生甘草10g、炒山药15g。7剂，水煎服，每日1剂，早晚各1次。

②中药外治法：将舒筋活络洗剂（刘寄奴12g、独活12g、防风12g、红花9g、艾叶9g、桑枝30g、花椒9g、草乌9g、川乌9g、伸筋草12g、透骨草12g、牛膝12g、瓜蒌12g）文火煎煮60分钟，加适量热水置于盆中，以淹没脚背为度，泡洗双足，每次30分钟，每日2次，注意防止烫伤。

③调护：防风、防寒、防潮，避免剧烈运动，忌食辛辣刺激食物，建议摄入高钙食物，食用多纤维蔬菜，合理晒太阳。

二诊：患者疼痛明显缓解。此乃肝肾亏虚所致，上方稍做调整：黄芪 30g、黑附片 12g（先煎）、淫羊藿 15g、肉苁蓉 12g、金毛狗脊 12g、鸡血藤 12g、当归 12g、白术 12g、熟地 12g、赤芍 12g、白芍 12g、元胡 12g、陈皮 12g、怀牛膝 15g、生甘草 10g、炒山药 15g、甘草 6g。7 剂，水煎服，每日 1 剂，早晚各 1 次。余医嘱同前。

三诊：疼痛悉除，唯劳累后感足跟困痛，嘱继服上药 1 个月以固其效，随诊。

按：本病属中医学“痹证”范畴，多因肝肾亏虚，筋骨失养，复感风寒湿邪，或因慢性损伤，伤及筋骨，导致气血瘀滞，痰瘀内阻而发病。其病程缠绵，久病伤肾入络，入侵于骨。跟痛症的根本原因是年老体弱、肝肾亏虚。随着年龄的增长，肾、肝、脾功能减退，导致精、气、血运行失调，精少髓空，筋骨失养，则足跟部发生退行性变，产生疼痛，行走困难。故治疗以补肾为主，根据辨证分型论治。症见腰膝酸软、口舌干燥、耳鸣、舌红、脉细数者，为肝肾精血亏损，治宜滋补肝肾，药用熟地黄、怀山药、山茱萸、金毛狗脊、川牛膝、丹参；症见腰膝酸软、足跟疼痛且下半身有冷感、神疲、脉细弱者，为肾阳不足，治宜温补肾阳、填精补血，药用熟地黄、怀山药、山茱萸、枸杞子、杜仲、肉桂、补骨脂、淫羊藿、当归；痛甚、舌质紫者有瘀血，加醋元胡、红花、鸡血藤；脾虚者加党参、陈皮、白术；纳差者加山楂、炒谷麦芽。此外，在内服中药的同时配合中药外洗，可使药力直达病所，散寒除湿，舒筋活血，通络止痛，使局部筋脉得养，气血调和。内外合治，标本兼顾，以取得较好的疗效。

第五章

师 徒 问 答

1. 问：中医药治疗类风湿关节炎大多以祛风散寒、祛湿通络、化瘀散结、补益肝肾为法，也有清热解毒、凉血祛瘀法，组方用药应该注意哪些问题？

答：类风湿关节炎是一种慢性、系统性、炎性自身免疫病，病变主要在滑膜，累及关节软骨、韧带、肌腱及全身组织，表现为关节肿痛，继而软骨被破坏，关节间隙变窄，晚期关节畸形，功能活动受限。由于类风湿关节炎的临床表现复杂，不能归属于单一证型，故应根据不同的病因、临床表现、辅助检查、患者个体差异进行辨证施治。风邪偏盛可选当归、川芎、青风藤、忍冬藤、鸡血藤、荆芥、防风、木瓜等；寒湿偏盛可在选用偏热的活血化瘀药之基础上加用附片、干姜、肉桂、细辛；湿盛加茯苓、白术、苦参、苍术、车前子。病变以上肢关节为主加羌活、白芷；病变以下肢关节为主加牛膝、独活。肝肾亏虚而见腰背疼痛加杜仲、枸杞、桑寄生、续断；气虚加党参、黄芪；阴虚加枸杞、山茱萸；阴虚内热加青蒿、地骨皮；痰瘀互结加炮山甲、胆南星、半夏、赤芍、莪术、皂角刺等；关节肿胀加白术、茯苓、泽泻、葶苈子等。

2. 问：中医药治疗强直性脊柱炎的要点是什么？

答：强直性脊柱炎辨证属本虚标实，外感风寒湿热为标，肾督亏损为本，治疗应以扶正为本，扶正应以补肾健脾益气为先，正气复则邪气退。自拟中药汤剂选用黄芪 30g、金毛狗脊 30g、白芍 15g、肉苁蓉 12g、千年健 12g、威灵仙 12g、杜仲 12g、秦艽 12g、茯苓 12g、蚤休 12g、牛膝 12g、陈皮 12g、生甘草 10g、三七粉 10g（冲服），水煎服，每日 1 剂，早晚各 1 次。该方以补肾健脾益气的药物为主，佐以清热利湿除痹之品。黄芪、陈皮、茯苓益气健脾；金毛狗脊、肉苁蓉、千年健、杜仲、白芍、牛膝滋补肝肾，强筋壮骨；秦艽、威灵仙祛风除湿，通络止痛；配以蚤休清热，三七活血等。

3. 问：骨性关节炎是一种严重影响患者生活质量的慢性、退行性关节疾病，临床非常多见，好发于中老年人，其发病机理是什么？治疗时应注意什么？

答：骨性关节炎属中医学“痹证”范畴。《景岳全书》云：“盖痹者，闭也。以血气为邪所闭，不得通行而病也。”《张氏医通》云：“膝痛无有不因肝肾虚者，虚则风寒湿气袭之。”骨性关节炎是痹证的特殊类型，肝肾亏虚是其病变根本，风寒湿侵袭是其致病因素，瘀血是贯穿其整个过程的病理产物。肝主筋，肾主骨，肝肾亏虚则筋骨不健，腠理空虚，风寒湿邪易于侵入而致气血瘀滞，痰湿夹杂，久则骨质增生变硬，血液循环障碍。另外，慢性劳损及外伤也可致局部筋脉受损，血不循经，溢于脉外，而成瘀血。因此，治疗骨性关节炎以补益肝肾、活血逐瘀为主，兼祛风除湿、清热解毒，方用自拟骨痹汤加减。方药如下：杜仲 12g、枸杞 15g、菟丝子 15g、当归 9g、红花 9g、丹参 12g、赤芍 15g、白芍 15g、甘草 6g。方中杜仲、枸杞、菟丝子为君药，补益肝肾，治病求本。杜仲性温，为温补之品，善补肝肾，强筋骨；枸杞味甘性平，能滋肝肾之阴，为平补肾精肝血之品；菟丝子味甘性温，功擅补肾固精，养肝明目。当归、红花、丹参共为臣药，活血逐瘀。当归味甘辛性温，补血活血，止痛，通便；丹参活血祛瘀，祛瘀生新而不伤正。赤芍活血，白芍养血，两者微寒，可制君药温燥之性，以防太过伤阴；甘草调和诸药，伍白芍缓急止痛。全方标本兼治，攻补兼施，共奏补益肝肾、活血逐瘀、通络止痛之功。寒重者加制川乌 9g（先煎）；风湿重者加威灵仙 9g；湿热重者加黄柏 9g、防己 9g；肿胀较甚者加泽泻 9g；疼痛较重者加元胡 9g。临证灵活施治。

4. 问：如何辨治椎动脉型颈椎病？

答：《景岳全书》云：“眩运一证，虚者居其八九，而兼火兼痰者，不过十中一二耳。”椎动脉型颈椎病虚者居多，首责肝肾。肝肾不足，精血亏损，风阳升动，上扰清窍，发为眩晕；或肾阴亏虚，肝失所养，水不涵木，肝阳上亢，上扰清窍。临床表现为眩晕耳鸣，头痛绵绵，四肢痿软无力，腰膝酸软，头昏眼花，虚热盗汗，口干咽燥，渴欲饮水，舌红少苔，脉细数，治宜平肝息风、补益肝肾，方用天麻钩藤饮加减。方药如下：天麻 9g、钩藤 25g（后下）、夜交藤 20g、石决明 18g（先煎）、桑寄生 9g、杜仲 9g、茯神 15g、白芍 9g、当归 9g、丹参 9g、牛膝 12g、栀子 9g。方中天麻、钩藤、石决明平肝息风；栀子清肝泻火；杜仲、桑寄生补益肝肾；夜交藤、茯神养心安神；白芍养阴柔肝；当归、丹参活血通络；牛膝引血下行。诸药合用，共奏清热平肝、潜阳息风、养血通络之效。此外，许多中老年患者往往并见肥胖、高血压、高血脂、高血糖或血尿酸异常，这类患者发生眩晕的原因首责脾失健运。饮食不节，恣食生冷肥甘，或饥饱失常，损伤脾胃，运化失职，致津液不化而湿从内生，湿聚生痰，痰湿中阻，蒙蔽清阳，引起头晕、恶心、呕吐等；痰阻经脉，则经脉不利成瘀，气血运行不畅，不能上达清窍，故眩晕；不能濡养筋脉，故肢体麻木沉重。治宜燥湿化痰，平肝息风，兼活血化瘀，方用半夏白术天麻汤加减。方药如下：半夏 9g、白术 9g、天麻 12g、陈皮 9g、茯苓 12g、当归 9g、葛根 15g、川芎 9g、赤芍 9g、生姜 3 片、大枣 4 枚。

5. 问：如何发挥中医药优势，在治疗膝骨关节炎方面取得较好效果？

答：膝骨关节炎发病率较高，多见于中老年人，以膝关节疼痛、僵硬和活动受限为主要表现。西医治疗常以非甾体抗炎药为主，但长期服用可引起胃肠道及肾脏的不良反应，并可能导致骨量丢失，加重骨质疏松，甚至引起骨质缺血性囊变等。中医辨病、辨证、辨位相结合的治疗方法远期效果显著，总结如下：

（1）肝肾亏虚、气血不足型

证候：膝关节隐隐作痛，反复发作，关节变形，腰膝酸软，少气懒言，舌淡红，苔薄白，脉细弱。

治法：滋补肝肾，补益气血。

方药：壮骨蠲痹汤加减。

组成：鹿角胶 12g（烊化）、淫羊藿 15g、肉苁蓉 12g、骨碎补 15g、熟地黄 12g、牛膝 10g、当归 12g、黄芪 15g、白芍 12g、枸杞子 12g、甘草 6g。

临证加减：偏肾阴虚加龟甲 15g；偏肾阳虚加巴戟天 15g；偏气虚加党参 15g；偏血虚加阿胶 15g。

（2）肝肾亏虚、寒湿闭阻型

证候：膝部肿胀，沉重酸困，活动不便，疼痛缠绵，阴雨寒湿天气加重，舌质淡，苔白腻，脉濡缓。

治法：滋补肝肾，散寒除湿。

方药：独活寄生汤加减。

组成：淫羊藿 15g、狗脊 20g、桑寄生 20g、独活 12g、牛膝 18g、当归 12g、熟地黄24g、白芍15g、乌梢蛇30g、熟附子15g、细辛3g、茯苓10g、泽泻10g。

临证加减：风邪偏胜加防风10g、威灵仙12g；寒邪偏胜加制川乌6g、肉桂10g；湿邪偏胜加汉防己10g、川萆薢12g、秦艽6g。

（3）肝肾亏虚、痰瘀互结型

证候：膝关节肿胀刺痛，痛处不移，关节畸形，活动不利，面色晦暗，舌体胖，舌质紫暗，苔腻，脉濡细或涩。

治法：滋补肝肾，化痰祛瘀。

方药：补肾通络涤痰方。

组成：鸡血藤10g、淫羊藿10g、牛膝12g、杜仲12g、制天南星12g、地龙10g、羌活10g、炒白术10g、当归10g、丹参10g、薏苡仁15g、白茯苓12g、生甘草10g、三七10g。

临证加减：肿胀较重加泽泻10g、防己10g；疼痛较重加乳香10g、没药10g、白芍24g。

（4）肝肾亏虚、湿热流注型

证候：关节肿胀，皮温较高，内有积液，舌质红，苔黄腻，脉濡数。

治法：滋补肝肾，清热利湿，消肿止痛。

方药：四妙散加减。

组成：黄柏12g、苍术12g、土茯苓20g、当归10g、薏苡仁20g、川牛膝12g、萆薢15g、地龙10g、炙甘草80g。

临证加减：肿胀较甚加防己12g；大便干结加生大黄10g（后下）；小便短赤加萹蓄10g。

6. 问：如何辨治骨质疏松症？

答：骨质疏松症多见于绝经后妇女及老年人，以骨量减少、骨组织显微结构退化（包括骨小梁变细、变少，骨皮质变薄）为特征，从而导致骨的脆性增加，发生骨折的风险明显增加。骨质疏松症属中医学“骨痹”“骨痿”“骨枯”范畴，病机为脾肾亏虚，肾亏为主，脾虚为辅。肾为先天之本，主骨生髓，肾脂枯不长为骨痹，骨枯而髓减为骨痿。脾为后天之本，脾虚则气血生化乏源，气血不足则血行受滞成瘀，一旦瘀血阻滞，脉络不通，骨失气血滋养，必发为骨痿。常用方药如下：黄芪30g、党参15g、当归10g、川续断12g、女贞子20g、枳壳10g、骨碎补10g、香附12g、狗脊10g、怀牛膝15g、生白术12g、茯苓12g、桑寄生10g。方中黄芪、党参、白术健脾益气；茯苓健脾和胃；续断、狗脊、牛膝、桑寄生补益肝肾，强壮筋骨；女贞子补肾滋阴；骨碎补温肾补肾，促进钙吸收和骨盐形成；当归补血活血；枳壳利气；香附理气解郁。诸药合用，共奏补肾益精、强壮筋骨、健脾和胃、活血化瘀、行气止痛之功。

7. 问：中医药在防治股骨头缺血性坏死方面有何优势？

答：中医药治疗股骨头缺血性坏死有明显的优势，但要尽早实施、早期治疗，以补益肝肾、活血生骨为主。我院研制的骨复生胶囊，其主要成分为：黄芪，丹参，三七，土鳖虫，鹿角胶，牛膝，生甘草等。黄芪补脾肺之气，益气生血，为君药，丹参活血化瘀，行气止痛，三七活血消肿，鹿角胶温补肝肾，强壮筋骨，通调督脉，土鳖虫破血逐瘀，接骨续筋，牛膝活血通脉，引血下行，甘草调和诸药，诸药合用，共奏补益肝肾，活血化瘀之功。也可辨证施治：①气滞血瘀型：髋部疼痛，劳累后及夜间加重，刺痛不移，屈伸不利，舌质紫暗，或有瘀斑，苔微黄，脉沉弦或涩，治宜活血化瘀，行气止痛，方用骨复生汤加减，基本处方：丹参30g、黄芪30g、赤芍15g、土鳖虫6g、三七10g、元胡10g、牛膝6g、生甘草6g。②肝肾亏虚型：髋关节僵硬，疼痛不甚明显，劳累后加重，常伴有腰膝酸软乏力，舌质淡，苔白或微黄，脉沉细，治宜补益肝肾，强筋壮骨，方用大补阴丸加减，基本处方：熟地20g、龟甲10g、枸杞子12g、山茱萸12g、续断10g、牛膝10g、生甘草6g。方中应以补益肝肾，祛瘀生骨药物为主，佐以祛风除湿，活血通络的药物，配以食醋外敷髋关节周围。

8. 问：在临床工作中，多数人支持辨病与辨证相结合的主张，从目前临床实际运用来看，辨病比较容易统一，但由于对"证"的理解不一致，对辨证论治的认识也很不统一，怎样才能将辨病与辨证结合起来？

答："证"不只是一个症状或一个综合征，而是概括了产生疾病的各方面因素和条件，这些因素结合不同的体质而表现出不同的证。"辨证"是中医治疗的根本。西医的特长是辨病，但不管是中医的辨证还是西医的辨病，都是从不同的侧面来认识疾病的本质，由于所侧重的方面不同，故存在认识上的偏颇。那么如何解决辨病与辨证结合的问题呢？对于某一疾病或某一患者，在深入了解其病因、病理、生理和生化的特殊变化，以及疾病发展中证的演变后，从中西医两个方面进行辨证与辨病剖析，在辨病与辨证的相同处找结合点，对不同处取长补短，就是将辨病与辨证有机地结合起来。

9. 问：辨证治疗腰椎间盘突出症应注意哪些问题？

答：腰椎间盘突出症是一种常见病、多发病，主要由于腰椎间盘各部分（髓核、纤维环及软骨板），尤其髓核，有不同程度的退行性改变，在外力因素的作用下，椎间盘的纤维环破裂，髓核从破裂之处突出（或脱出）于后方或椎管内，导致相邻脊神经根受到刺激或压迫，从而产生腰部疼痛、一侧下肢或双下肢麻木或疼痛等症状。

腰椎间盘突出症属中医学"腰腿痛"范畴，其病因病机有三个方面：①肝肾亏损，精血虚少，腰、膝、腿、足失于濡养，故而出现疼痛、麻木、肌肉萎缩等，即"不荣则痛"。②风寒湿侵袭，闭阻气机，经脉滞涩，气血运行受阻，故而出现疼痛、肢体活动不利，即"不通则痛"。③外力、跌仆伤及腰部，血络受损，血溢脉外，离经之血不能及时消散吸收，瘀血内阻，影响气血的运行，导致疼痛，亦属于"不通则痛"范畴。综上所述，腰椎间盘突出症的病因概括为三点，病机则可概括为不荣则痛和不通则痛两个方面。

根据上述病因病机及"实则清利，虚则补益"的基本治则，腰椎间盘突出症的治疗以通法和补法为主，但临床上仅有虚证或仅感受邪气者较少见，虚实夹杂者多见，所以往往需要"通补兼施"，具体如下：

（1）气滞血瘀证：多有外伤史，痛有定处，夜间痛甚，舌暗，脉弦紧。方用身痛逐瘀汤加减，以活血祛瘀，舒筋活络，行气止痛。

（2）风寒痹阻证：腰膝足冷，遇寒加重，得温痛减，舌淡，苔白滑或腻，脉沉紧或濡缓。方用甘姜苓术汤加减，以祛风除湿，温经止痛。

（3）湿热痹阻证：腰膝沉重，心中烦热，大便不畅，小便短赤，舌质红，苔黄腻，脉濡数或滑数。方用加味四妙散加减，以清热利湿。

（4）肝肾亏虚证：反复发作，缠绵难愈，下肢沉重，肌肉萎缩，舌淡或红，苔薄白，脉弦细。偏阳虚者方用右归丸或金匮肾气丸加减，以温补肾阳；偏阴虚者方用左归丸或六味地黄丸加减。

10. 问：肩关节周围炎的中医治疗方法有哪些？

答：肩关节周围炎可采用手法配合中药内服和外用治疗。

（1）手法治疗时患者取坐位，坐于方凳，便于施行手法及肩部被动活动，年老体弱或少数疼痛剧烈的患者，必要时也可取仰卧位或侧卧位。

1）舒筋法：患者端坐，两臂下垂，术者站于患肩稍后方，以一指禅、掌根揉法、四指推法等手法施于肩周。

2）弹拨理筋：在肱二头肌长头腱和短头腱、三角肌、冈下肌、小圆肌等压痛敏感处，先做垂直于肌纤维走向的横向弹拨，再做顺肌纤维方向的纵向理筋手法。

3）点穴法：选肩井、中府、肩前、天宗等穴位，施以点按手法，力度由轻到重，以患者能承受为度。

4）被动活动法：最后做肩关节的被动活动，包括上举、外展、内收、后伸、内旋、摇臂、拔伸、搓抖等手法。在做各个方向的被动活动时，应缓缓持续用力，当达到最大限度时，再施以顿挫的拉力，力量稍大，但不可过猛，以免肩关节损伤出血。

行上述治疗时，初起患者疼痛较重，手法宜轻柔，中期手法可用中等强度，后期视患者体质和耐受程度，可用较重的手法，并多做拔伸、按压、转摇等肩部活动。每日 1 次，每次 20 分钟，10 次为一个疗程。手法治疗能放松肌肉，缓解痉挛；被动活动手法能松解粘连，增加肩关节活动度。

（2）中药内服可祛风除湿散寒、活血行气止痛，可用自拟方：白芥子 15g、海风藤 15g、羌活 15g、荆芥 10g、防风 10g、秦艽 10g、炒元胡 30g、生地 15g、川芎 10g、赤芍 10g、桑枝 15g、生甘草 6g。寒凝重者可加制川乌 6g、制草乌 6g；疼痛重者可加制乳香、没药各 15g。配合热敷散外敷，热敷散方中川芎、红花、伸筋草活血通络止痛，刘寄奴、独活、秦艽散寒除湿、蠲痹止痛，川乌、草乌、白附子、干姜温阳祛寒、通络止痛，樟脑、冰片、黄丹透药深入、消肿止痛，加入葱白散寒解表、温通阳气，可助药效。另外，热敷散局部外敷使药物直接作用于患处，温通血脉，收效较快。

11. 问：中医治疗桡骨远端骨折有何特色疗法？

答：桡骨远端骨折多发生于老年人，约占全身骨折的 10%，多由于摔倒时手掌着地所致，可分为伸直型和屈曲型。伸直型骨折远端向背侧移位，屈曲型骨折远端向掌侧移位。“四动”“五步法”是治疗四肢长管状骨闭合性骨折的特色疗法。“四动”指动中整复，动中固定，动中愈合，动中康复；“五步法”指手法整复，夹缚固定，中药内服，中药外用，功能锻炼。

（1）动中整复：整复骨折移位应灵活运用生物力学原理，顺应内力（肌肉拉力，力学效应）、外力（作用点，方向，大小）的变化规律而变化。整复要点：①伸直型：患者仰卧或坐位，助手固定患肢前臂并使前臂旋前、掌心向下，术者双手握患肢腕部，虎口卡住桡骨远折端，顺势对抗牵引，加大背侧成角，骤然猛抖回旋，如有侧方移位则挤正。②屈曲型：在拔伸牵引后先加大掌侧成角，然后折顶回旋。

（2）动中固定：复位后放置合适的纸压垫，用小夹板夹缚固定。小夹板质轻而富有弹性及可塑性，从人体的功能出发，根据肢体运动原理，通过布带对夹板的约束力和压垫对骨折断端的效应力，充分利用肢体肌肉收缩活动产生的内在动力，使肢体内部的动力从骨折导致的不平衡恢复至平衡。同时，可根据患肢的肿胀程度及时调整布带的松紧度及压垫的位置，使骨折很好地动中固定。

（3）动中愈合：早期合理的功能锻炼可加速改善和消除骨折后全身或局部的损伤症状，促进骨折修复，防止肌肉萎缩和关节僵硬。

（4）动中康复：与动中愈合同时进行，使肢体功能尽快恢复，缩短治疗时间。

（5）中药内服：初期宜活血化瘀、消肿止痛，方用复元活血汤。中期治宜接骨续筋，方选我院制剂接骨续筋胶囊。后期养气血、补肝肾、壮筋骨、舒筋络，方选六味地黄汤。

（6）中药外用：初期外敷消肿止痛膏（院内制剂），中后期用舒筋活络洗剂（院内制剂）外洗。

12. 问：中医治疗神经根型颈椎病有何好方法可循？

答：椎间盘退行性改变是颈椎病发生发展过程中最为重要的原因，由此引起了一系列继发性病理改变，如椎间盘突出、相邻椎体后缘及外侧缘的骨刺形成、小关节及钩椎关节增生肥大、黄韧带增厚及向椎管内形成褶皱，这些病理改变与椎间盘退行性改变相互依存，互相影响，均可对颈神经根形成压迫，进而产生临床症状。

手法治疗神经根型颈椎病有很好疗效，具体手法如下：患者端坐于方凳，依次揉按风池、肩井、缺盆、肩中俞、肩外俞、肩髃、曲池、手三里、合谷、内关、外关、神门等穴位约 5 分钟，再用㨰法、拿法放松颈部肌肉约 5 分钟，再用弹拨、分筋手法弹拨颈肩部肌肉及棘上韧带等组织约 3 分钟，以患者能耐受为度，重点施手法于肌肉痉挛、筋膜增厚、项韧带增厚及压痛明显处，然后双手拇指顶压双侧风池穴，其余四指及手掌托起下颌部，前臂压于患者双肩，向上牵引颈椎30～60秒，牵引时头微前屈，力量以患者舒适能耐受为度。有棘突偏歪者，一手拇指顶推住偏歪的棘突，其余四指扶持颈部，另一手掌心对准下颌，五指握住下颌骨，向上牵提并向棘突偏歪的对侧旋转，同时拇指推顶棘突，旋转角度不超过生理范围，不强求弹响声；不能确定棘突偏歪者，则不推顶棘突。在使用旋转手法调整棘突偏歪时，用力要适当，切忌为追求弹响而用力过猛，造成意外损伤。因颈椎旋转手法引起的医源性损伤时有发生，应引起重视。

13. 问：中医药治疗外伤性关节强直有哪些方法？

答：外伤性关节强直一般起病比较隐匿，容易被忽视，常由于关节周围骨折，尤其涉及关节面的骨折，或内固定、外固定后关节长期制动，以及关节周围动力装置的直接损伤，造成关节僵直、屈伸不利。西医治疗多采用理疗或行关节松解术。中医治疗可将舒筋活络洗剂（桂枝15g、桑枝15g、艾叶15g、伸筋草30g、透骨草30g、花椒20g、红花30g、川乌12g、草乌12g、刘寄奴15g、川牛膝15g、木瓜15g）加水3 000ml加热煮沸30分钟，将关节置于药盆上熏蒸，待药液及药渣冷却到40℃左右时，用浸泡药液的毛巾趁热湿敷患处或直接浸泡患处40分钟，每日2次，每次30分钟，10天为一个疗程。方中红花活血行气；伸筋草、透骨草散血脉中之瘀滞；桑枝、桂枝、川牛膝疏导腠理，流通气血，和营定痛；川乌、草乌、艾叶、花椒祛风散寒，温经止痛，解血脉中之瘀阻，消散局部瘀肿；再加被誉为伤科要药之刘寄奴、木瓜舒筋活血，通络，散瘀止痛，血活则瘀散，瘀散则气行，气行则络通，血活筋舒，关节滑利，经络通畅。本方温通活血而不耗血，祛瘀又能散风逐寒，生新又续筋。此外，必须加强功能锻炼，特别在熏洗后，趁热被动及主动活动关节，逐渐增加屈伸角度，必要时可配合口服镇痛药，也可配合手法、针灸、封闭等，同时需有战胜疾病的信心。

14. 中医骨伤科临床辨证用药时，如何顾护胃气？

答：脾胃为气血生化之源，只有脾胃健运，气血充足，五脏得养，病情才能好转，所以保持脾胃健运是治疗的基础和前提，而且要注意“胃气已伤则调之，未伤则护之”。顾护胃气要注意辨证，根据患者的体质、证候综合考虑，常用以下方法：

（1）疏肝行气和胃：如患者精神抑郁，脘腹胀满，口苦泛酸，食欲不振，舌淡红，苔薄白，为肝气犯胃，治宜疏肝和胃，选用逍遥散化裁，注重使用木香、枳壳、厚朴、郁金。

（2）健脾化湿和胃：如患者脘腹胀满，嗳腐吞酸，厌食，大便不爽，为湿滞脾胃、食积不化，治宜健脾化湿和胃，用平胃散合保和丸化裁，多用砂仁、炒白术、苍术、炒莱菔子等。

（3）益气养阴和胃：伤科失血失液后出现四肢倦怠乏力，少气懒言，唇干口燥，舌淡苔少，脉弱，为脾胃气虚甚至气血两虚，治宜补气健脾、和胃养阴，方用四君子汤合增液汤。

（4）燥湿祛痰和胃：如患者咳嗽痰多，恶心呕吐，头晕目眩，心悸，舌胖，苔白而腻，脉濡缓，为痰湿中阻，治宜化湿祛痰和胃，方用二陈汤合半夏白术天麻汤化裁。

***15.* 问：下肢骨折或脱位等创伤常并发下肢肿胀，有的局限于小腿，有的波及整个下肢，肢体肿胀长期不消会导致关节僵硬、粘连，甚至影响关节功能，治疗比较困难，如何运用中医药治法解决上述问题?**

答：肿胀产生的原因是外伤性炎症反应，软组织损伤出血，体液渗出，同时由于疼痛造成的反射性肌肉痉挛及患肢活动减少，肌肉的收缩作用减弱，造成静脉和淋巴瘀滞，回流障碍；损伤后肢体长期固定，肌肉萎缩，肌力降低，舒张收缩活动减少，更加重静脉和淋巴瘀滞，血管及淋巴管扩张，通透性增加，引起组织水肿。正如陆师道在《正体类要·序》中所言：“肢体损于外，则气血伤于内，荣卫有所不贯，脏腑由之不和。”正常情况下，津液的生成、输布、排泄主要靠肺、脾、肾及三焦的气化。肢体损伤后气血运行不畅，经络闭阻，水液停滞而为肿胀，尤其损伤后期，失血耗气，气血两虚，津液不能正常输布，水液停滞而肿胀。根据受伤后肿胀形成的病因病机，采用三位一体的治疗，具体如下：

（1）中药内治法：宜益气活血、健脾渗湿、利水消肿，方用黄芪30g、当归15g、鸡血藤20g、川芎10g、桂枝10g、地龙20g、丹参20g、茯苓15g、猪苓15g、泽泻15g、白术15g、路路通10g。气虚者加党参15g、山药12g；寒湿偏重者加麻黄10g、细辛3g；瘀滞甚者加三棱10g、莪术10g。

（2）外治法：宜活血祛瘀、温经通络消肿，方用舒筋活络洗剂，水煎后熏洗。

（3）功能锻炼：指导患者尽早进行循序渐进的功能锻炼，以主动锻炼为主，被动锻炼为辅，运动量由小到大，逐渐增加，体现“动中康复”的理念，也是内外结合、辨病与辨证结合的具体应用。

16. 问：如何辨治痛风？

答：痛风是一种复发性代谢性疾病，主要由于嘌呤代谢紊乱及尿酸排泄减少所致，临床以高尿酸血症、痛风石沉积、特征性急性关节炎反复发作为特点。西医治疗主要用非甾体抗炎药、秋水仙碱、糖皮质激素等对症治疗。痛风的中医病因病机多为禀赋体弱，脾肾亏虚，水湿不运，日久成瘀或蕴而为热，痹阻经络关节。本病受累部位在关节，受累脏腑重在脾肾，往往反复发作，临床证候多端，主要有湿、热、痰、瘀、虚五种。治疗时应遵循“急则治其标，缓则治其本”及标本兼治的原则。

急性发作期症见关节局部红肿热痛，夜间尤甚，触之刺痛难忍，舌质红，苔黄腻，脉滑数，治以清热利湿、解毒止痛为法，方选四妙散加减，常用药物有生薏苡仁、土茯苓、萆薢、虎杖、防己、猪苓、桃仁、红花、威灵仙、秦艽等。

缓解期症见关节红肿疼痛减轻，乏力身困，纳差，腰膝酸软，舌淡胖有齿痕，苔薄而腻，脉沉细，治以滋补脾肾，佐以化湿通络，药用肉苁蓉、淫羊藿、杜仲、熟地、白术、山药、牛膝、薏苡仁、路路通、猪苓、茯苓、黄芪，而且黄芪用量宜大。

湿热内蕴，热邪久羁，妨碍运化，气血瘀滞，湿瘀交结，炼液为痰，而见痛风结石，治以破瘀散结、疏通经络，佐以清热，方用抵挡丸加减，常用药物有桃仁、红花、穿山甲、薏苡仁、土茯苓、萆薢、猪苓、路路通、牛膝、泽泻、知母、赤芍。

临证时应酌情辨证加减，清热利湿需佐通络止痛，补益脾肾兼顾祛湿化瘀，清热利湿、化瘀、补益贯穿治疗始终，只要辨证得当、选药精确，疗效自然显著。

17. 问：引起腰痛的原因有很多，浅表的筋伤、深部的椎间盘突出或椎管狭窄、腰椎结核或肿瘤等，近几年对腰痛的病因有了新的认识——腰椎失稳，由于诊断标准不一，治疗手段和疗效也不相同，您对腰痛的认识和治疗有何心得？

答：脊柱的稳定性是脊柱维持身体平衡位置的基础，当脊柱的功能单位在生理负荷下出现过度活动和异常活动，并引起一系列临床症状，如疼痛、肢体麻木等神经损害时，称脊柱失稳，可发生于脊柱的任意位置，以颈椎、腰椎多见，按病因可分为5类，即创伤性失稳、退变性失稳、病理性失稳、先天性失稳、医源性失稳。其发病过程分为功能障碍期、不稳定期、固定畸形期。对于腰椎而言，固定畸形期形成椎体及关节突周围骨赘，使脊柱重新获得稳定，但可能导致腰椎管狭窄。

腰椎失稳与其他腰椎疾病同时存在，临床症状和体征比较复杂，且多无特异性，如反复发作的持续时间短暂的剧烈腰痛和腰椎的不稳交锁现象，即应想到腰椎失稳的可能。常规X线片可显示牵张性骨刺，真空现象，椎间隙狭窄，小关节突肥大，半脱位。一般腰椎动力位片显示腰椎相对位移＞4mm、角度位移＞20°为失稳；CT不能做出特异性诊断；MRI示椎间盘退变。

腰椎失稳的治疗方法有非手术和手术治疗两种，首选非手术治疗。①手法治疗：放松肌肉，缓解痉挛，减轻疼痛，即传统的正脊疗法。②固定与休息：使用腰围或支具进行有效的固定。③功能锻炼：本法至关重要，锻炼腰背肌和腹肌，以加强腰椎稳定性结构，是预防腰椎失稳的有效方法。④牵引：可采用自身悬吊牵引和骨盆牵引，缓解肌肉痉挛和神经根刺激。⑤中药内治法：风寒湿痹型：腰腿酸胀重着，时轻时重，拘急不舒，遇冷加重，得温痛缓，舌淡，苔薄白，脉沉紧，方用麻桂温经汤加减；风偏胜者加防风、独活；湿偏胜者加羌活、炒白术；湿热盛者改用加味二妙散。肾虚型：腰腿酸困无力，遇劳更甚，卧则减轻，肌肉瘦削，舌淡，脉沉细，阳虚者用右归丸，阴虚者用左归丸。气虚血瘀型：面色少华，神疲无力，疼痛缠绵，舌淡瘀紫，脉细弦紧，方用补阳还五汤。⑥中药外治法：以热敷散热敷患处。

18. **问：椎管内肿瘤起病隐匿，进展缓慢，临床表现较为复杂，很容易被误诊，您在该病的诊断方面有何心得？**

答：椎管内肿瘤易被误诊为椎间盘突出，因两者早期临床表现可能完全相同，所以对于双下肢均存在症状及体征，感觉、运动、反射障碍不是单一神经根支配范围者，必须进行相关脊髓节段的CT或MRI检查，以排除椎管内肿瘤。临床中一定要手勤、脑勤，对每一个患者都要亲自进行体格检查，以获取第一手资料。比对患者的症状和体征与影像学表现是否吻合，相互之间能否关联和合理解释。此外，要口勤，尤其对于治疗效果不理想的患者，一定要仔细询问病史、治疗经过。对于因颈肩腰腿痛就诊者，切忌不进行仔细查体就武断地诊断为颈椎病或腰肌劳损，如果伴有神经根性体征，务必仔细查体，并进行相关影像学检查，寻找循证依据。椎管内肿瘤的特点是缓慢起病，进行性加重，病程中有暂时缓解。若经过理疗、手法治疗及脱水、消肿治疗等症状缓解，之后又出现进行性加重，则要警惕椎管内肿瘤。上述治疗可使肿瘤周围水肿、血肿吸收，暂时缓解症状。对于一些治疗效果不理想、存在疑点的患者，要做到三勤，即手勤、口勤、脑勤，并积极进行影像学检查，尤其是MRI，可提供多个层面的相对连续的清晰解剖图像，能显示肿瘤的大小、数目、位置，以及液化、囊变、钙化及其与脊髓的界限。只有做到“三勤”，才能减少误诊漏诊，使患者得到及时有效的治疗。

19. 问：您对筋骨痛症的病因病机有何见解？

答：疼痛的病机主要有三种——不通则痛，不荣则痛，不正则痛。

人身经脉密布，气血环转上下内外，无有已时。肢体受伤于外，气血伤于内，皮肉筋骨损伤的同时，气血运行也受到影响。气为血帅，血为气母，气机不畅无以鼓动血行，则血瘀；血伤瘀滞，阻塞脉道，必碍气机流通，气血相互影响，均可导致气滞血瘀，不通则痛。临床表现为伤后即痛，痛处不移，青紫肿胀，肢体活动受限。气滞血瘀又会影响津液的正常输布，津液输布失常，津停液聚成痰，也可阻塞经络，闭阻气血，留滞筋骨关节，导致筋骨痛症的发生，并成为诸多骨科疾病迁延不愈的根本原因，此为痰瘀互结，不通则痛。表现为关节肢体钝痛，肿胀，肢节牵掣或麻痹，病程迁延缠绵。肢体损伤后气血不和，营卫失调，六淫之邪乘虚侵袭，闭阻经脉，气血运行不畅，导致痛症发生，此为邪瘀互阻，不通则痛，常常由于感受湿邪而发病。风邪盛者，表现为痛无定处，走窜胸背四肢；寒邪盛者，痛处固定而剧烈，得温痛减；湿邪偏盛者，肢体关节酸痛沉重，头身如裹。

人体气血阴阳充足，运行畅通，脏腑血脉得以滋润而见肢体功能正常。若久病入络，耗伤气血，或瘀久化热，耗伤阴分，阴津不足，无以濡养四肢百骸，则见疼痛缠绵。

骨正筋顺，则肌肉协调对称，肢节滑利自如。外力伤害，骨骼折伤，关节错位，或肝肾亏虚，气血不足，筋弛骨痿，关节转位，肌腱肌肉拘挛扭转，导致肢体关节疼痛，屈伸受限，功能异常，此为不正则痛。

综上所述，疼痛的主要病机有不通、不荣、不正三个方面，通过审证求因，审因论治，以通为法，遵循通则不痛、荣则不痛、形正则不痛的原则，整体辨证与局部辨病辨位兼顾，内外同治，采用手法、中药内服外用等多手段、多靶点的治疗方法，矫正筋骨失衡，通畅闭阻气血，达到形正气畅、骨合筋舒、关节滑利的状态。

20. 问：手法整复腰椎小关节紊乱的技术要点有哪些？

答：腰椎小关节紊乱是在某种外力的作用下局部肌肉骤然收缩，牵拉改变了腰椎关节突关节的位置，导致小关节分离、滑膜嵌入而产生腰部剧痛、活动受限。首先要通过详细询问病史、局部查体结合影像学检查明确诊断。患者一般有明确的扭伤、闪挫或突然外力撞击等病史，表现为腰痛难忍，不能主动活动，患侧肌肉紧张、肿胀，触之局部肌张力升高，表面有小结节，压痛强阳性等，X 线示明显的小关节不对称或关节间隙不等宽。治疗上要首选手法整复，多选用侧位旋转斜扳法，手法操作时应注意筋骨并重，施行手法力量应因人而异，避免暴力损伤。

21. 问：肘管综合征和腕管综合征的诊断要点是什么？

答：尺神经分布于手的小指及环指的尺侧半，司掌侧皮肤感觉，运动支支配掌侧小鱼际及拇收肌，临床常见单侧发病。因此，对于手指麻木的患者，要询问麻木的部位，仔细查体，如患侧肘部尺神经沟处有无压痛，压痛伴随麻木的部位。病程较长的肘管综合征患者多伴有尺神经支配肌肉的萎缩。腕管综合征由于正中神经在掌指部的感觉支受压而表现出手掌桡侧半皮肤及示指、中指、环指桡侧半皮肤感觉障碍，单侧发病或两侧同时发病，以麻木为主要表现，尤其以夜间为重，甚至有患者诉睡眠中麻木致醒，一般无明显的肌肉萎缩。此外，还要借助现代技术进行鉴别诊断，如肌电图等。

22. 问：为什么关节退行性病变在下肢的发病率远高于上肢？

答：上肢关节以运动功能为主，主要完成较为精巧的活动。而下肢关节以承载体重及负重运动为主，即使人体处于静息直立状态，下肢关节也需承载体重并维持站立姿势。因此，由于长期负重并劳作等原因，导致下肢关节退行性病变的发生率远高于上肢。

23. 问：如何提醒人们预防股骨头无菌性坏死？

答：不同的人群各有侧重。儿童主要预防髋关节滑膜炎的发生，如果已经发生，务必抓紧治疗。许多临床病例证实，儿童反复发作的髋关节滑膜炎是儿童股骨头无菌性坏死的前期病变，髋部保暖，并且限制活动是预防进展为股骨头坏死的重要措施。中老年人应饮食清淡，摄入高蛋白食物，忌食肥甘厚味，避免髋部劳损，控制酒精的摄入量，并且慎用糖皮质激素。老年人应尽量摄入高钙食物以补充骨量，经常晒太阳促使钙质吸收等。

24. 问：如何研判腰椎间盘突出症的治疗方案？哪些患者需要手术治疗？

答：根据患者的年龄、体质、神经根受压迫的程度、既往治疗情况，以及是否伴有其他器质性病变，制定个性化的治疗方案。如伴有重度骨质疏松症或腰椎滑脱的患者不适用牵引治疗。对于反复发作且疼痛持续加重，经各种非手术治疗后患肢症状仍进行性加重者，可考虑手术治疗。手术方案主要依据病史、症状、体征综合分析而定，以影像学检查结果作为参考。

25. 问：引起足痛的疾病有哪些？

答：儿童常见于生长性跟骨骨骺炎及先天性扁平足引起的疼痛。中老年患者常见跟骨高压症、跟骨脂肪垫炎、劳损性跖筋膜炎、足背伸肌腱鞘炎、跟腱炎。老年患者常见跟骨骨刺、骨质疏松症、踝关节周围腱鞘炎、跖骨头负重点劳损、足底胼胝体等。

26. 问：踇外翻和踇囊炎有什么不同？有无因果关系？

答：踇外翻指跖趾关节发生了解剖关系的改变，导致跖趾关节向内成角，甚至形成半脱位，常见于女性，主要症状是跖趾关节畸形、疼痛、肿胀、活动受限等；踇囊炎指跖趾关节因劳损、受压或过受寒凉刺激引起的关节囊肿胀、疼痛、局部皮肤发红等。踇外翻的患者容易发生踇囊炎。

27. 问：为什么髋关节疾病患者常诉膝关节疼痛？

答：这种情况与髋内侧的感觉神经分布有关。闭孔神经由闭孔穿出后走行于髋关节内侧紧贴髋关节囊下，行经内收肌群及大腿内侧皮肤，其末梢神经与司膝关节内侧感觉的隐神经有交叉分布。因此，髋关节疾病压迫或刺激闭孔神经时，可产生膝关节内侧疼痛。

28. 问：何谓筋？筋病的病因病机如何？

答：《素问·五脏生成》曰："诸筋者，皆属于节。"《素问·痿论》言："宗筋主束骨而利机关也。"指出筋的功能主要是连接关节，络缀形体，主司关节的运动。中医筋的含义较为广泛，包括皮下组织、肌肉、肌腱、筋膜、关节囊、滑液囊、韧带、腱鞘、血管、周围神经、椎间盘纤维环、关节软骨等组织。筋病的致病因素多而复杂，仔细研究不外乎外因和内因两大类。外因包括直接暴力、间接暴力、慢性劳损及风寒湿等邪气侵袭，是筋病的主要致病因素。直接暴力（如棍棒打击、碾轧撞击等）常导致筋的挫伤；间接暴力（如肌肉急剧、强烈而不协调的收缩和牵拉）常引起肌腱、肌肉、韧带的撕裂和断裂；劳损性筋病好发于活动较频繁的关节和负重部位，因长期、重复的动作导致关节周围肌肉张力和肌力不平衡，积劳成伤。内因即正气不足，体质的强弱与筋病的发生有密切关系。体质强壮，气血旺盛，肝肾充实，则筋骨强健，承受外界暴力和风寒湿邪侵袭的能力强，不易发生筋病；体弱多病，气血虚弱，肝肾不足，则筋骨痿弱，承受外界暴力和风寒湿邪侵袭的能力弱，易发生筋病。单纯因风、寒、湿邪侵袭导致筋病者临床较少见。此外，筋病的发生与骨骼关节的形态和力学结构也有关。

29. 问：为什么筋伤患者要重视保暖，且暑热季节保暖比寒冷季节更重要？

答：筋伤患者大多有受寒史，平素有畏寒症状，经治疗病情平稳后遇寒邪侵袭容易复发或疼痛加重，因此强调保暖的重要性。暑热季节气温高，肌肤腠理开泄，寒湿之邪较寒冷季节更易于侵袭机体，诱发或加重病情，故筋伤患者暑热季节的保暖更为重要。

30. 问：如何辨证选用经方治疗腿痛？

答：辨证应用经方治疗腿痛确有良好的疗效。

（1）风寒湿外束型：选用麻黄汤合桂枝附子汤加减。《伤寒论》曰："太阳病，头痛发热，身疼，腰痛，骨节疼痛，恶风，无汗而喘者，麻黄汤主之。""伤寒八九日，风湿相抟，身体疼烦，不能自转侧，不呕不渴，脉浮虚而涩者，桂枝附子汤主之。"麻黄汤发汗解表、宣肺平喘，桂枝附子汤祛风除湿、温经散寒，两方合用具有调和营卫、温经止痛的作用，可以有效缓解腰腿痛。

（2）寒邪内聚型：选用乌头汤加减。《金匮要略》曰："病历节不可屈伸，疼痛，乌头汤主之。"乌头汤有祛湿散寒、温经止痛的作用，可用于治疗寒邪内聚型腰腿痛。

（3）湿热交郁型：选用桂枝加黄芪汤加减。《金匮要略》曰："腰髋弛痛，如有物在皮中状，剧者不能食，身疼重，烦躁，小便不利，此为黄汗，桂枝加黄芪汤主之。"该方具有调和营卫、益气固表的作用，临床可视病情与二妙散合用。

（4）寒湿凝聚型：选用干姜苓术汤加减。《金匮要略》曰："肾着之病，其人身体重，腰中冷，如坐水中，形如水状，反不渴，小便自利，饮食如故，病属下焦，身劳汗出，衣（一作表）里冷湿，久久得之，腰以下冷痛，腹重如带五千钱，甘姜苓术汤主之。"干姜苓术汤具有温阳、散寒、祛湿之功效，临床可视病情加入附子、桂枝、僵蚕、防风、木瓜等。

（5）虚劳肾损型：选用八味肾气丸加减。《金匮要略》云："虚劳腰痛，少腹拘急，小便不利者，八味肾气丸主之。"八味肾气丸具有温补肾阳、行气化水之功效，可以有效缓解腰腿疼痛，临床可视病情加杜仲、续断、鸡血藤、肉苁蓉、淫羊藿、醋元胡、白芍、黄芪等。

31. 问：骨折患者整复固定后不配合功能锻炼的原因有哪些？怎样采取有效的对策？

答：骨折患者整复后不配合功能锻炼的原因大致有以下方面：①患者过分相信手法整复固定、内外用药的功效；②患者的自控能力差；③因惧怕疼痛而逃避锻炼，尤其身体虚弱的老年患者及儿童；④患者对功能锻炼重要性的理解不到位；⑤患者家属配合欠得力；⑥住院患者、护士、专业医疗护理配合不到位。

针对上述原因，应采取以下措施：①提倡无痛的功能锻炼，正确评估患者锻炼时的疼痛程度，预防性给予镇痛药，锻炼方法轻柔，力量由弱到强，循序渐进，逐渐适应；②鼓励患者，讲明功能锻炼在骨折治疗与康复中的重要作用；③对体弱者应给予相应的支持治疗，纠正"三分治七分养"的观点；④加强功能锻炼宣教，调动患者的积极性，使患者主动配合，针对不同患者制定个性化的锻炼方法；⑤以人为本，做好家属宣教，强调功能锻炼在骨折治疗及康复中的重要作用，以获得积极主动的配合。

32. 问：股四头肌功能锻炼在膝骨关节炎的治疗中有何作用？

答：股四头肌功能锻炼可以提高肌力，增加膝关节的稳定性，有利于阻断膝骨关节炎的进展，是必要的治疗环节，有着重要的作用，需持之以恒。

33. 问：骨质疏松症的中医病机有哪些？

答：骨质疏松症主要由于先天禀赋不足、后天调养失常、久病失治、年老衰退、用药失当等所致，其发病机制主要为肾虚、脾虚、血瘀、肝郁。

34. 问：血瘀如何导致骨质疏松症？

答：血液的运行必须依赖气的推动，脾、肾不足无以化气，气虚无以推动血液及津液的运行，便形成瘀或痰。痰瘀阻滞经络反过来又加重了病情。有文献报道：雌激素水平的下降，患者的血液改变出现凝聚状态，造成组织缺氧，自由基的增高，微循环障碍与血栓形成，影响骨细胞氧的吸收及代谢所需营养物质的吸收。痰与瘀等病理产物影响细胞的能量代谢抑制骨的形成，从而引发骨质疏松，我们在临床用药上也验证了这一点。如活血化瘀药物如丹参、当归、红花、益母草等，加补益脾肾的方剂临床观察患者的症状改善明显。

35. 问：痹证可分为哪些证候类型？各有何特点？

答：(1)风寒湿痹证

1)行痹：肢体关节、肌肉疼痛酸楚，屈伸不利，可涉及多个关节，疼痛呈游走性，初期可见恶风、发热等表证；苔薄白，脉浮或浮缓。

2)痛痹：肢体关节疼痛，痛势较剧，部位固定，遇寒则痛甚，得热则痛减，关节屈伸不利，局部皮肤或有寒冷感；舌质淡，苔薄白，脉弦紧。

3)着痹：肢体关节、肌肉酸楚、重着、疼痛，肿胀散漫，关节活动不利，肌肤麻木不仁；舌质淡，苔白腻，脉濡缓。

(2)风湿热痹证：游走性关节疼痛，可涉及一个或多个关节，活动不利，局部灼热红肿，痛不可触，得冷则舒，可有皮下结节或红斑，常伴有发热、恶风、汗出、口渴、烦躁不安等；舌质红，苔黄或黄腻，脉滑数或浮数。

(3)痰瘀痹阻证：痹证日久，肌肉、关节刺痛，固定不移，或关节肌肤紫暗、肿胀，按之较硬，肢体顽麻或重着，或关节僵硬变形，屈伸不利，有硬结、瘀斑，面色黧黑，眼睑浮肿，或胸闷痰多；舌质紫暗或有瘀斑，苔白腻，脉弦涩。

（4）肝肾两虚证：痹证日久不愈，关节屈伸不利，肌肉瘦削，腰膝酸软，或畏寒肢冷，阳痿，遗精，或骨蒸劳热，心烦口干；舌质淡红，苔薄白或少津，脉沉细弱或细数。

36. 问：在筋病治疗中治、调、养三方面的具体内容是什么？

答：（1）治筋——遵循整体观念、辨证论治的原则。筋附着于骨，连接关节，络缀形体，主司关节运动，筋骨密切相联，治疗时不应单纯治筋或治骨，而应筋骨并重。无论跌打损伤，还是外邪侵袭，损伤筋骨，经络受损，将致气血紊乱，耗损津液，伤及脏腑。若脏腑气血受损，可导致经络失调，加重外伤病情。所以在治疗筋病的过程中应遵循整体观念和内外兼治的原则，既要外治筋骨、皮肉的损伤，又要内治内脏、气血的病变。

（2）调筋——注重力学平衡观。局部活动过度、长期保持单一姿势及不协调的运动等，均会改变正常力线，导致关节周围肌肉张力和肌力不平衡。这种不平衡往往会引起关节内外应力发生适应性改变，进而破坏关节的正常力学状态，出现筋膜和肌肉的代偿性增生、肥厚，引起筋肉酸楚、疼痛、麻木、拘挛、活动受限等，故在治疗筋病时应注重力学的平衡观。通过对病变软组织进行松解、剥离，恢复关节内外应力平衡，或通过固定、牵引等矫正力线，达到骨正则筋柔的目的。

（3）养筋——重视功能锻炼。养筋是防治筋病不可缺少的环节，通过增强机体的调节能力和代偿功能而达到防治筋病的目的。在日常劳作和生活中，应避免外力伤害，如强力扭转、牵拉、挤压等，避免长时间处于某一固定姿势及重复某一动作，以免引起劳损；避免风寒湿邪的侵袭，以免诱发或加重筋病。合理的功能锻炼能推动气血运行，促进去瘀生新，使筋骨关节得到滋养，有利于慢性筋病的修复。

37. 问：对于退行性病变引起的腰背痛，需要稳定的腰背部生物力学结构有哪些？治疗中如何体现？

答：稳定腰背部的生物力学结构主要由两方面构成：一是连接各椎骨之间的椎间盘、椎间小关节、椎骨之间的韧带，即椎体之间的连接装置，亦称内源性稳定；二是腰背部脊柱周围的动力装置，包括脊柱前后的肌肉群，亦称外源性稳定。如脊柱后部的竖脊肌等，保障脊柱的后伸功能；前部的腰大肌、腹直肌、腹外斜肌等，对抗后伸肌使脊柱前屈。在外源性稳定中，以脊柱后部的肌肉劳损为主，且对机体功能的影响较大，应予以重视。通常情况下，脊柱的外源性稳定比内源性稳定更为重要，维持脊柱稳定的任何一方失调都会导致脊柱失稳。脊柱的内外平衡力失调是退行性病变引起的腰背痛的基础，而脊柱的生理曲度改变是机体调节机制的代偿性反应。治疗中强调以调筋、治筋、养筋为主，如腰背部功能锻炼、手法理筋、牵引、中药内服、中药外用熏敷等，中药内服辨证用药以补肾、强筋壮骨为主。

38. 问：儿童股骨头缺血性坏死在诊断方面应注意什么？

答：儿童股骨头缺血性坏死在临床上较常见，以往误诊率、漏诊率较高，因此应重视诊断。

（1）病史采集：有相当一部分患儿是由家长代诉的，要详细询问病史，如疼痛的时间、性质、与活动有无关系、静息与活动的区别，患侧髋关节的活动情况，有无避痛性跛行，有无髋关节滑囊炎病史。幼儿还应询问出生时的相关情况，如生产方式、产程、有无过度牵拉等。

（2）重视体征：患髋有无触压性疼痛及压痛的程度，相关肌肉有无紧张，病程长者有无肌肉萎缩，双下肢是否等长，双侧臀纹是否对称，患髋的活动度，有无关节僵硬等。

（3）辅助检查：X 线、CT、MRI、血常规、血沉、C 反应蛋白等。

39. 问：为什么部分颈椎病患者会出现耳鸣？如何治疗？

答：耳鸣是在无外界声音刺激的情况下，主观听到持续声响的症状，部分颈椎病患者出现耳鸣症状，主要有两个方面原因：①神经性，主要由于颈椎病引起外周神经损伤，如颈 2、颈 3 神经根受压，引起耳大神经与枕大神经的炎症，进而导致相应分布区感觉异常及耳鸣的出现，在治疗颈椎病的同时，可予痛点局部封闭，还可口服营养神经及抑制耳鸣药物对症治疗；②血管性，颈椎椎体增生或错位压迫椎基底动脉致来源于基底动脉的内听动脉（迷路动脉）供血不足，从而出现耳鸣症状，在治疗颈椎病的基础上，给予改善脑供血的药物。

40. 何谓平衡膳食？在筋骨保健方面如何体现？

答：平衡膳食指通过合理的膳食组成和科学的烹调加工，从膳食中摄入的能量和各种营养素与机体需要保持平衡，既能满足人体生长发育、生理及身体活动的需要，又不存在因营养不均衡而造成的健康问题。

平衡膳食在骨伤科具有十分重要的意义。常见骨伤病多为退行性病变，与年龄和饮食习惯密切相关，因此，在全面均衡饮食的同时，还需特别注意以下方面：

（1）营养均衡，种类丰富：食物构成要多样化，营养物质种类丰富，粗细混食，荤素搭配。

（2）比例适当，科学烹制：各类营养素的比例适当，并且采取科学、合理的烹调手段，减少营养物质的流失并易于消化吸收，提高营养的吸收率。

（3）骨伤病有其特殊性，因此在饮食上也有特殊的禁忌。一般应限制碳酸饮料、高浓度咖啡、高糖食物、动物内脏及海鲜摄入，应多食高钙及高蛋白食物，如奶、豆制品等，同时忌食辛辣刺激食物。

附录

年　谱

1977年1月—1979年12月	于原西安医学院学习。
1981年1月—1982年8月	于青岛医学院举办的全国解剖高级师资班学习。
1988年5月	晋升主治医师。
1991年	任陕西中医学院附属医院骨一科主任。
1996年2月	被评为陕西中医学院附属医院1995年度优秀科主任。
1997年1月—2000年1月	师从全国老中医药专家学术经验继承工作指导老师李堪印教授学习。
1998年5月	任陕西省中医药学会第一届针刀医学专业委员会副主任委员。
1999年	被评为陕西省卫生厅“卫生系统优秀医生”。
1999年5月	任政协咸阳市第四届、第五届、第六届、第七届委员至今。
1999年10月	获陕西省中医药科技成果二等奖。
2002年7月	晋升为主任医师。
2003年1月	被评为陕西中医学院附属医院2002年度先进工作者。
2003年3月	任陕西省医学会脊柱外科分会委员。
2004年1月—2013年12月	任陕西中医学院附属医院大骨科主任。
2004年11月	任陕西省卫生高级专业技术资格评审中医综合专业委员会委员。
2005年1月	被评为陕西中医学院2004年度优秀医务工作者和陕西中医学院2004年度优秀教师。
2005年3月	被评为咸阳市十佳医生。
2005年5月	任陕西省中医药学会第五届骨伤专业委员会副主任委员、咸阳市医学会医疗事故技术鉴定专家库成员。

2006年　被评为陕西中医学院“十大名医”，任陕西省卫生高级专业技术资格评审评委会委员。

2006年8月　任陕西省医学会脊柱外科分会委员。

2006年11月　获陕西中医学院“评建标兵”称号。

2007年4月　任陕西省医师协会第一届理事会理事。

2007年12月　任陕西省中医药学会第六届理事会理事。

2008年1月　获陕西中医学院“2007年度优秀教师”称号。

2008年12月　任陕西省抗癌协会骨肿瘤专业委员会副主任委员。

2009年2月　获陕西中医学院“2008年度优秀教师”称号。

2009年4月　主持的“骨复生胶囊治疗股骨头缺血性坏死的基础与临床研究”获咸阳市科学技术三等奖。

2010年1月　被评为全国医药卫生系统先进个人。

2010年2月　获陕西中医学院“2009年度优秀医务工作者”称号。

2010年5月　主持的“‘四动、五步法’治疗四肢闭合性骨折的临床研究及技术推广”获咸阳市科学技术二等奖与陕西省科学技术三等奖。

2011年7月—2013年7月　主持国家中医药行业科研专项“退行性腰椎滑脱症治疗康复一体化研究”陕西项目组研究任务。

2012年3月　任安康市中医医院中医药专家学术经验继承工作指导老师。

2012年5月　任宝鸡市中医院客座教授。

2012年11月　获陕西中医学院“2012年度评建工作先进个人”称号。

2013年1月　获陕西中医学院“2012年度优秀医务工作者”称号。

2013年2月　获陕西中医学院附属医院“优秀科主任”称号，任陕西省医学会医疗事故技术鉴定专家库成员。

2013年3月　任《中国中医骨伤科杂志》第四届编辑委员会委员。

2013年4月　获“陕西省名中医”称号。

2014年6月　任《中国矫形外科杂志》第五届编辑委员会创伤骨科专业主编。

2016年2月　主持的“补肾活血方骨复生治疗股骨头坏死的基础与临床研究”获陕西省科学技术二等奖。